全検証　コロナ政策

明石順平

角川新書

はしがき

このグラフ（図０－１）は、世界の平均寿命の推移です。

人類の寿命は、１９８０年の60・6歳から、２０１９年の72・8歳まで右肩あがりに伸び続けましたが、突如、約2年間で２０２１年の71歳にまで、１・8歳も下落しました。

これは、新型コロナウイルス（以下、単に「コロナ」または「コロナウイルス」と表記します）が人類史に残した巨大な爪痕《つめあと》です。たくさんの人が亡くなったため、平均寿命が一気に2歳近くも縮んでしまったのです。この原稿を書いている時点で、２０２２年のデータはまだ公開されていないのですが、おそらくもっと下がっているでしょう。

世界中が「コロナは終わった」という雰囲気になっています。しかし、終わっていませんし、これからも終わりません。ただ、「終わったことにした」だけです。この本を読めば、人類がなぜそのような選択に至ったのか、理解できるかもしれません。

コロナウイルスは、人類の想像をはるかに超えていました。そして、コロナウイルスの特徴の一つに多種多様な後遺症がありますが、人体だけではなく、世界経済にも大きな後遺症

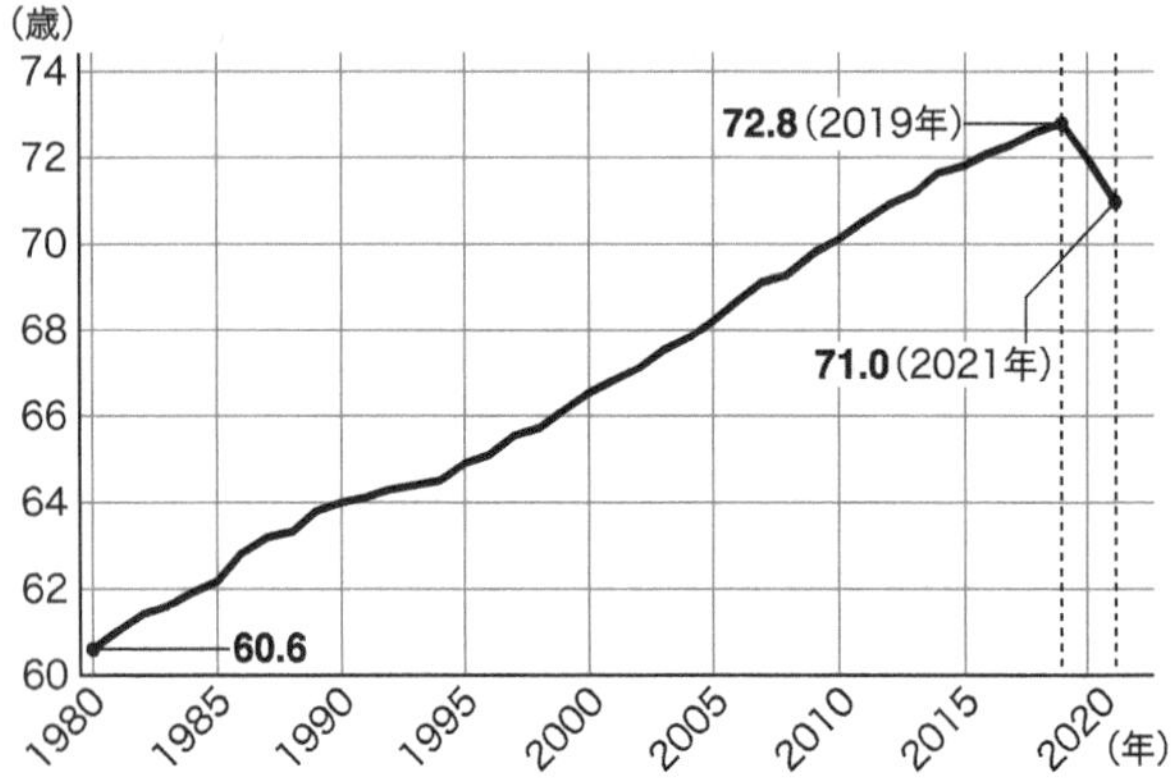

図0-1　世界の平均寿命

を残しました。

この本は、膨大なデータをもとに、コロナの現状、感染対策の効果、経済対策の効果、財政・金融に与えた後遺症を明らかにしていくものです。

私の本業は弁護士であり、「門外漢」と揶揄《やゆ》されることが多いのですが、門外漢であるからこそ、このような横断的な分析が可能になりました。今までいくつか本を出してきましたが、書いていて最も多くの驚くべきデータに遭遇したのは間違いなくこの本です。

目次

第四章　医療崩壊　135

第五章　コロナ予算　178

図版作成　小林美和子　／　ＤＴＰ　オノ・エーワン

第一章　コロナの現実

1　はじめに

まずは日本におけるコロナの現状を把握していきましょう。波ごとにコロナの分析がされる場合が多いかと思いますが、基本的に「年」で区切って分析していきます。その方が大まかな傾向をつかみやすいからです。発生から3年経過していますので、3年分の蓄積があります。

2　感染者数

最初に2020～22年の各年の新規感染者数の合計を確認します（図1－1）。

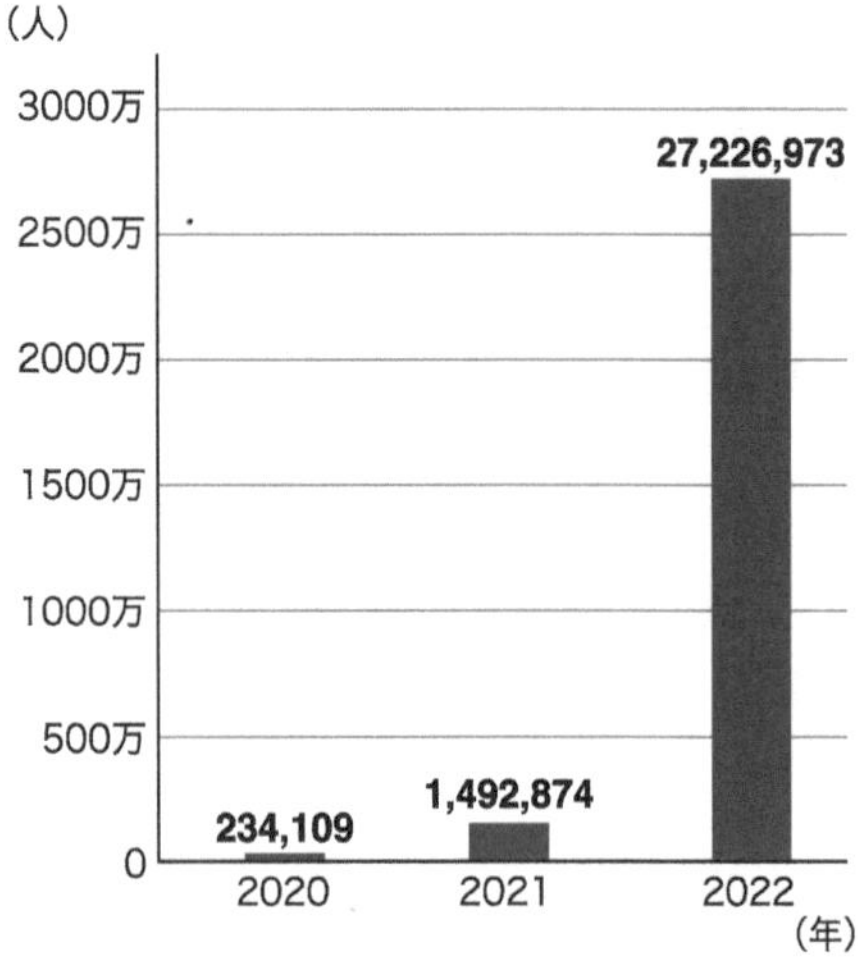

図1-1　新型コロナの年ごとの新規感染者数

このように、２０２０年の感染者数合計は23万４１０９人でした。21年はその約６・４倍の１４９万２８７４人。これでも凄《すご》いのですが、22年はその21年の約18・２倍である２７２２万６９７３人です。日本人のおよそ５人に１人が感染したことになります。そして、22年は20年の**１１６・３倍**です。

２０２０年の「年間」感染者数はさっき見たとおり23万４１０９人ですが、22年において１日の感染者数が23万４１０９人を超えた日は８日もあります。１年目の「年間」合計をわずか１日で破る現象が８回も起きたということです。本当に異次元の世界になってしまいました。

しかし、この異次元の感染者数は、陽性率から見ると著しく過少である可能性があります（図１-２）。なお、ここでは年間総ＰＣＲ検査実施人数に対する、年間感染者数の割合を

「陽性率」と呼ぶことにします。

このように、２０２０年は５・22％、21年は６・35％と、いずれも１桁《けた》台でしたが、22年は一気に46・05％に跳ね上がっています。

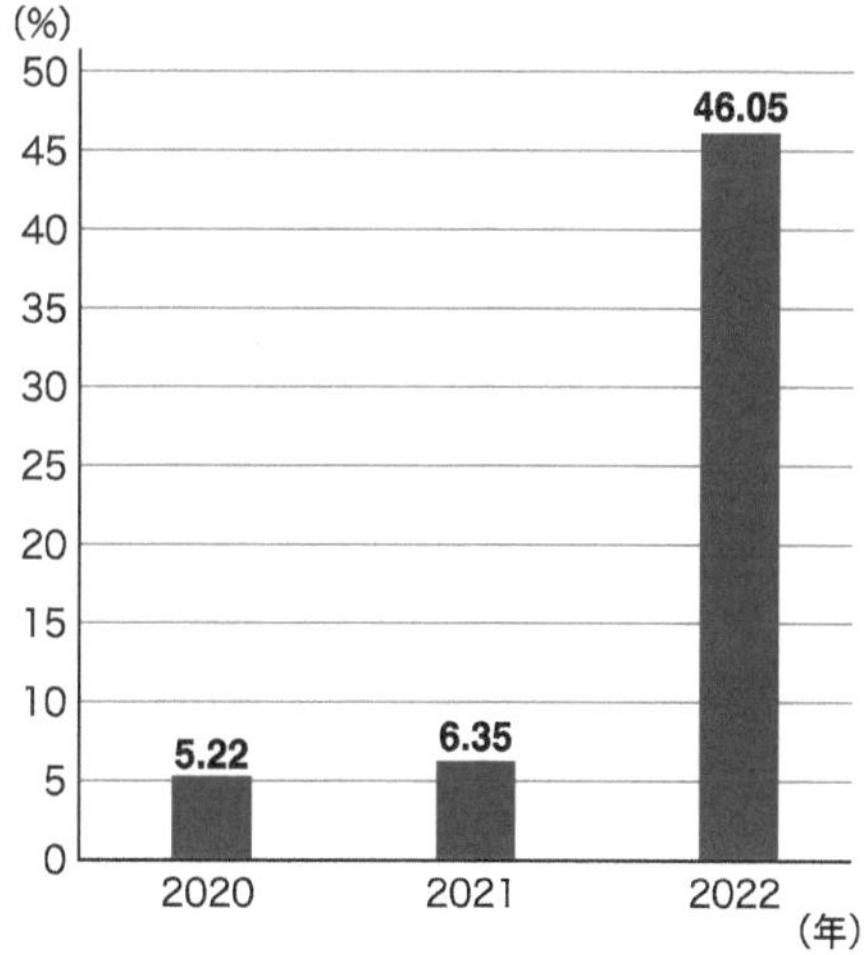

図1-2　新型コロナの陽性率（新規感染者数/検査実施人数）

陽性率は、高ければ高いほど、「取りこぼし」があることを示しています。

極端な例で考えてみましょう。

１００人いて、そのうち10人が発熱しているとします。その10人だけに絞って検査したところ、５人がコロナ陽性であった、という場合、陽性率は50％です。他方、発熱している10人に絞らず、１００人全員に検査してみたら、15人陽性だったとしましょう。この場合の陽性率は15％となり、絞った場合と比較すると著しく低くなります。

前者の10人に絞った検査だけだと、

発熱していないが実は感染していた10名を逃す結果となりました。これは理解しやすいよう簡略化した例ですが、同じようなことが現実に起きています。２０２１年と22年では約８倍も陽性率が違うのですから、「取りこぼし」は著しいと言うべきでしょう。現実の感染者数が２７２２万６９７３人よりもはるかに多いのは確実です。

厚生労働省は、献血時の検査用検体の残余血液を用いて、コロナの「N抗体」の保有率を調査しています[1]。N抗体は感染者のみ保有する抗体ですので、この保有率は、感染者数把握のために非常に参考となる数字です。２０２３年２月に実施された調査結果によると、同月時点で、日本全体のN抗体の保有率は42・３％でした。日本の人口はざっくり言うと約１・２億人ですから、単純にこの数字をかけてみると、５０７６万人になります。

ただ、このデータは献血者から取ったものであり、献血の対象が16～69歳に限られている点に留意が必要です。つまり、実際の人口全体の陽性率とは乖離《かいり》があると思われるので、あくまで参考程度にとどめるべきです。とはいえ、感染者数が実際の数よりもはるかに大きいことを強く推認させるデータではあります。

この感染者数がどれくらい多いのか。インフルエンザと比較してみましょう（図１－３）。なお、インフルエンザは、指定病院で報告されている患者数から、全体を「推計受診者数」として推計しており、実数ではありません。そして「感染者数」とも呼ばれていないので、

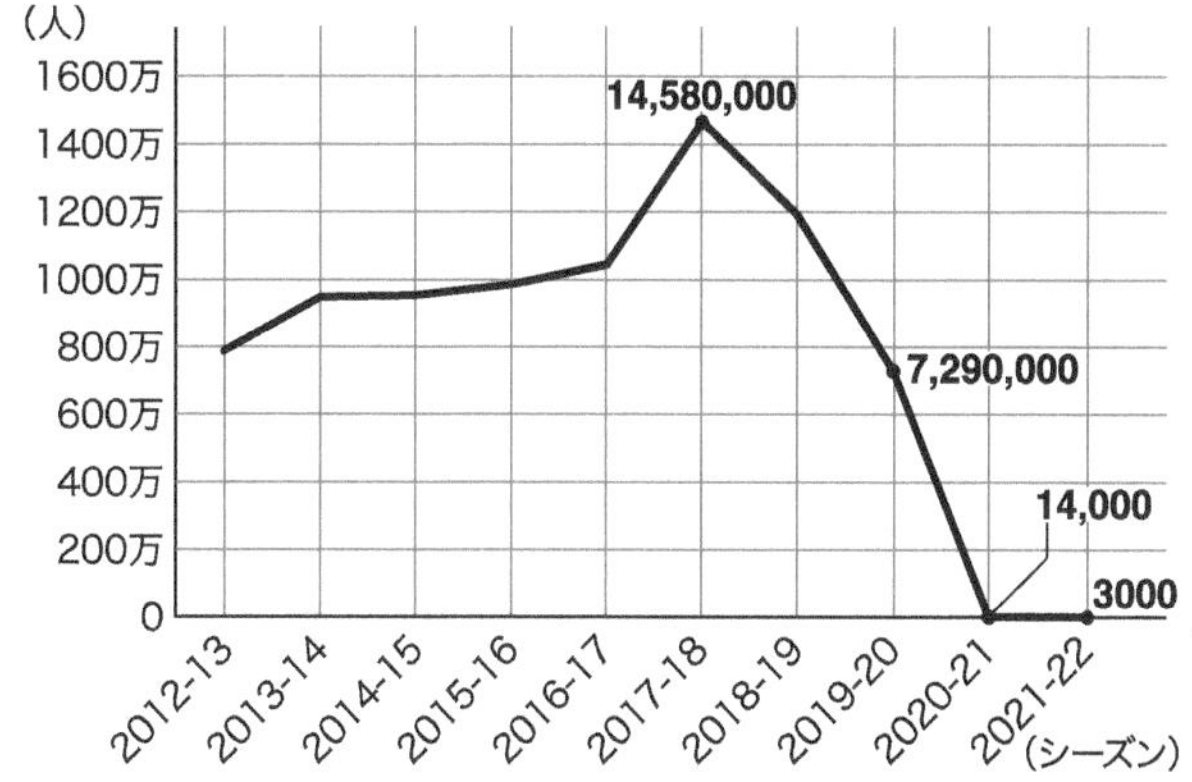

図1-3　インフルエンザの受診者数の推計

正確を期するために「推計受診者数」という呼び方をそのまま使います。

また、２０１８－19シーズンから推計方法が変わりました。それまでの推計数が過大となっていたためです。厚生労働省によると、２０１８－19シーズン以降の数字と、それ以前の数字を比較する場合、以前の数字に０・66を乗じる必要があります。したがって、このグラフでは２０１７－18シーズン以前の数字に０・66を乗じた数字を使っています。

これを見ると、過去10年で最も推計受診者数が多かったのは２０１７－18シーズンの１４５８万人です。22年のコロナ感染者数はこれの約２倍。21年までのコロナ感染者数であれば、インフルエンザ推計受診者数よりはるかに少なかったと言えますが、22年で一気に凌駕《りょうが》してしまいました。

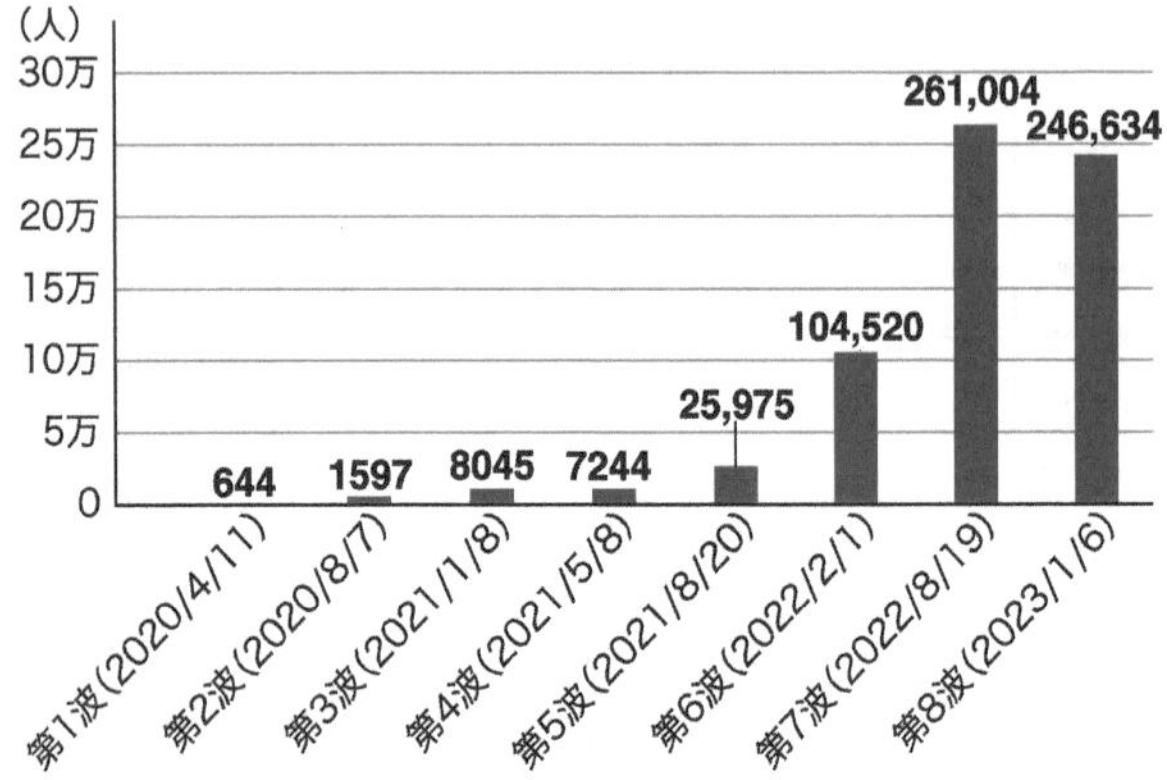

図1-4　新型コロナの各波の最大感染者数(1日あたり)

それにしても、インフルエンザ推計受診者数の下落は凄《すさ》まじいです。これは、国民全体でマスクと手洗いをはじめとする感染症対策を励行した結果でしょう。２０１９－20シーズンは、途中でコロナが発生し、マスク・手洗いの徹底が始まったので、前年より大きく減り、それ以降のシーズンはさらに減って、インフルエンザがほとんど駆逐されたような状況になりました。２０２０－21シーズンはわずか１万４０００人であり、過去10年のピークであった２０１７－18シーズンの約１０４１分の１です。２０２１－22シーズンはもっと下がってわずか３０００人。２０１７－18シーズンの約４８６０分の１です。

このように、感染症対策によってインフルエンザは壊滅的打撃を受けましたが、コロナは減るどころか感染者を増やしています。何も対策をしな

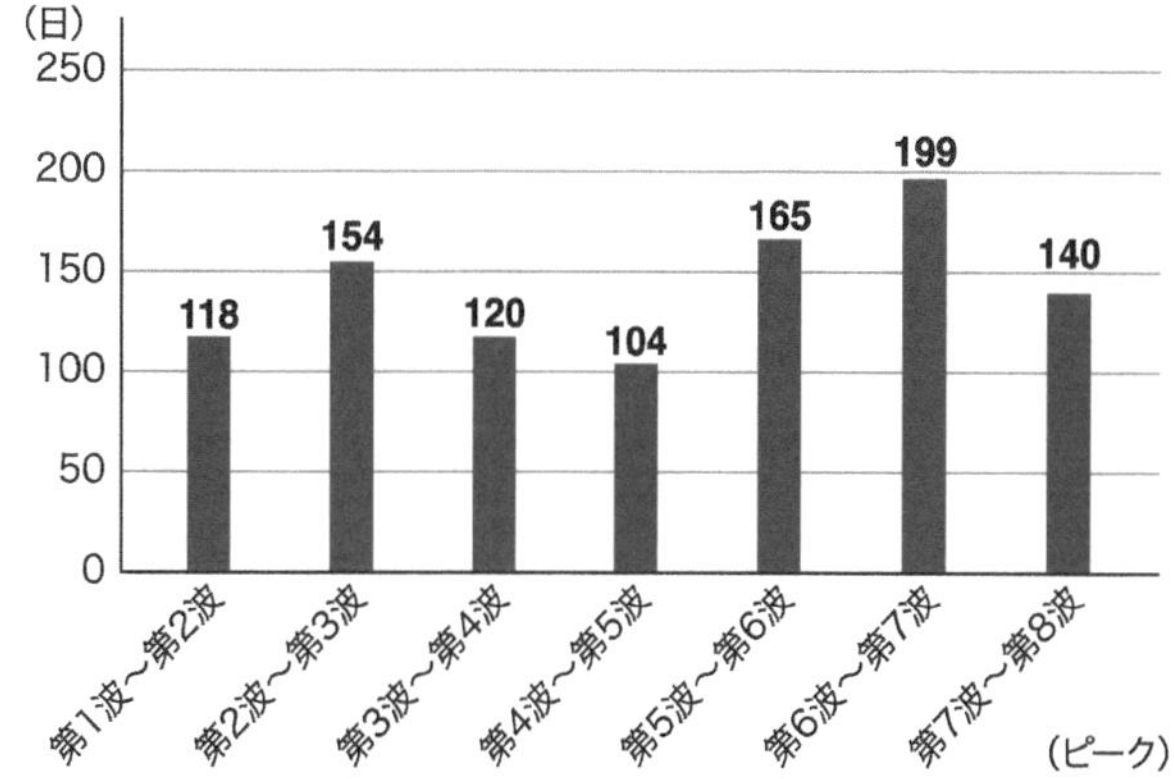

図1-5　各波～各波のピークの間隔

かったら一体どこまで増えてしまうのでしょうか。国民のほぼ全員が感染という事態になっても不思議ではありません。

なお、各波の1日あたり最大感染者数は次のとおりです（図1－4）。

デルタ株が登場した時も数字が跳ね上がりましたが、オミクロン株はそれを圧倒的に凌駕しました。基本的に波が来るたびに大きくなっています。前の波より感染者が少なくなったのは第4波と第8波だけです。なお、2020年は武漢発祥のオリジナル株が主流であったと思われますが、21年の初頭から夏前までがアルファ株、夏から年末までがデルタ、22年はオミクロン、というのがおおよその流れです[2]。

では、波の頂点がくる間隔に何か規則性はあるのでしょうか。次のグラフ（図1－5）は各波の頂点の間隔を示したものです。

最大で199日、約6・6カ月。最小で104日、約3・5カ月空いています。平均値を取ると143日、約4・8カ月です。だいたい4～5カ月間隔で波の頂点が来ていることになります。

3年間で共通しているのは、いずれも8月中に一度波の頂点が来ています。また、**第3波と第8波はいずれも1月中に、第6波は2月1日に頂点が来ています。**つまり、**夏と冬に波の頂点が一度来ると**いうことです。2020年と21年は春にも波の頂点が来ましたが（20年4月11日に第1波、21年5月8日に第4波）、22年だけは春に波の頂点が来ませんでした。

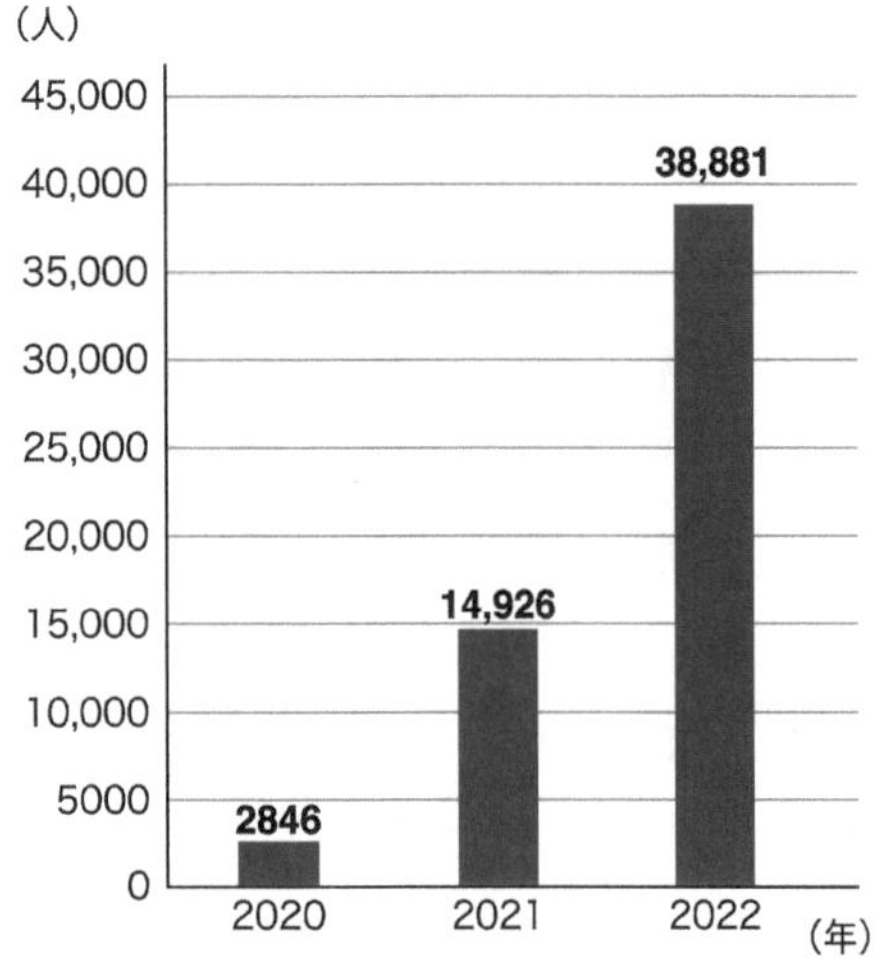

図1-6　新型コロナの年ごとの死者数

頂点を過ぎると感染者数は減っていきますが、「底」ですら多くなっています。2022年で一番感染者数が少なかったのは1月2日の432人（正月だからというのも影響しているでしょう）ですが、第1波のピークが644人だったので、20年の感覚で言うと「少ない」とは言えないでしょう。今の我々からすれば感覚がおかしくなっているので少ないと感じるかもしれませんが。

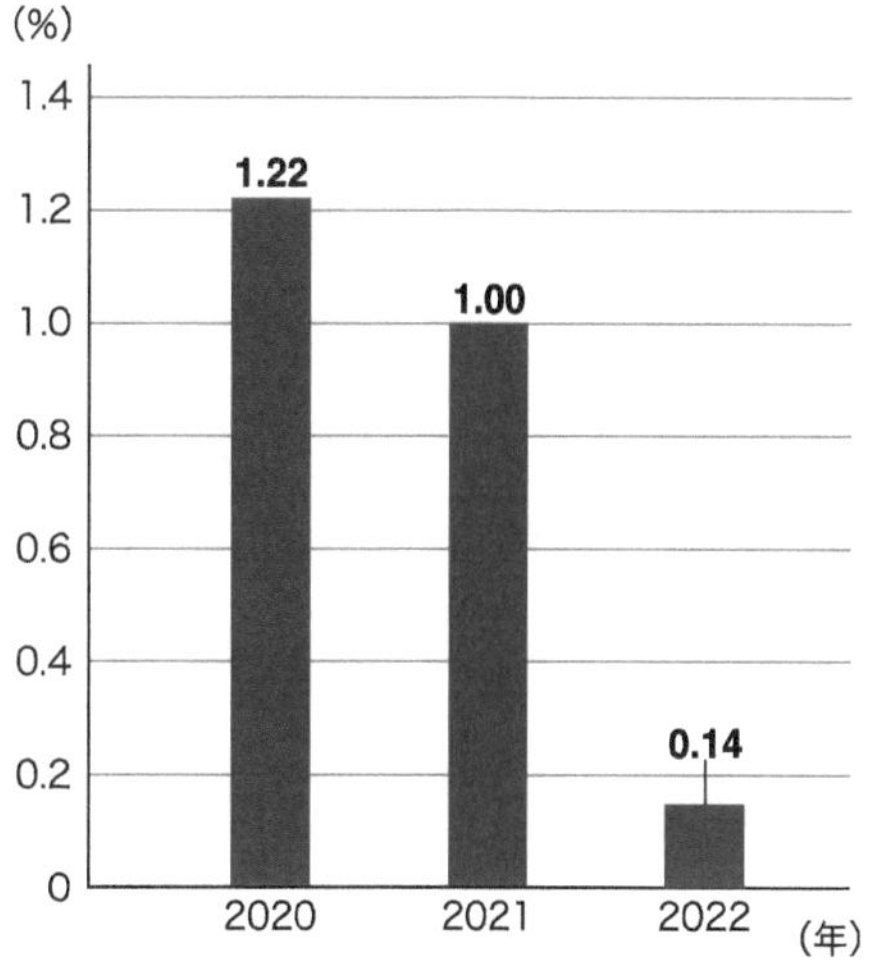

図1-7　新型コロナの年ごとの致死率

3　死者数

では次に死者数を見てみましょう（図1-6）。

2020年は2846人。21年はその5・2倍の1万4926人。22年はその21年の約2・6倍の3万8881人。**22年は20年の13・7倍**です。死者数もとてつもない勢いで増えていますが、感染者数ほどではありません。ただ、感染者数のところで指摘したとおり、検査陽性率の異常な高さからすれば、この数字は実態よりもかなり少ないとみた方が良いで

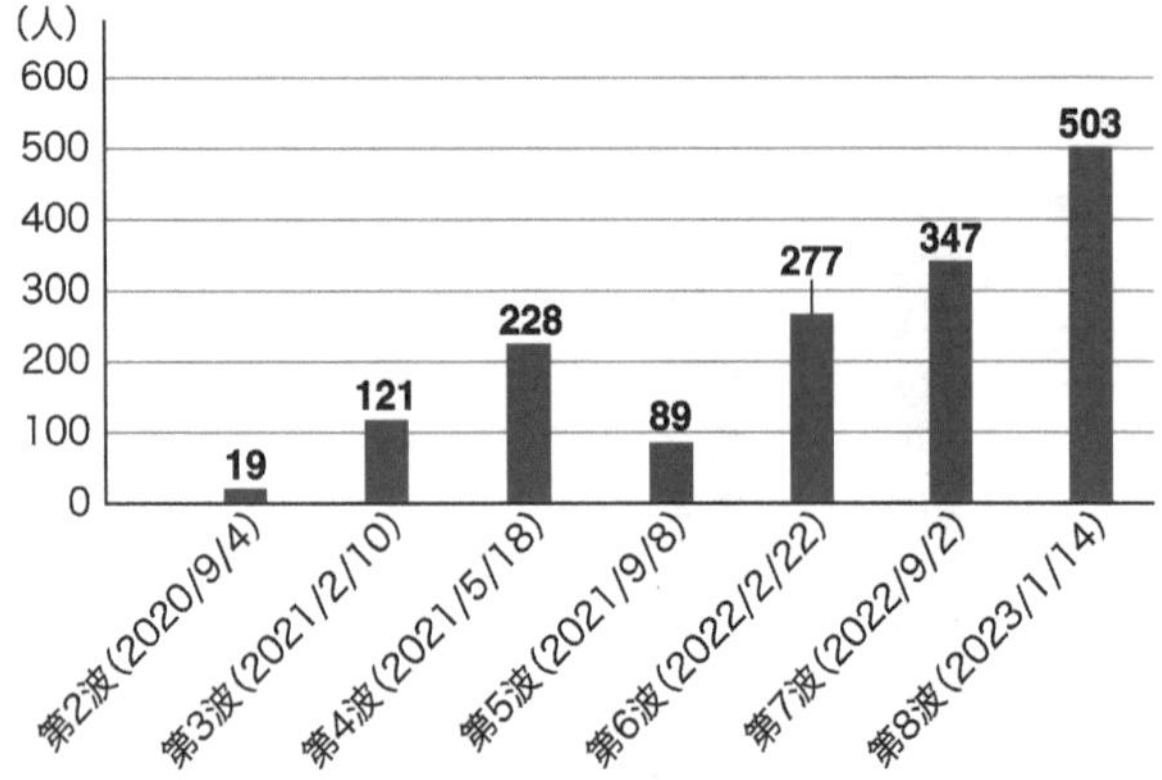

図1-8　新型コロナの各波の最大死者数

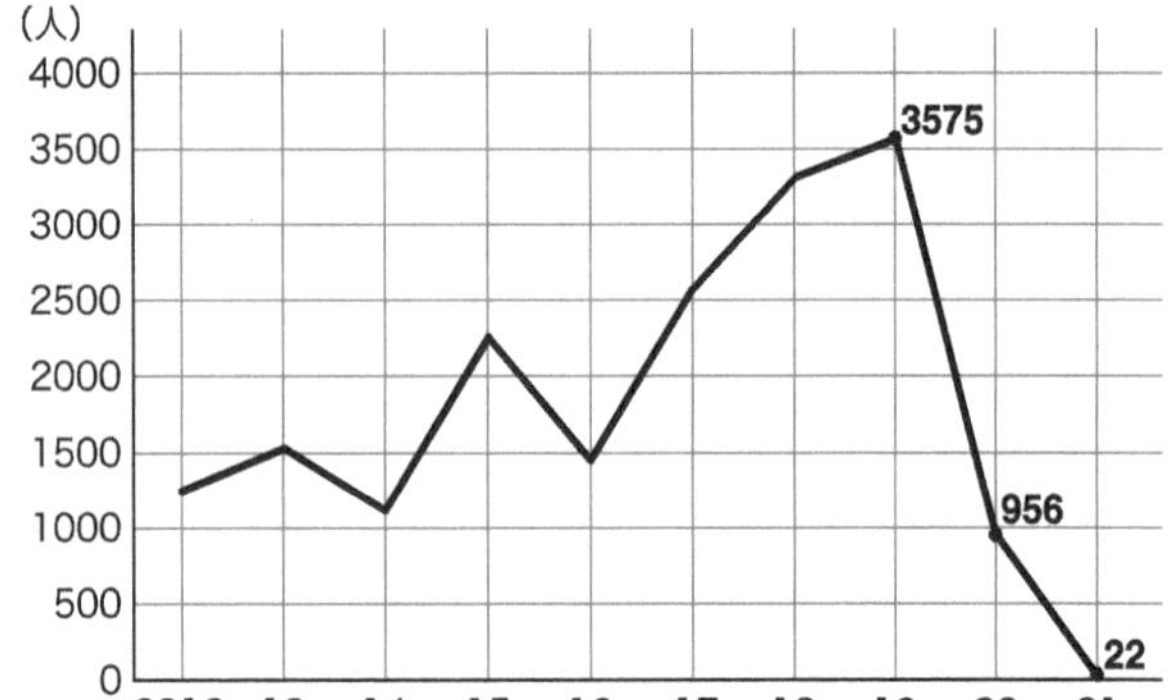

図1-9　インフルエンザの年ごとの死者数

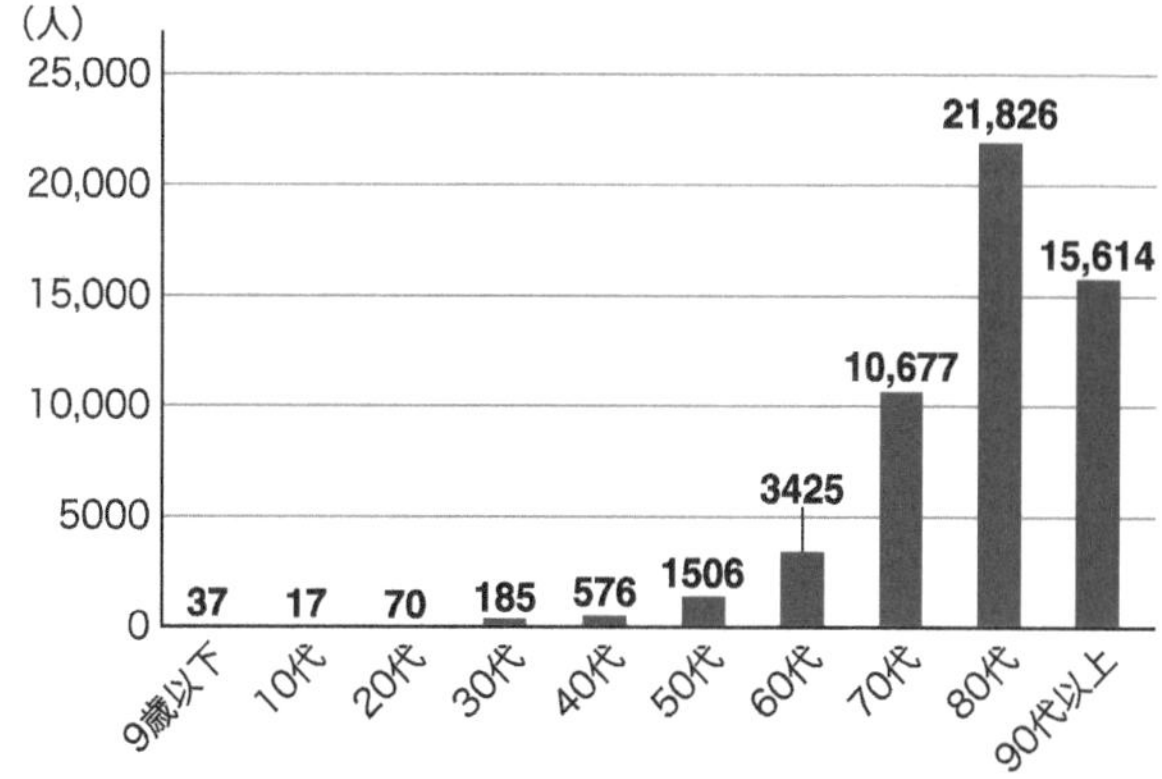

図1-10　新型コロナの年代別の死者数（2020～22年の3か年の累計）

しょう。

ここで、死者数を感染者数で割った「致死率」を見てみましょう（図1－7）。

20年も21年も1％を超えていましたが、22年は一気に0・14％まで下がりました。死亡者の絶対数は増えましたが、それ以上に感染者数が増えたので、このような結果となりました。

次に各波の1日あたり最大死者数の推移を見てみましょう。なお、厚労省のサイトには20年5月8日より前の死者数のデータが無いため、第1波における1日あたり最大死者数は不明です。このグラフは第2波以降です（図1－8）。

このように、1日あたり最大死者数では、感染者数と異なり、第8波の503人（2023年1月14日）が最大となりました。第7波の最

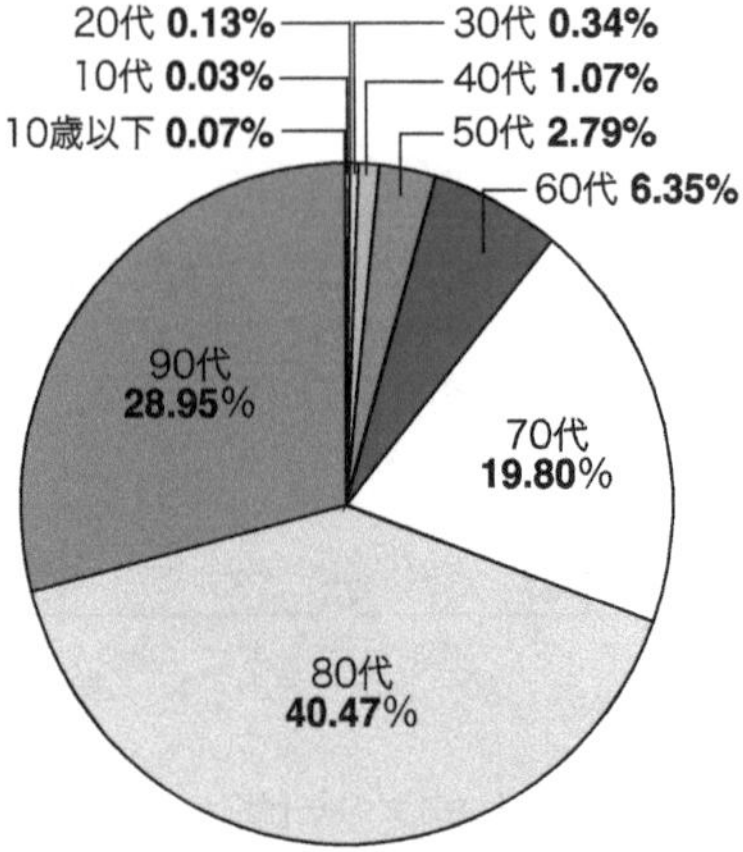

図1-11　新型コロナの年代別の死者の割合

大値３４７人の約１・４倍です。

このように、死者数からすると第８波の方が多いため、第８波の感染者数は実態と乖離した過少なものとなっている可能性が高いのではないかと思います。本当は感染者数も第８波が最大なのかもしれません。

この死者数が多いのか少ないのか。インフルエンザと比較してみると分かりやすいでしょう（図１－９）。なお、このインフルエンザ死者数も推計値です。

過去10年で見てみると、一番多いのが19年の３５７５人です。22年のコロナ死者数はこれの10倍以上ですから、「比較にならない」と言うべきでしょう。

ついでに言いますと、交通事故死者数が一番多かったのが１９７０年で、１万６７６５人です。直近２０２２年は２６１０人まで減っています。22年のコロナ死者数は、交通事故死者数のピークの２倍を優に超えています。「致死率は下がった」とは言っても、絶対数が非常に多いことを忘れてはいけません。

この死者数について、10歳で区切った年齢別に見てみましょう（図1－10）。これについては3年間の累計で見てみます。

このように、年齢が上がるにつれて死者数が増えていることが分かります。各年代が全体に占める割合を見てみましょう（図1－11）。

80代が40・47％でトップ。次に90代以上で28・95％、70代が19・80％、60代が6・35％と続きます。**60歳以上で全体の95・6％**を占めています。

4　重症者数

次に重症者数を見てみましょう。

まず「重症者数」の定義ですが、厚労省は次のように定めています。

「重症者数については、原則①人工呼吸器を使用　②ＥＣＭＯを使用　③ＩＣＵ等で治療、のいずれかの条件に当てはまる患者を重症者と定義しているが、一部例外の自治体が存在する」

この「一部例外の自治体」について、例えば、東京都は重症者数を「人工呼吸管理またはＥＣＭＯを使用している患者」と定義しています。上記の国の基準と比べると③の「ＩＣＵ等での治療」が入っていない点が異なります。東京都は独自基準を使用する理由を次のとおり説明しています(3)。

・人工呼吸器やＥＣＭＯの導入は、判断の差が出にくく、基準が明確
・集中治療の基準が病院によって異なる可能性がある
・人工呼吸管理下の重症患者が必ずしも、ＩＣＵに入室していない
・ＩＣＵ在室者の全てが、必ずしも重症でない

このように、定義の段階で既にばらつきがあるのが重症者数です。

なお、この重症者数については、年で区切って累積数を分析することができません。なぜなら、公表されている数値は「その日の重症者数」であり、「新規重症者数」ではないからです。

例えば、1月1日に新たに重症者数が40人増え、翌2日に20人重症者が増えましたが、他方で10人既存の重症者が減ったとしましょう。この場合、2日時点での重症者数は、差し引

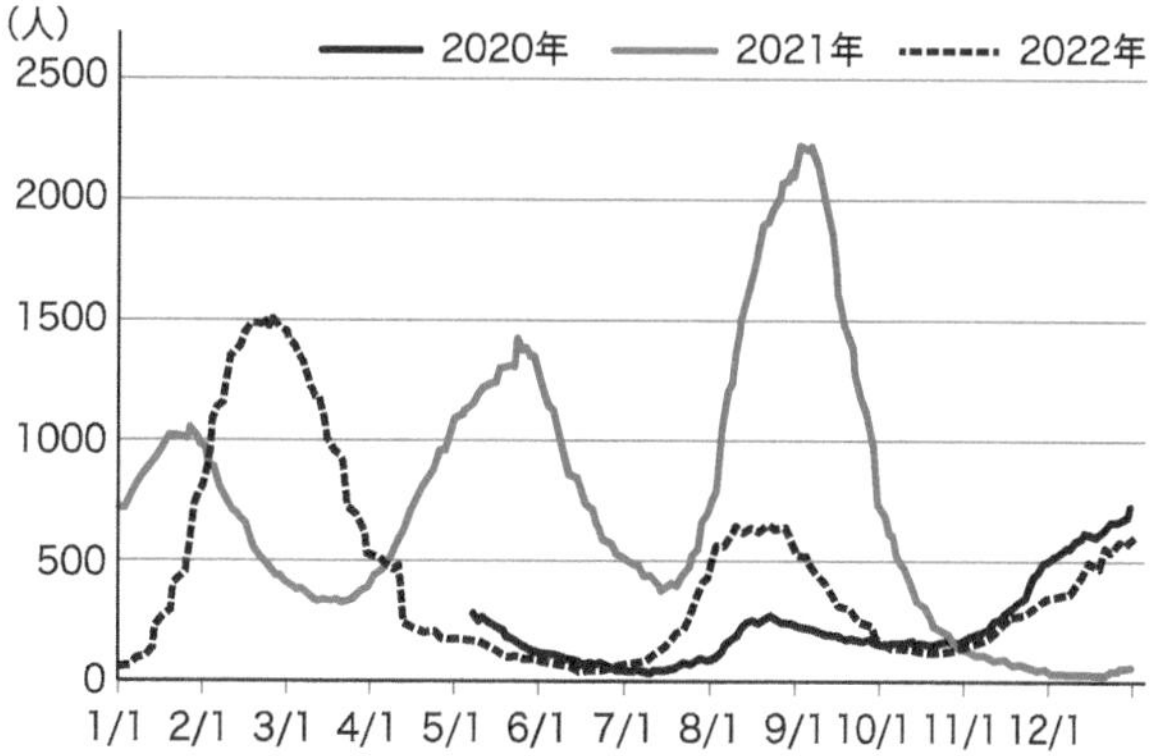

図1-12　新型コロナの重症者数

き50人です。しかし、単に新規重症者数だけを足し上げると、60人となります。公表されている数値は、この場合の前者、つまり50人の方です。したがって、これを全部足しても累積重症者数にはなりません。私の分析データの取得元である厚労省のサイトでも、感染者と死亡者の累積データはありますが、重症者のそれはありません。

そこで、重症者数については、3年間の日毎の推移を並べて分析してみたいと思います（図1－12）。

このように、重症者数の推移を見ると、２０２1年が圧倒的に多く、22年を上回っています。これは感染者数や死亡者数の傾向と一致しません。

なぜこのような差が出るのでしょうか。このデータに関する厚労省の注釈を見ると「集計方法の主な見直し：令和3年5月19日公表分から沖縄県

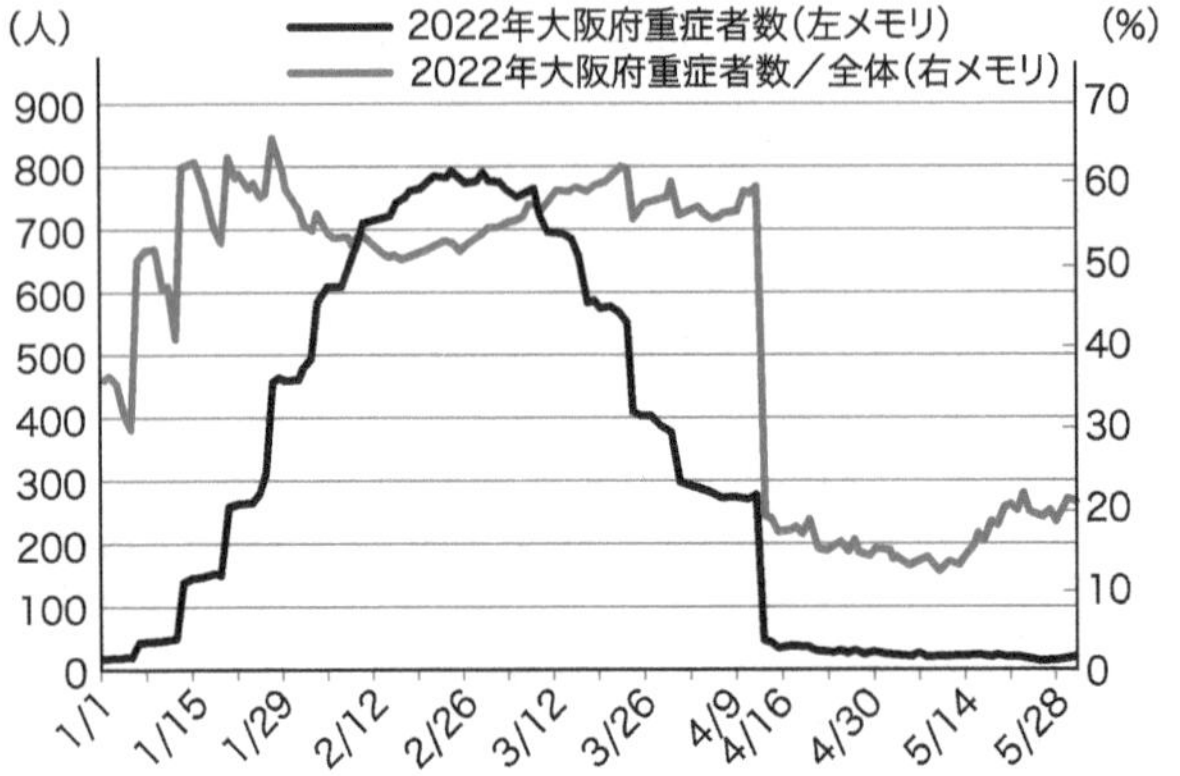

図1-13　2022年の大阪府の新型コロナ重症者数とそれが全体に占める割合

について、令和3（2021）年5月26日公表分から大阪府・京都府について、重症者の定義を従来の自治体独自の基準から国の基準に変更し集計を行った」との記載の後に、括弧書きで「大阪府は令和4（2022）年4月14日公表分から独自基準へと変更」とあります。大阪については、独自基準から国の基準へ変更した後、さらに、独自基準へまた変更したようです。

そこで、変更前後の違いが分かるよう、令和4年1～5月分の大阪府の重症者数と、それが全体に占める割合の推移を見てみましょう（図1‐13）。

このように、突然崖《がけ》から落ちたように数字が落ちています。厚労省の注釈では令和4年4月14日公表分から独自基準へと変更とありましたが、この突然の落下は13日に生じています。12

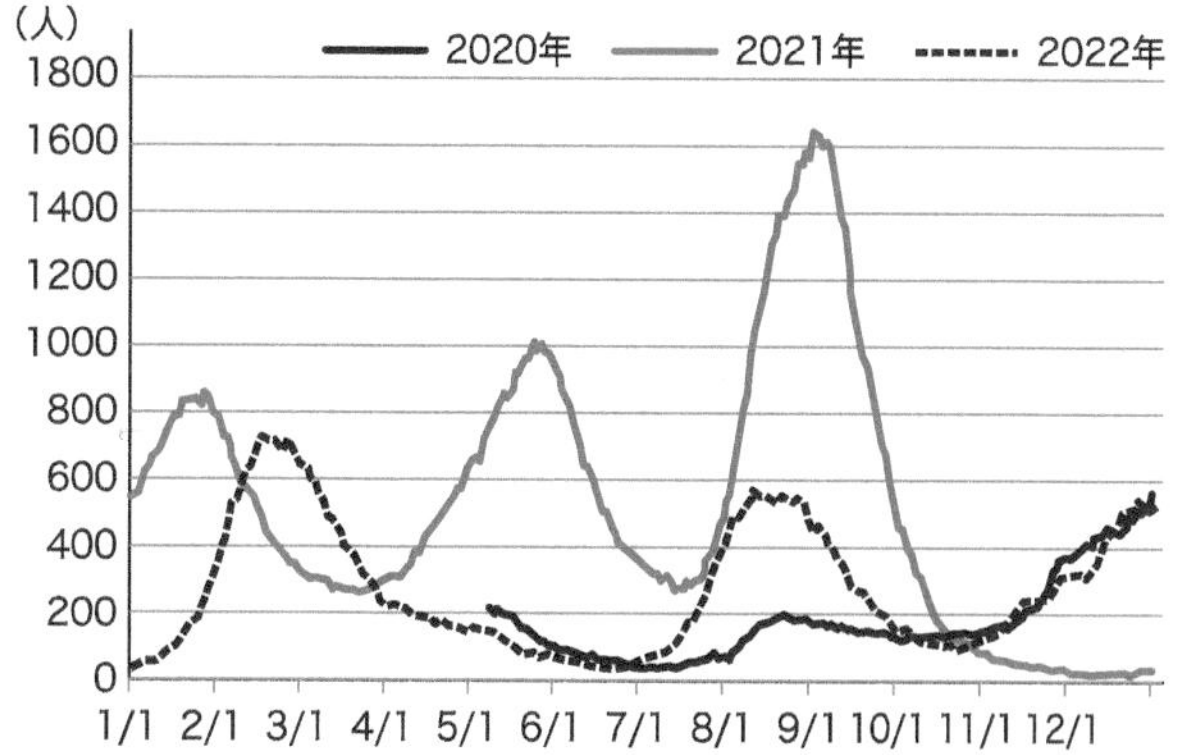

図1-14　大阪府を除いた新型コロナの重症者数

日の重症者数は２８１人、全体に占める割合は60%にも達していましたが、13日になると、突然45人に減少し、全体に占める割合も19・５%となっています。基準を変えた影響が大きく出ています。

ではこれが原因で22年の重症者数が21年の重症者数を下回ったと言えるでしょうか。全体の数値から大阪を除いて確認してみましょう（図１-14）。

大阪を除いても、21年が圧倒的に多いという傾向は変わりません。22年の重症者数が21年より少ないのは、大阪の基準変更が原因ではありません。本当に少なくなったと言えます。

これはなぜなのか。重症者数の定義をもう一度振り返ってみましょう。

①人工呼吸器を使用

②ＥＣＭＯを使用
③ＩＣＵ等で治療
　のいずれかの条件に当てはまる患者

この点について、22年9月14日付山陰中央新報の記事は、島根大医学部付属病院高度外傷センター長の渡部広明《わたなべひろあき》教授の意見を引用しつつ、次のとおり述べています[4]（太字は引用者）。

渡部教授は「第7波以降、コロナの重症化が直接要因となって死亡した人はほとんどいない」と言い切る。死亡者の多くはコロナに感染する前から基礎疾患を持っていたり、高齢で寝たきりになったりしているという。感染によってさらに体力が落ち、基礎疾患の悪化や、高齢者に多い誤嚥《ごえん》性肺炎を引き起こすことで亡くなっていると指摘し「コロナの重症と、基礎疾患や別の病気の重症は別物として扱われる」と強調した。（中略）

渡部教授によると、**感染者が別の病気で重症化していても、人工呼吸器が必要な肺炎を起こしていない限り、コロナの「重症」には当たらない。ただ、そのまま死亡した場合はコロナ感染者の死亡という扱いになる。こうして、コロナ症状としての重症報告はされず死亡するケースが多いという。**

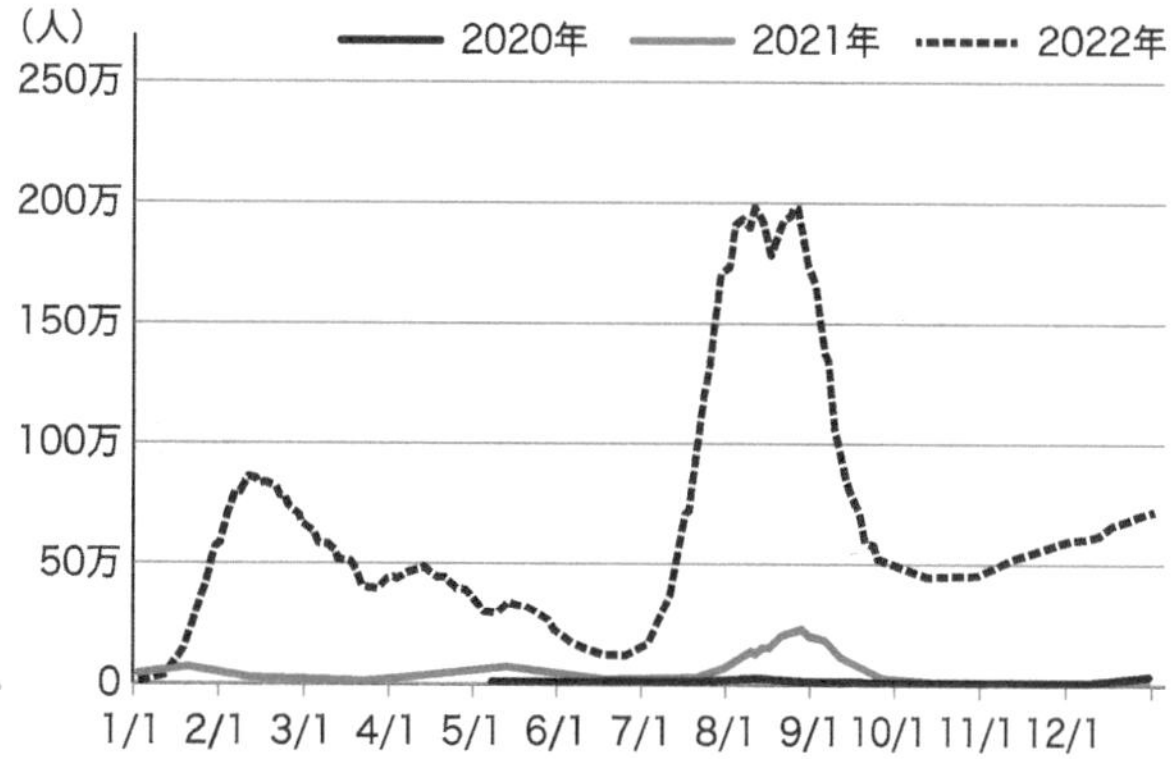

図1-15　新型コロナで入院治療等を要する者等の推移

つまり、**肺炎を経ずに亡くなるため、定義に該当しない患者**が増えたので、重症者数は減った、ということです。

5　入院治療等を要する者等推移

次に、「入院治療等を要する者等」の推移を見てみましょう（図1－15）。この「入院治療等を要する者等」の定義は、厚生労働省によると、「入院中（調整中を含む）、宿泊療養中、自宅療養中等の者として各自治体が公表した数値を積み上げたもの」です。

　この数字も、重症者数と同様、「その日の」数を公表しているだけであり、「新規の」数ではないので、累積データは存在しません。そこで、こ

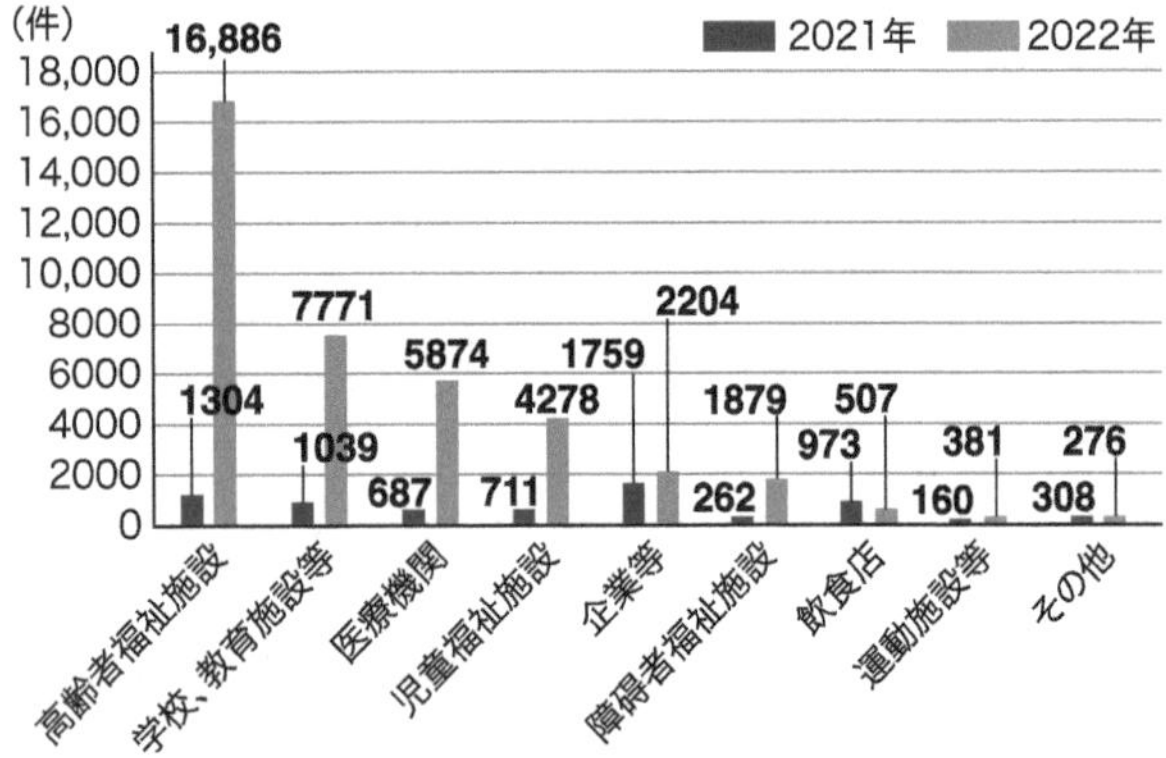

図1-16　新型コロナのクラスター発生件数

れも日毎の数の推移を年別で並べて見ていくことにします。

これを見ると、2022年が圧倒的に多く、それ以前の年とは比較になりません。本来入院すべきなのに入院できなかった方は大勢いたでしょう。

6　集団感染等発生状況

次に集団感染等発生状況、よりなじみのよい呼び方で言うと「クラスターの発生状況」を見てみましょう。この数字は、自治体からの情報提供を含め、自治体HPやメディア等の報道により、同一の場において5人以上の感染者が発生したと厚労省が把握した件数です。

これは週ごとの数字なので、きれいに1年間で区切ることができません。また、厚労省のサイトでは２０２１年１月１日以降のものしか公表されていません。そこで、とりあえず21年１月１日〜22年１月２日を21年、22年１月３日〜23年１月１日を22年と区切って分析してみましょう（図１－16）。

感染者数が多いので、当然ながら22年が21年を圧倒しています。そして、高齢者福祉施設が１万６８８６件でダントツです。２位の学校、教育施設等の２倍を超えています。次に医療機関、児童福祉施設、企業等と続きます。

7　コロナ後遺症(5)

コロナ後遺症は、厚生労働省作成「別冊　罹患後遺症状のマネジメント」においては、「罹《り》患《かん》後症状」と名付けられています。

この症状の定義について、同手引きが引用するＷＨＯの定義は下記のとおりです（太字は引用者）。

新型コロナウイルス感染症（ＣＯＶＩＤ－19）後の症状は、**新型コロナウイルス（ＳＡＲＳ－ＣｏＶ－２）に罹患した人にみられ、少なくとも２カ月以上持続し、また、他の疾**

患による症状として説明がつかないものである。通常はCOVID-19の発症から3カ月経った時点にもみられる。
症状には、疲労感・倦怠《けんたい》感、息切れ、思考力や記憶への影響などがあり、日常生活に影響することもある。COVID-19の急性期から回復した後に新たに出現する症状と、急性期から持続する症状がある。また、症状の程度は変動し、症状消失後に再度出現することもある。小児には別の定義が当てはまると考えられる。

太字にした部分が「定義」と言ってよいでしょう。なお、診療の手引きによると、国内において、罹患後症状の定義はまだ定まっていないとのことです。代表的な罹患後症状は次のとおりです。

疲労感・倦怠感、関節痛、筋肉痛、咳《せき》、喀痰《かくたん》、息切れ、胸痛、脱毛、記憶障害、集中力低下、頭痛、抑うつ、嗅覚《きゅうかく》障害、味覚障害、動悸《どうき》、下痢、腹痛、睡眠障害、筋力低下

非常に多様です。なお、この本において、日本のコロナ関連統計情報は基本的に厚生労働省のウェブサイト「データからわかる　－新型コロナウイルス感染症情報－」から引用して

いますが、このサイトには、コロナ後遺症の統計情報はありません。これだけ症状が多様だと統計を取るのも困難でしょう。

サイトに統計情報は無いのですが、診療の手引きには、日本においてコロナと診断され入院歴のある患者1066例の追跡調査の結果が報告されていますので、引用します（太字は引用者）。

診断12カ月後でも罹患者全体の30%程度に1つ以上の罹患後症状が認められたものの、いずれの症状に関しても経時的に有症状者の頻度が低下する傾向を認めた（12カ月後に5%以上残存していた症状は以下の通り。13%：疲労感・倦怠感、9%：呼吸困難、8%：筋力低下、集中力低下、7%：睡眠障害、記憶障害、6%：関節痛、筋肉痛、5%：咳、痰、脱毛、頭痛、味覚障害、嗅覚障害）。

入院中に酸素需要のあった重症度の高い患者は酸素需要のなかった患者と比べて3カ月、6カ月、12カ月といずれの時点でも罹患後症状を有する頻度が高かった。罹患後症状の有症状率は酸素需要あり：50・3%（3カ月）、45・7%（6カ月）、36・1%（12カ月）、酸素需要なし：44・0%（3カ月）、37・7%（6カ月）、31・8%（12カ月）であった。

入院中に気管内挿管、人工呼吸器管理を要した患者は挿管が不要であった患者と比べて3カ月、6カ月、12カ月といずれの時点でも罹患後症状を有する頻度が高かった。

罹患後症状の有病率は挿管症例：65・1%（3カ月）、62・9%（6カ月）、56・8%（12カ月）、挿管不要症例：45・3%（3カ月）、39・3%（6カ月）、31・7%（12カ月）であった。

罹患後症状に関する男女別の検討では、診断後3カ月時点で男性に43・5%、女性に51・2%、診断後6カ月時点で男性に38・0%、女性に44・8%、診断後12カ月時点で男性に32・1%、女性に34・5%と、いずれの時点でも罹患後症状を1つでも有する割合は女性に多かった。


簡単にまとめるとこういうことです。

・診断後1年経過しても、入院歴のある罹患者全体の30%程度に何らかの後遺症。
・罹患時に症状が重かった人ほど後遺症の発生確率が高い。
・女性の方が後遺症の発生する確率が高い。

これは入院歴のある罹患者に限った調査ですので、入院歴の無い人にまで広げると、どれくらいの割合に罹患後症状が現れるのかは不明です。

海外に目を向けてみると、2022年8月26日付CNNの記事「コロナ後遺症で最大400万人が働けず　米調査結果」では、こう報じられています[6]。

新型コロナウイルス感染症のパンデミック（世界的大流行）は労働力に影を落とし続けている。新型コロナから回復して数カ月後あるいは数年後にさまざまな症状が現れるコロナ後遺症により、最大400万人の米国人が働けていないことが研究で明らかになった。

24日に発表された米シンクタンクのブルッキングス研究所の報告書によると、労働年齢（18～65歳）にある米国人約1600万人が現在コロナ後遺症を患っている。

コロナ後遺症に苦しむ人々はブレインフォグ（集中力や思考力の低下）、不安、うつ、疲労、呼吸困難など働くことを困難にするさまざまな症状を抱えている。

200万～400万人がコロナ後遺症のために働くことができていないと同研究所は推定する。この範囲の中間値である300万人のフルタイム労働者は、米国の労働力全体の1・8％を占めるという。（中略）

米国では6月時点で1070万人分の労働力が不足。最近の記録的な高水準からは減少しているものの、新型コロナ流行前の水準である700万人をはるかに上回っている。

(中略)

研究著者らは「コロナ後遺症患者が高い割合で回復し始めなければ、経済的負担は増加し続ける」と指摘。コロナ後遺症患者が毎年10%ずつ増えれば、10年後の賃金損失は年間5兆ドルに達するという。

アメリカでは労働力不足が深刻なようですが、コロナ後遺症はその一因となっているでしょう。

現在年齢30代かつ基礎疾患も無い私はおそらくコロナに感染して死亡することはほぼ無いと思いますが、後遺症は別です。まだ私は感染したことがない(または感染しても無症状で終わった)ですが、今後感染し、後遺症に苦しむ可能性はあります。

8 スペイン風邪との比較

次に、今回のコロナ禍に際し、比較対象としてたびたび名前のあがる「スペイン風邪」の

流行（内務省衛生局「流行性感冒」による区分）	内務省衛生局「流行性感冒」				「人口動態統計」（「日本帝國死因統計」）
	患者数	死亡者数	患者千人当りの死亡者数	人口千人当りの死亡者数	死亡者
第1回流行 大正7(1918)年8月～大正8年7月	**21,168,398**	**257,363**	12.2	4.50	103,288
第2回流行 大正8年9月～大正9年7月	2,412,097	127,666	**52.9**	2.20	111,100
第3回流行 大正9年8月～大正10年7月	224,178	3698	16.5	0.07	11,003
計	23,804,673	388,727	16.3	ー	225,391

図1-17　我が国でのスペイン風邪による被害状況

状況を確認してみましょう。奥積雅彦《おくづみまさひこ》氏（総務省統計研究研修所教官）作成の表を引用します[7]（図1－17）。

なお、死者数については、内務省衛生局「流行性感冒」と、「人口動態統計（日本帝國死因統計）」で数字が異なることに注意が必要です。

これを見ると、3度の流行による合計感染者数は2380万4673人ですから、コロナは2022年だけでこれを上回っています。ただ、死者数については、「流行性感冒」だと38万8727人、「人口動態統計」だと22万5391人です。他方、コロナは3年間の合計が5万6653人ですから、スペイン風邪の方が圧倒的に上です。

しかしながら、根本的に異なるのは、スペイン風邪の場合、流行は3回だけ、しかも、回を重ねるごとに感染者数が約10分の1へ激減していったのに対し、コロナは既に8回も感染の波を計測し、かつ、基本的に感染者が激増しているということです。

「スペイン風邪だって3年程度で収まったのだから、コロナだってそれくらいで収まるだろう」と思った人は多かったのではないでしょうか。私もそうです。現実は真逆となりました。スペイン風邪よりはるかに致死率が低いことだけが救いかもしれません。

そうは言っても後遺症が厄介です。不明な点が多く、今後の人類の活動にどれだけの悪影響をもたらすのか、全く分かりません。

第二章　海外との比較

1　世界との比較

まずは世界全体との100万人あたりの数字の比較をしてみましょう。最初は感染者数。これも年で区切って分析します（図2－1）。なお、ここで使うデータはイギリスのオックスフォード大学が公表している「Our World in Data」をダウンロードしたものですが、そこで出てくる日本の数字と、厚生労働省が公表している日本の数字は若干ズレがあります。しかし、ほぼ同じなのでそのまま使います。

このように、100万人あたりで見ると、2020年、世界は1万504人であったのに対し、日本は1902人。世界は日本の約5・5倍もありました。日本は非常に感染者数を抑え込めたと言えます。21年、世界は2万5696人、日本は1万2082人。差が縮まり

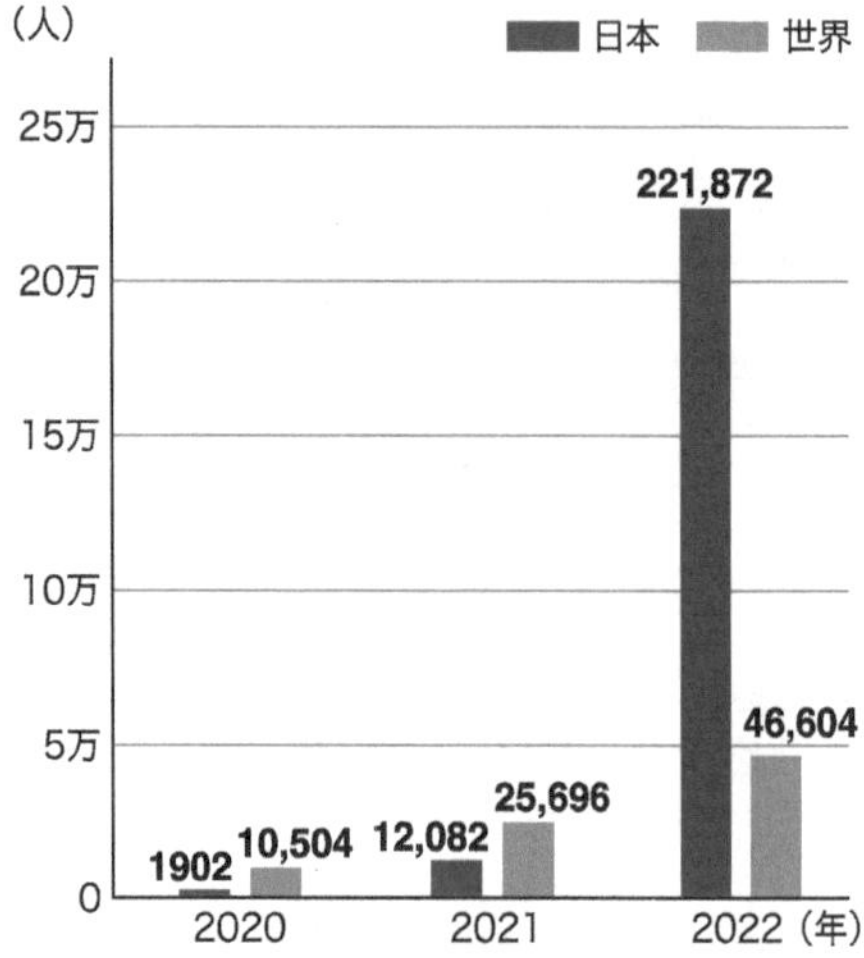

図2-1　日本と世界、100万人あたりの新型コロナ感染者数比較

ましたが、それでも世界は日本の約2・1倍。まだよい成績を収めたと言ってよいでしょう。しかし、22年になると大逆転し、日本は22万1872人である一方、世界は4万6604人です。日本は世界の約4・8倍という結果となりました。

　では3年間累積だとどうなっているのか、見てみましょう（図2－2）。

　このように、3年間累積でみると、日本は世界の3倍近い感染者数になっています。

　次に、7日間移動平均による100万人あたり感染者数の推移を見てみましょう（図2－3）。

　これを見ると、第5波で一度世界を超えましたが、その後は世界よりも低く推移し、6波でまた超過し、それ以降はずっと世界よりも上です。7波と8波では比較にならないぐらい

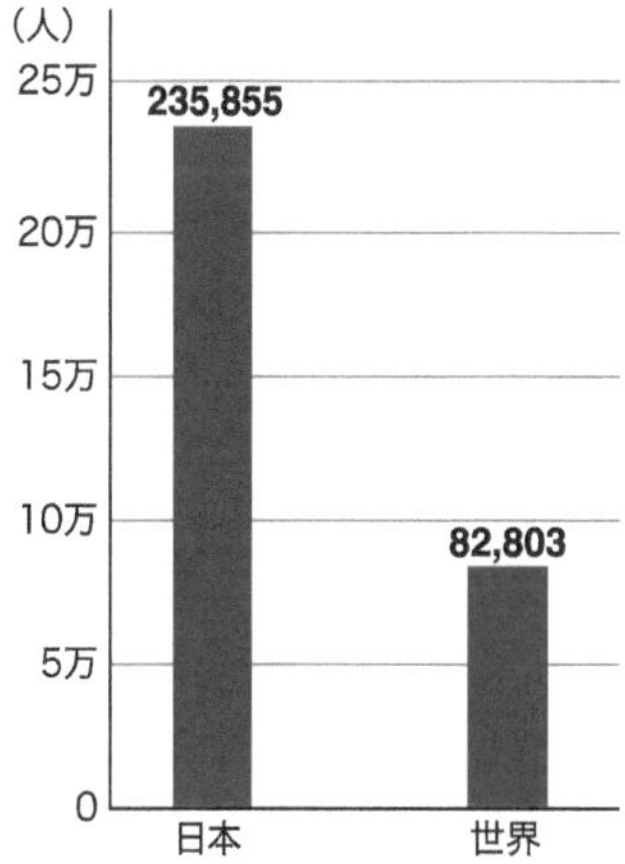

図2-2　100万人あたりの新型コロナ感染者数の累計（2020～22年の3か年の累計）

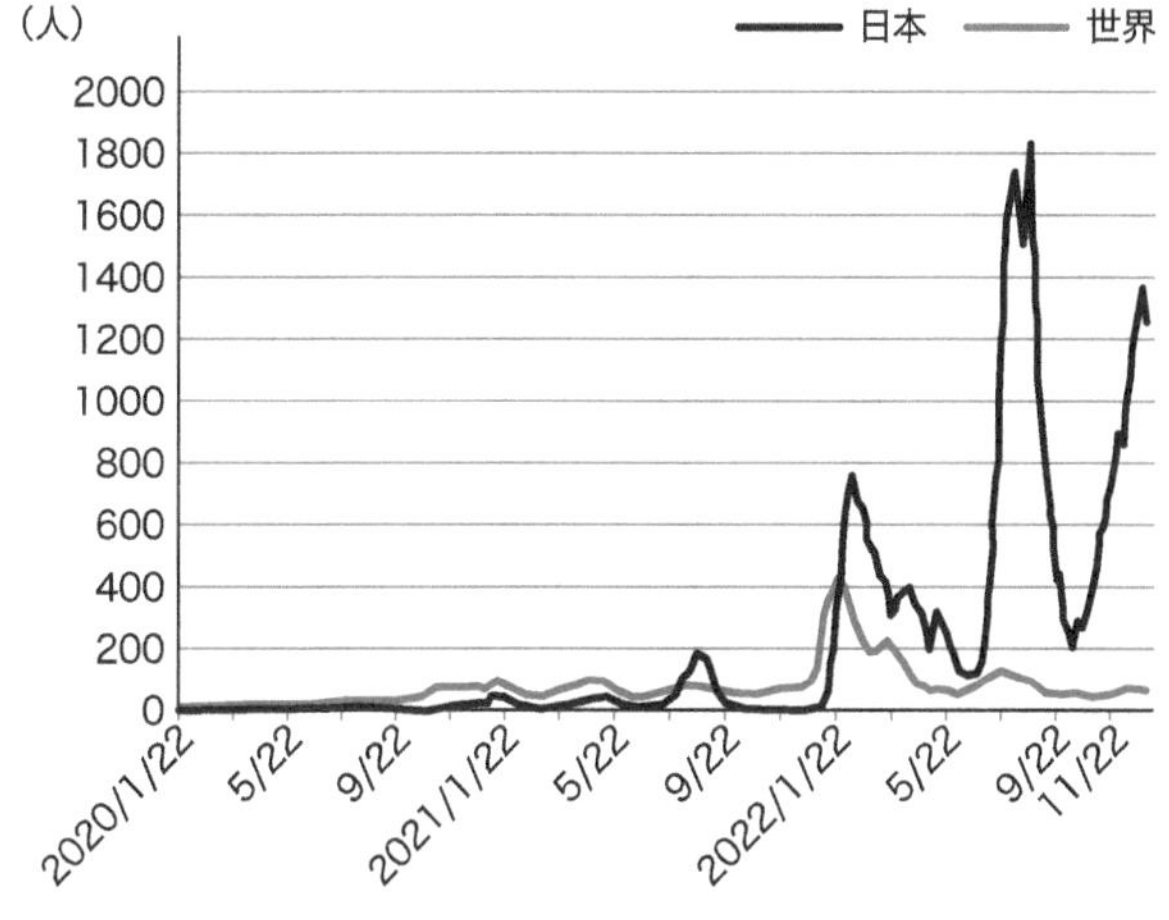

図2-3　100万人あたりの新型コロナウイルス感染者数の推移

上になりました。

この点について、全数把握を止めた国があることも影響しているでしょう。しかし、果たしてそれに尽きるのでしょうか。あまりにも突出しています。さらに、前章で指摘したとおり、陽性率の異常な高さを考慮すると、日本はかなり感染者の取りこぼしをしているという点を見逃してはいけません。検査数がもっと多ければ、世界との差はさらに開いたことでしょう。


次に100万人あたりの死者数を見てみましょう（図2－4）。

これも、2020年は世界と日本で大きな差があります。日本が28人であるのに対し、世界は238人。約8・5倍です。21年、差が縮まり、日本は120人、世界は447人、約3・7倍です。そして22年、大きく逆転し、日本は314人、世界は153人、日本は世界の約2倍となりました。ただ、感染者数は4・8倍でしたので、感染者数ほどの開きはありません。

では3年間累積だとどうなるのか見てみましょう（図2－5）。

感染者数と異なり、こちらは世界の方がまだ上であり、日本の2倍近くあります。ただ、日本の死者数の増加がこのペースで進むと、逆転してしまうでしょう。

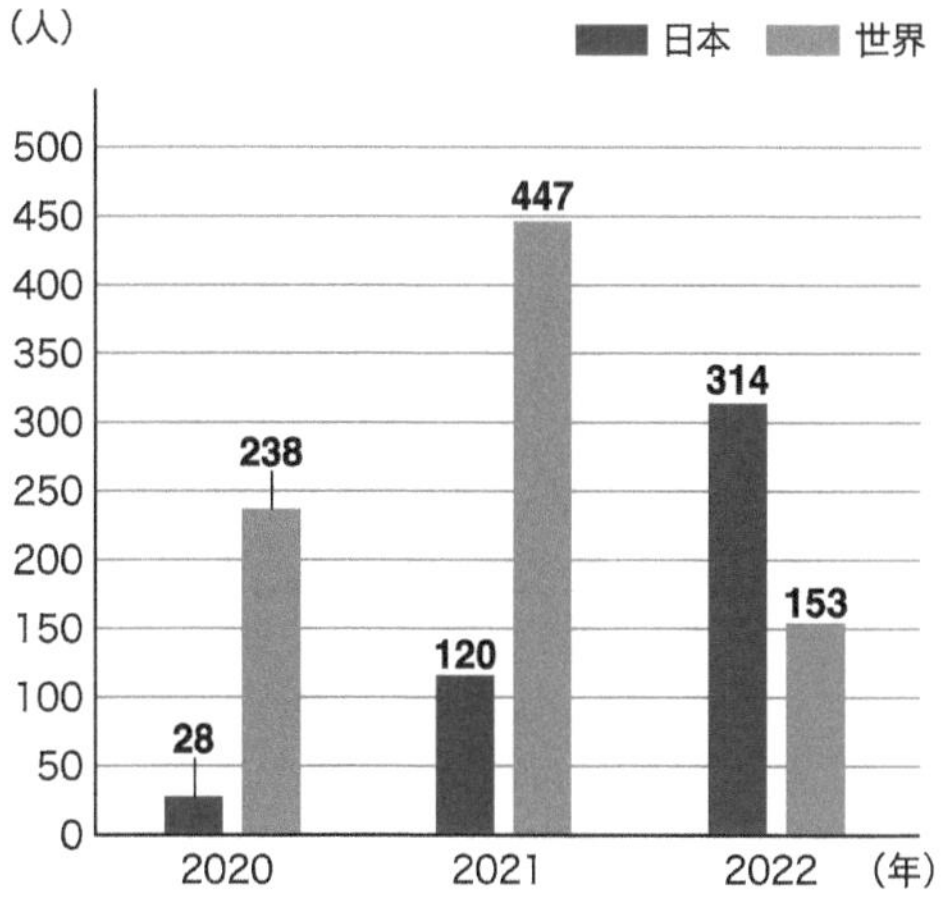

図2-4　日本と世界の100万人あたりの新型コロナウイルス死者数の比較

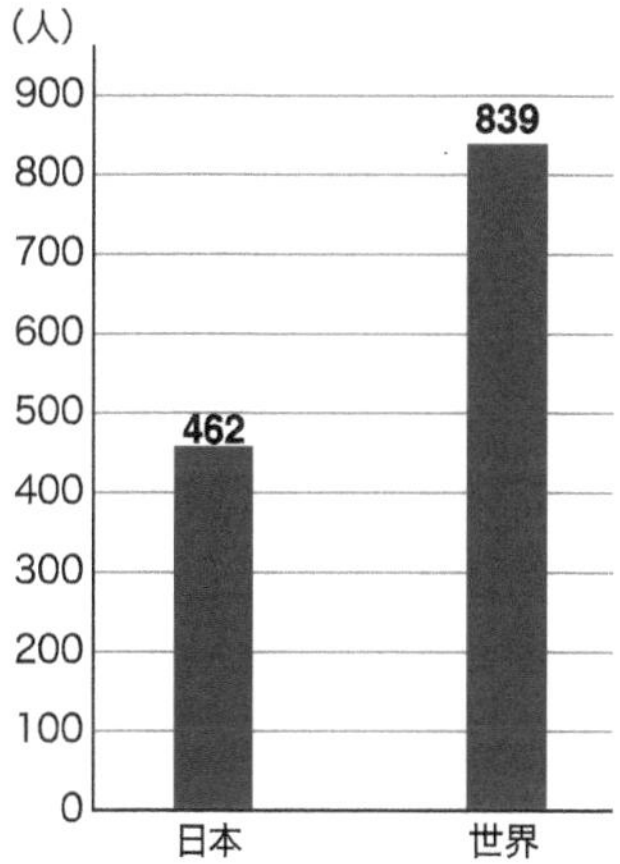

図2-5　100万人あたりの新型コロナウイルス死者数の累計（2020～22年の3か年の累計）

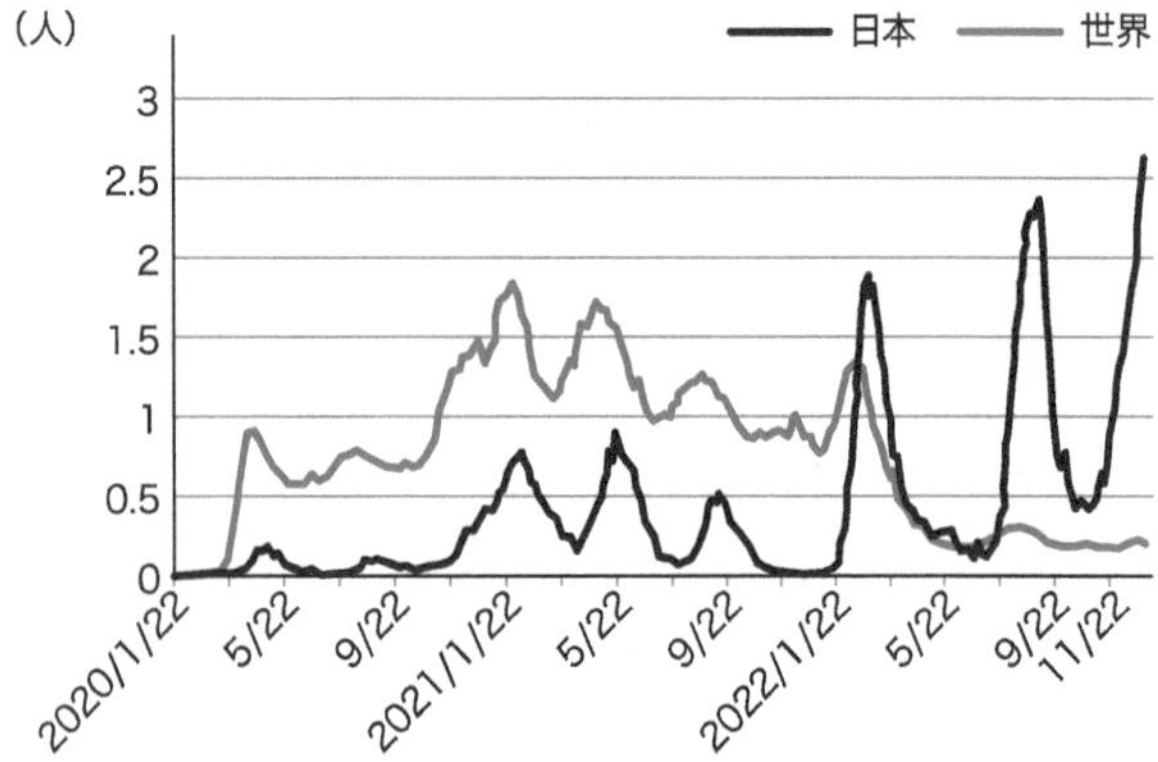

図2-6　100万人あたりの新型コロナウイルス死者数の推移

次に、7日間移動平均で見てみましょう（図2－6）。

これを見ると、だいたい同じようなタイミングで波が形成されていますが、6波で世界を大きく超え、7波と8波ではその差がさらに大きくなりました。日本だけ別世界に突入してしまったかのようです。

まとめると、２０２０～21年の2年間について、日本は世界と比較すれば感染者数及び死者数の両方について、非常に低い数字に抑え込むことができていたのに、22年になると両方大きく逆転してしまいました。そして、3年間累積でみると、感染者数は既に世界を上回り、死者数はまだ及ばないという状況です。

2　各地域との比較

「Our World in Data」では、世界を北米、南米、ヨーロッパ、アジア、アフリカ、オセアニアの6地域に分けたデータもあります。

そこで、これらの6地域の各年の100万人あたり感染者数・死者数を多い順に並べたグラフと、日本を比較してみましょう。これを見ると、各地域において、「見ていた景色」が全く異なることがよく分かります。

まずは2020年の100万人あたり感染者数から（図2－7）。

1位は北米で3万8654人。日本の約20・3倍もあります。続くヨーロッパと南米も3万人を超えています。他方、アジアは4389人、アフリカは1935人、オセアニアは1075人であり、南北アメリカおよびヨーロッパよりも文字通り「桁違い」に少ないです。

次に100万人あたり死者数を見てみましょう（図2－8）。

こちらの1位は南米。957人で、日本の約34倍です。北米が852人、ヨーロッパが762人と続きますが、アジアは72人、アフリカは46人、オセアニアは24人と、やはりこちらも著しく少なくなっています。

次に21年の100万人あたり感染者数です（図2－9）。

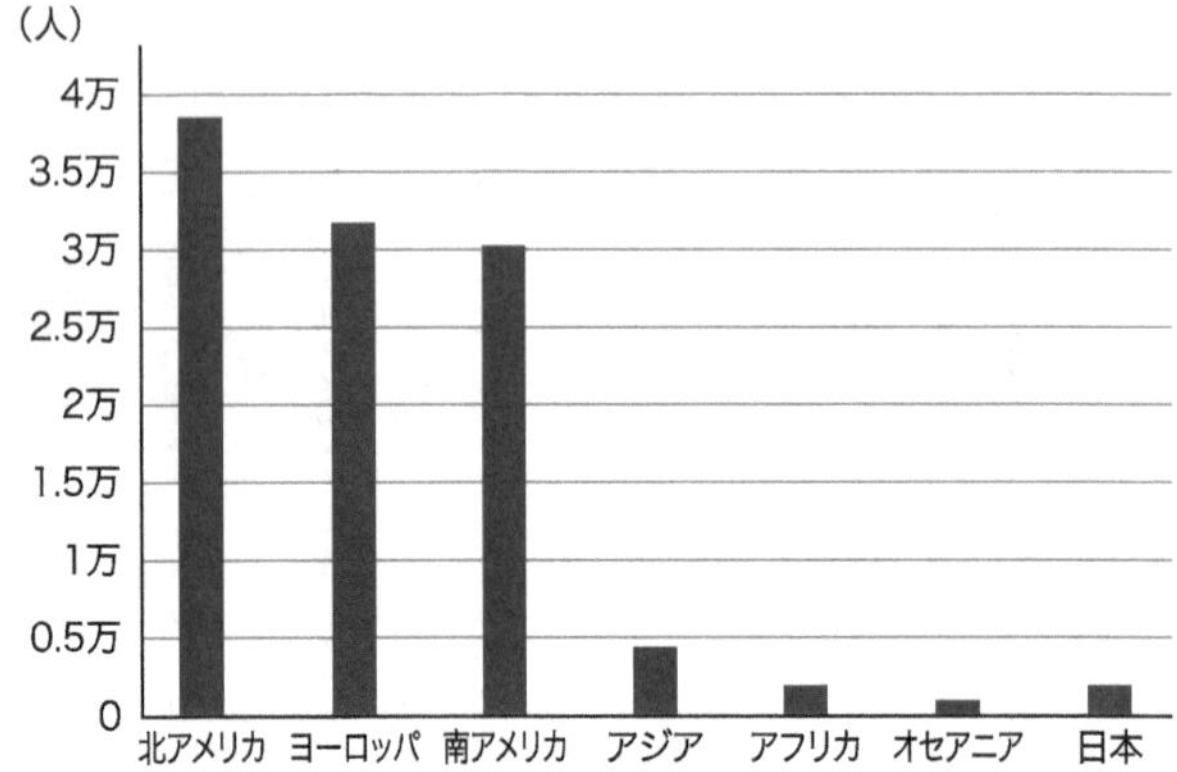

図2-7　100万人あたりの新型コロナウイルスの感染者数、各地域の比較（2020年）

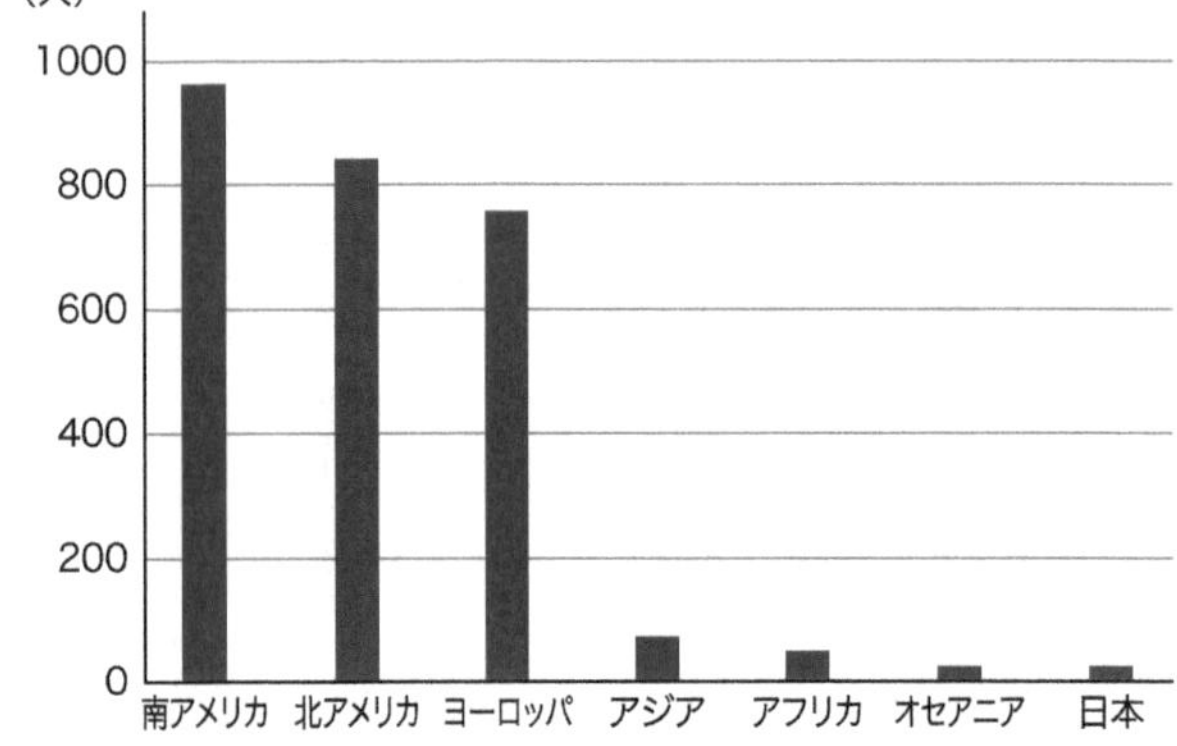

図2-8　100万人あたりの新型コロナウイルスの死者数、各地域の比較（2020年）

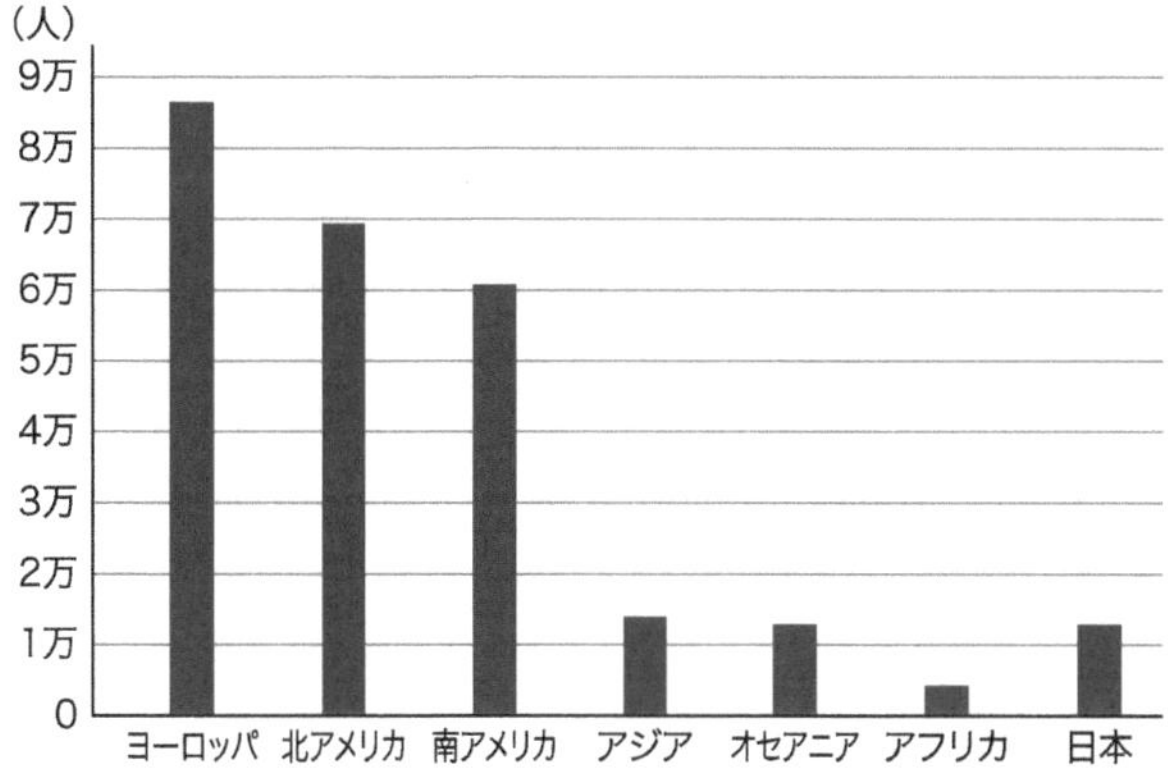

図2-9　100万人あたりの新型コロナウイルスの感染者数、各地域の比較（2021年）

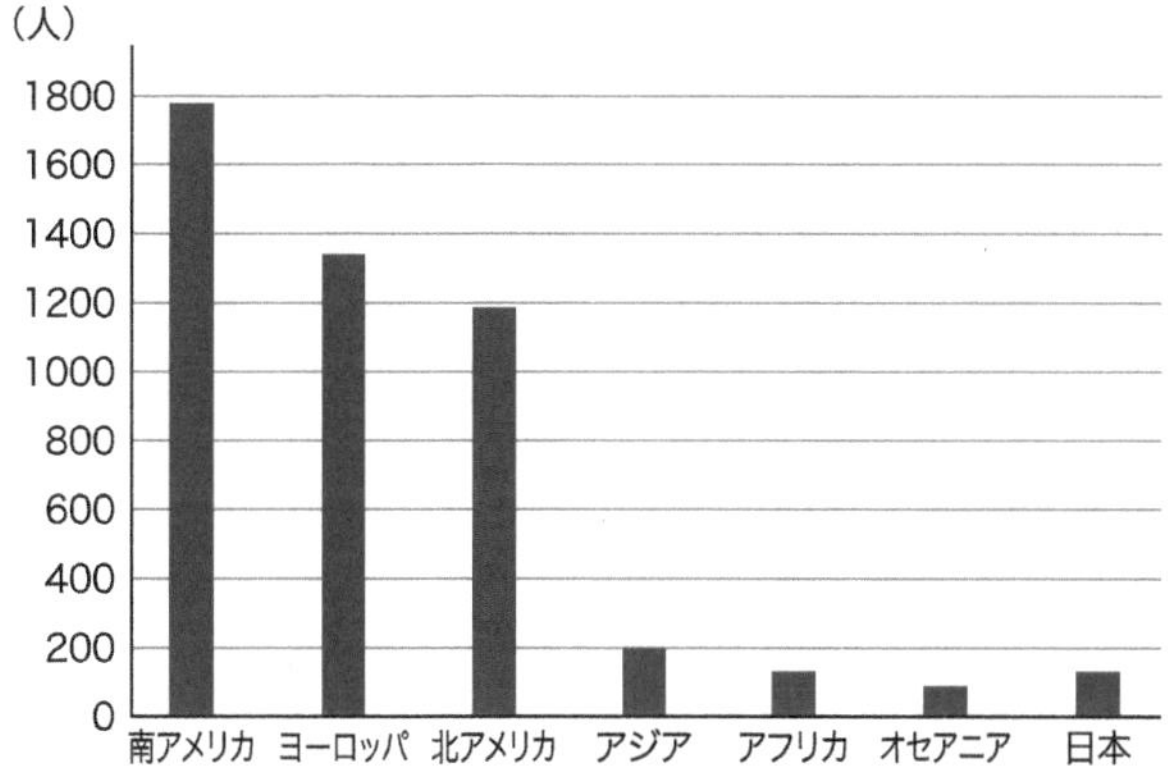

図2-10　100万人あたりの新型コロナウイルスの死者数、各地域の比較（2021年）

ヨーロッパが１位で８万６８５９人。前年の約２・７倍です。日本と比較すると約７・２倍。北米６万９８０７人、南米６万８３３４人と続きます。そして、アジア１万３６０１人、オセアニア１万１９９９人、アフリカ４９０３人です。

次に１００万人あたり死者数を見ましょう（図２－10）。

１位は南米で１７７１人、前年の約１・９倍、日本の14・８倍です。ヨーロッパ１３３５人、北米１１８４人と続きます。他方、アジア１９５人、アフリカ１１４人、オセアニア77人です。

やはり、南北アメリカ及びヨーロッパと、それ以外の地域では大きな差があります。

では22年の１００万人あたり感染者数はどうでしょうか（図２－11）。

今まで優等生だったオセアニアが突然１位になり、28万９６０８人になっています。前年の約24・１倍まで急激に増えました。日本も爆増しました。

そしてヨーロッパが20万９９７０人、北米が９万１１２９人、南米が６万１７９９人と続きます。ヨーロッパは前年の約２・４倍ですが、北米は約１・３倍であり、南米は前年とほぼ同じです。

アジアが２万５０８３人ですが、これは前年の約１・８倍です。日本はアジアの約８・８

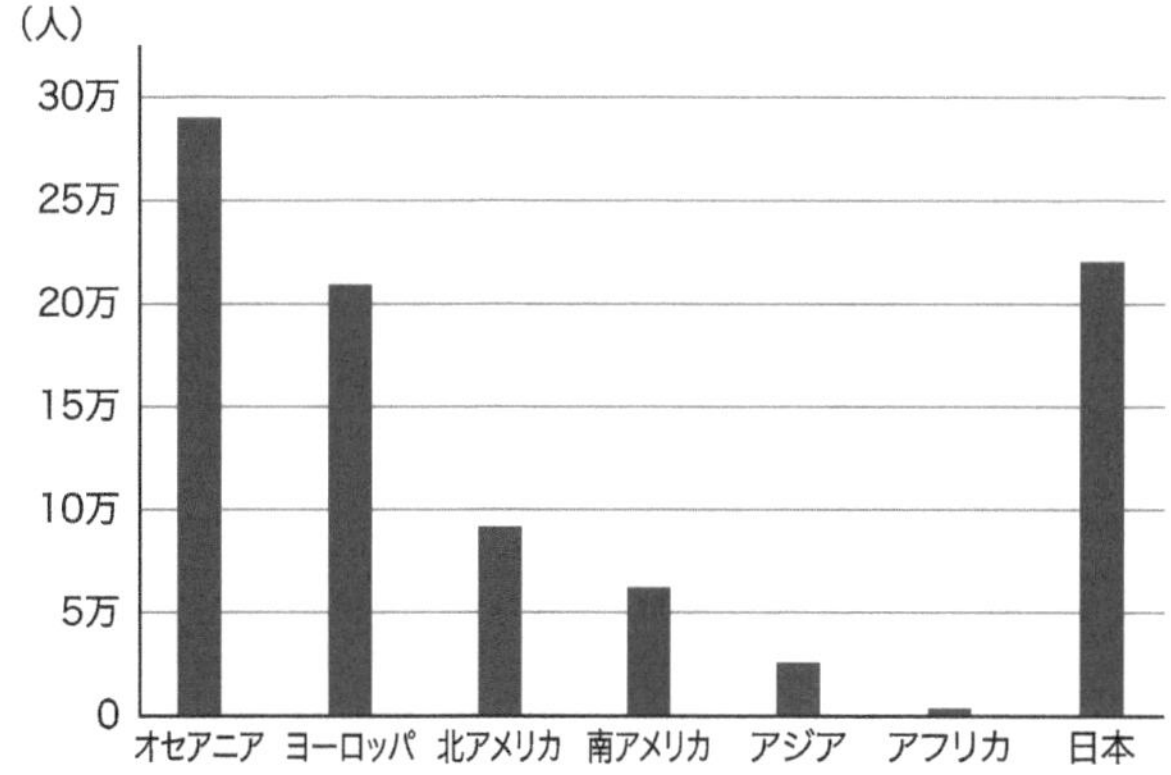

図2-11　100万人あたりの新型コロナウイルスの感染者数、各地域の比較（2022年）

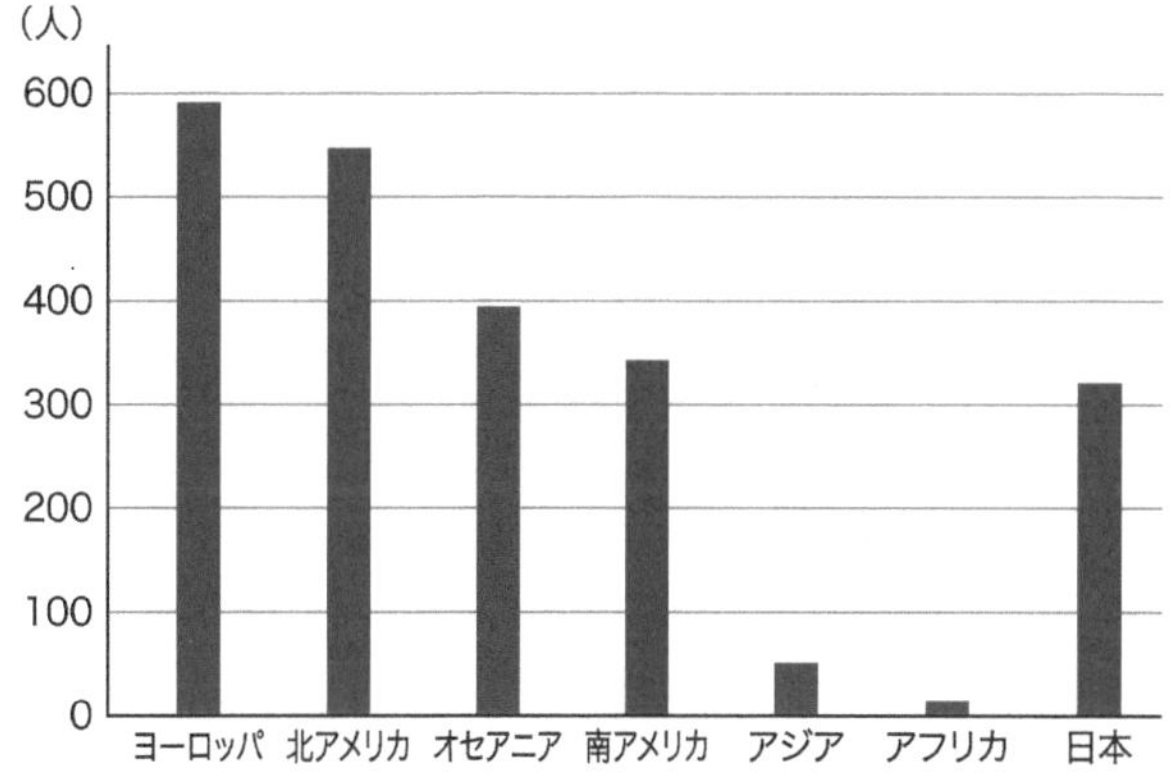

図2-12　100万人あたりの新型コロナウイルスの死者数、各地域の比較（2022年）

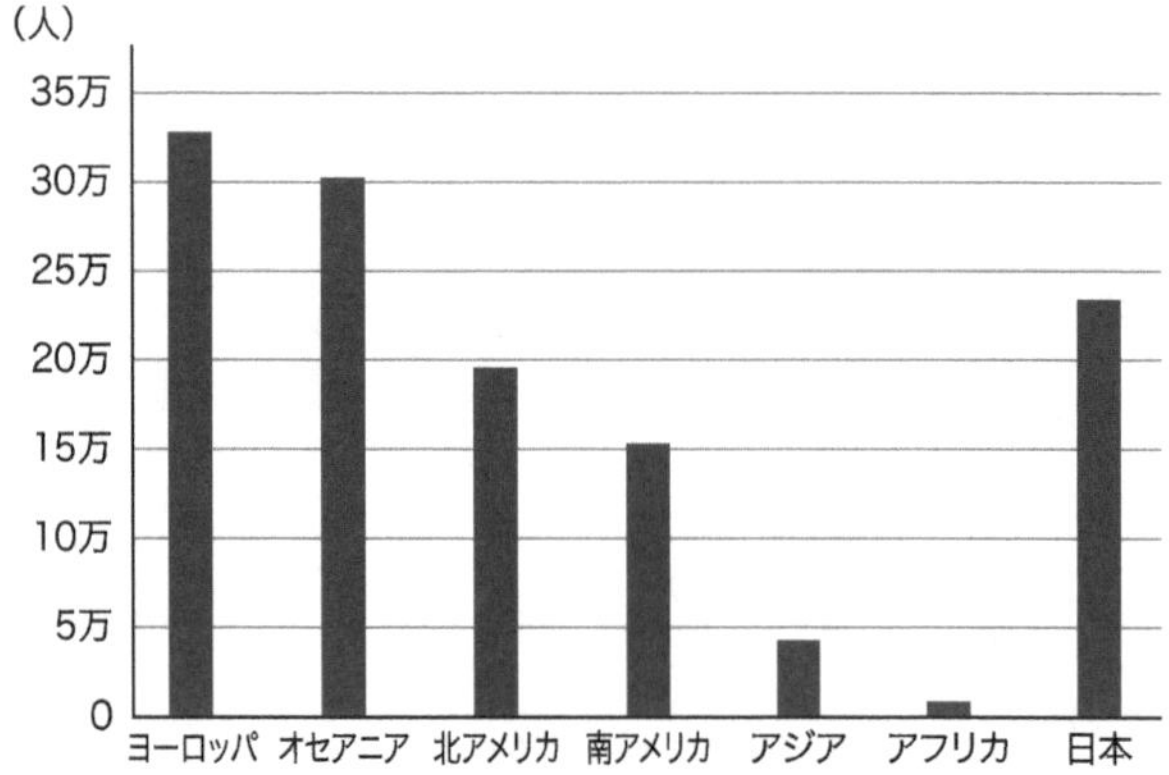

図2-13　100万人あたりの新型コロナウイルスの感染者数、各地域の比較(2020～22年の3か年の累計)

倍もありますので、日本を除けばもっとこの数字は下がるでしょう。そしてアフリカは１９００人であり、唯一前年より少ないです。

次に１００万人あたり死者数を見てみましょう（図２－12）。

こちらを見るとヨーロッパが５９０人で１位。しかし前年の半分以下に激減。北米が同じくらいの５４９人で前年の半分以下。他方、オセアニアが３９３人で、これは逆に前年の約５・１倍となりました。そして南米が３４２人。これは前年の５分の１以下に激減。アジアは54人で、３分の１以下に激減。アフリカは20人で、５分の１以下に激減です。

では３年間累積で見てみると、どうなるのか。２０２０～22年の１００万人あたり感染者数を見てみましょう（図２－13）。

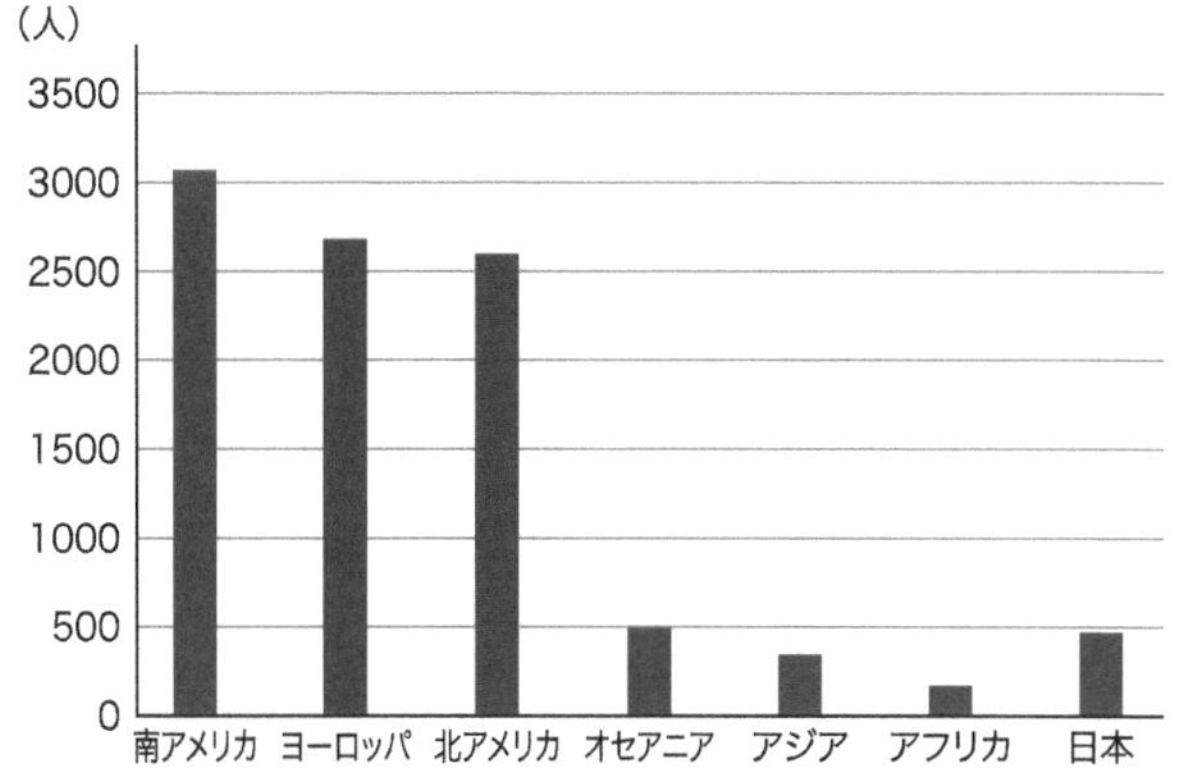

図2-14　100万人あたりの新型コロナウイルスの死者数、各地域の比較（2020～22年の3か年の累計）

２０２１年まで優等生だったオセアニアと日本は、22年の爆増が影響し、３年間累積で見ると南北アメリカを超えました。ヨーロッパにはまだ及びません。

３年間累積の死者数はどうでしょうか（図２－14）。

死者数は３年間累積で見ても、南北アメリカとヨーロッパが桁違いに多いです。南米は日本の約６・６倍、ヨーロッパは約５・８倍、北米は約５・６倍もあります。

こうやって地域別に見てみると非常に興味深い結果となりました。20年、21年は南北アメリカとヨーロッパの感染者数・死者数が突出していましたが、22年になると、それまで優等生だったオセアニアが突如感染者数・死者数を激増させ、日本も同じ傾向を示しました。ただ、アジアとアフリカは相変わらず低いままです。

死者数だけ見ると、オセアニアを除くすべての地域で、21年よりも死者数が激減しました。しかし、オセアニアと日本だけ、激増しています。

ただ、見誤ってはいけないのは、それでもヨーロッパと南北アメリカの方がオセアニアと日本よりも100万人あたり死者数は上だということです。21年が酷すぎたので、それと比べれば激減していますが、数自体はまだ日本より上です。

なお、南北アメリカ・ヨーロッパの21年の100万人あたり死者数はいずれも1000人をはるかに超えていましたから、22年の日本の314人という数字はそれには遠く及びません。

ついでに言うと、20年の南北アメリカ・ヨーロッパの100万人あたりの死者数も、22年の日本よりはるかに上です（南米957人、北米が852人、ヨーロッパ762人）。このように、20年、21年の死者数が桁違いに多いので、3年間累積で見ても日本より圧倒的に多くなります。

日本と南北アメリカ・ヨーロッパとでは、コロナに対して見ていた景色が全く異なったということが分かります。

振り返ってみると、コロナ初年の2020年、日本は感染者数が非常に少なく、その要因

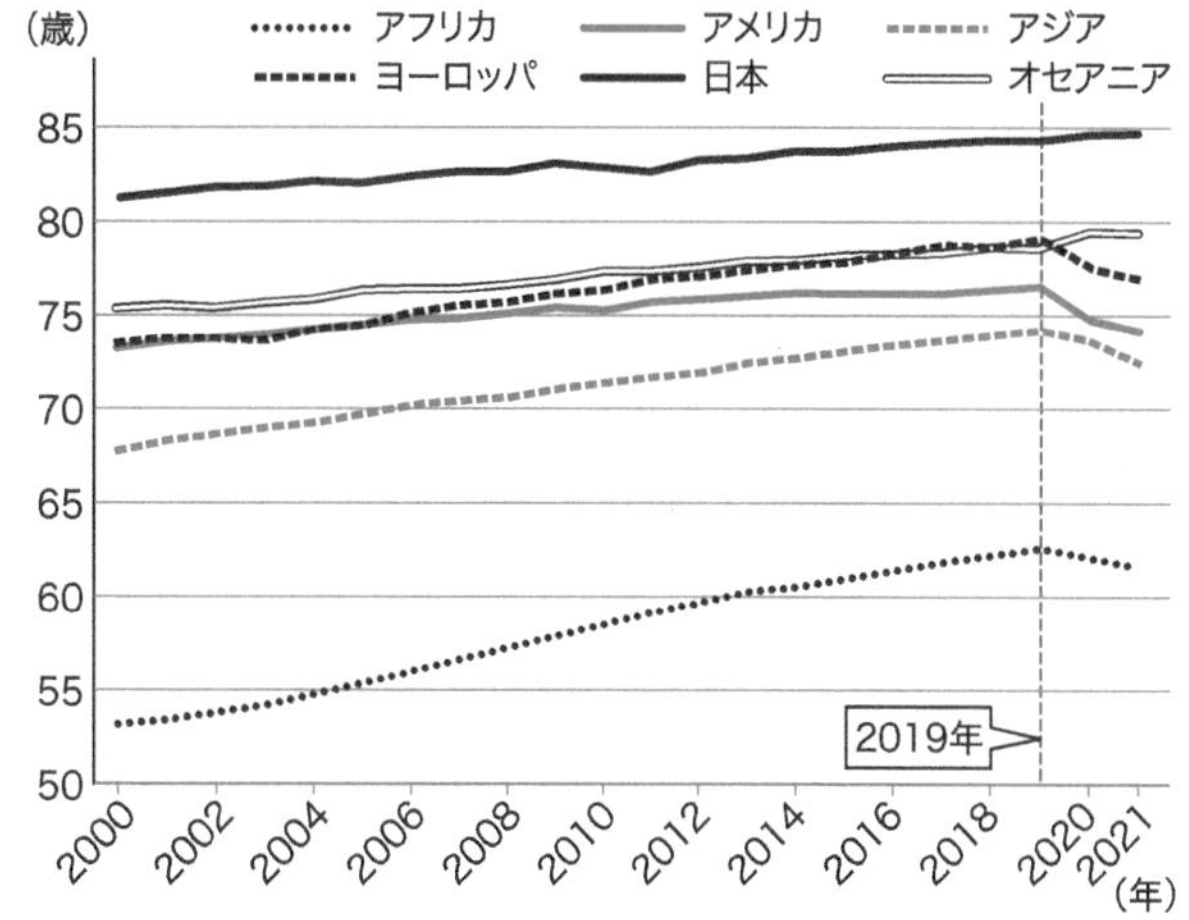

図2-15　平均寿命の推移、各地域の比較

について「Xファクター」と呼ばれ、色々語られていました。しかし、少ないのは日本に限らず、アジア、アフリカ、オセアニア地域に共通していました。21年もその傾向は続きましたが、22年になるとオセアニアと日本の感染者数・死者数が激増し、感染者は南北アメリカ・ヨーロッパと比肩するレベルに達しました。

なお、南北アメリカ・ヨーロッパの数字が22年になって減ったのは全数把握を止めた国が多いからという要素もあるとは思います。しかし、それに尽きるものとまで言えるかどうかは分かりません。

と、ここでちゃぶ台をひっくり返すようなことを言いますが、今まで見てきたデータのうち、アジア、アフリカについては実態を正しく反映していない可能性が極めて高いです。それは、平均寿命の傾向とコロナの死者数の状況が一致していないからです。

「Our World in Data」には、コロナとは別に、平均寿命のデータもあります。この原稿を書いている時点ではまだ21年までのデータしかないのですが、見てみましょう（図2－15）。なお、このデータだと、南北アメリカはまとめて「Americas」となっています。

このように、平均寿命は19年まで一貫して伸びていましたが、コロナ以降、オセアニアと日本を除き、下がりました。どれだけ下がったのか、差を抽出したグラフを見てみましょう（図2－16）。南北アメリカでは寿命が2・5歳も下がり、ヨーロッパでは2・1歳下がりました。そして、その次に、コロナの死者数が少なかったはずのアジアが1・7歳、さらにアフリカが1歳で続いているのです。

右肩上がりの寿命がいきなり下がったのは、コロナ以外に考えられません。アジア・アフリカの多くの地域では、ＰＣＲ検査が適切に実施されなかったため、コロナによる死亡と診断されなかったケースが多かったのでしょう。だから、「コロナ死者数」だけで見ると、少ないように見えてしまうのです。しかし、これだけ寿命が下がっている事実からすれば、本当のコロナ死者数はかなりの数に上ったのではないかと思います。

また、アジア・アフリカの減少幅が南北アメリカ・ヨーロッパよりも小さいのは、もとも

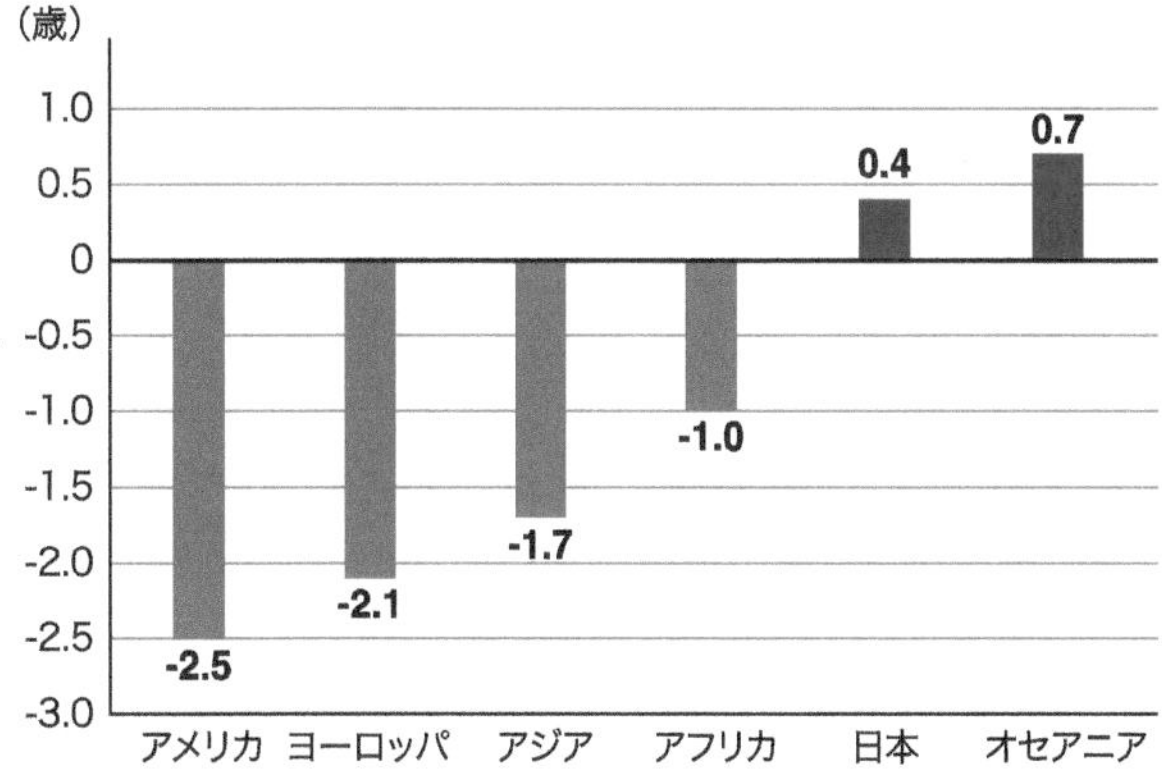

図2-16　平均寿命の2021年と2019年の差

と平均寿命が短いことも影響しているのでしょう。平均寿命の短さは、人口に占める高齢者の割合が低いことを示しています。

そして、コロナの死亡リスクは高齢になるほど上がりますから、平均寿命の低い国は、高い国と比べて全体的な死亡リスクが低くなり、平均寿命の減少幅も小さくなるのでしょう。

日本はこれらの地域よりも平均寿命が大きく上回っているにもかかわらず、下がるどころか上がったわけですから、コロナ死者数を本当に抑え込めたと言えます。ただ、これは２０２１年までのデータですので、22年がどうなっているのかは分かりません。

冒頭で世界と日本を比較しましたが、世界のデータの方は、実際よりもかなり過少になっていたと言うべきでしょう。本当はもっと悲惨です。

第三章　コロナ対策

次にコロナ対策について見ていきましょう。コロナそのものへの主たる対策としてワクチン、マスク、行動制限、ＰＣＲ検査の順に見ていきたいと思います。

1　ワクチン

（1）ワクチン接種国際比較

まず、日本がどれくらいワクチンを打っているのか、これは他国と比較しないと多いのか少ないのかわかりませんので、世界における日本の位置づけを確認します。２０２２年末の時点において、ワクチンを少なくとも1回接種した人の割合を、多い順に並べたグラフを見てみましょう。データは２３０の国と地域がありますが、そのうち上位49を抽出します（図３－１）（以下、便宜上「国」と記します）。

日本はデータのある２３０か国中42位の84・35％で、かなり上の方です。なお、最上位の方は１００％を超えていますが、これは住民以外の人にもワクチンを打っているためです[1]。

このグラフは「Our World in Data」のデータを使ったものですが、首相官邸のサイトを見ると、１回以上接種者の割合は81・０％となっており、数字にズレがあります。ズレの理由は分かりません。

次に、同じく「Our World in Data」から、「people_fully_vaccinated_per_hundred」のデータを確認します。この数字は、２回接種を完了した人の割合を指すものと思われます（図３－２）。

83・22％と、少しだけ数字が下がりましたが、順位は上がり、データのある２３０か国中30位です。首相官邸のサイトでは80・１％となっています。

「ブースター接種」と呼ばれている3回目接種以降の接種者割合については、「Our World in Data」にありません。首相官邸のサイトを見ると、日本の３回接種完了者の割合は68・７％となっています。４回接種以降の完了者の割合は首相官邸のサイトにも掲載されていません。なお、オミクロン株対応ワクチンの接種率は掲載されていて、45・０％となっており、回を重ねるに連れて接種率が落ちていることが分かります。

首相官邸のサイトにおいて、65歳以上の高齢者に絞ると、１回以上接種者92・７％、２回

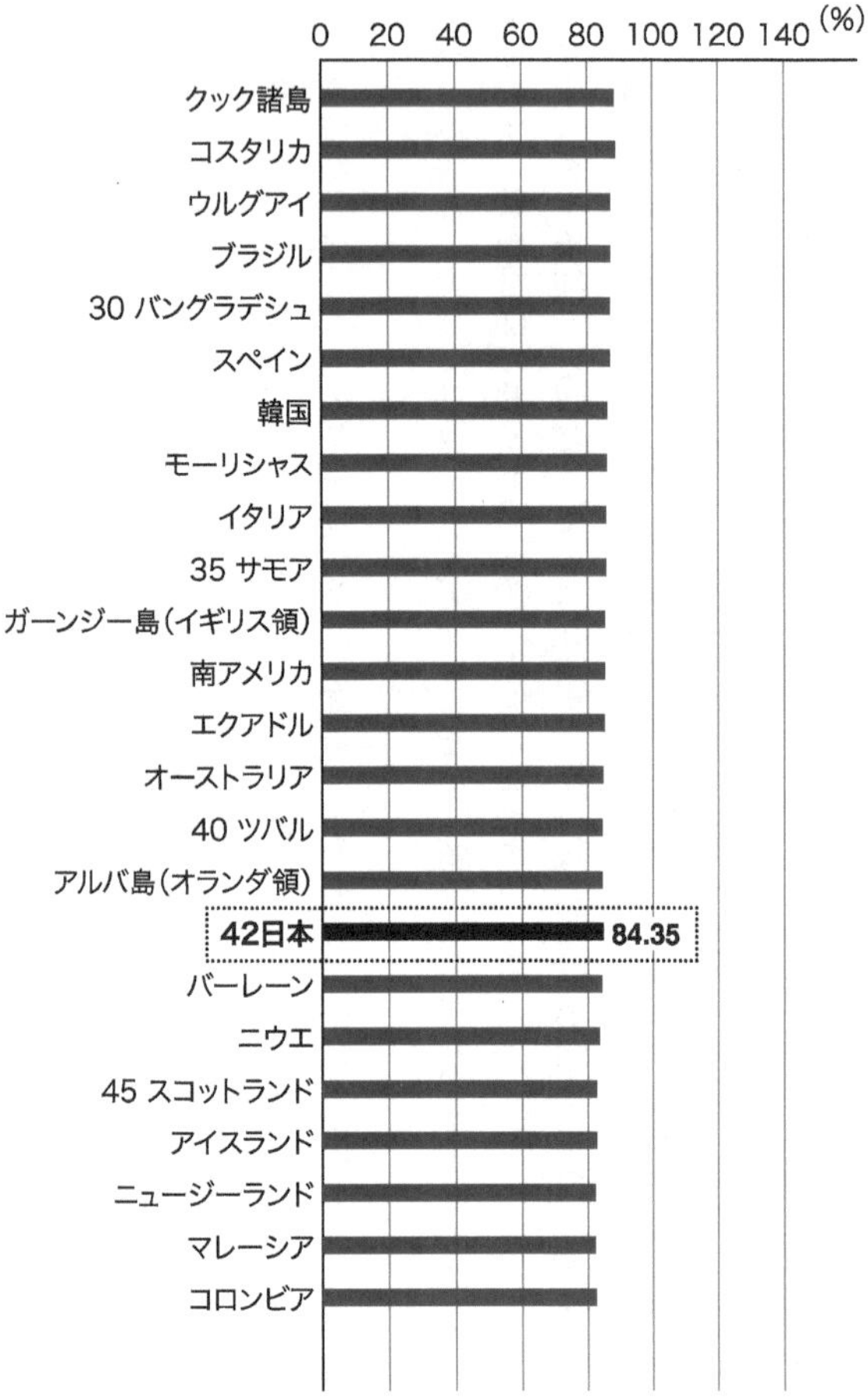

0 20 40 60 80 100 120 140 (%)
クック諸島
コスタリカ
ウルグアイ
ブラジル
30 バングラデシュ
スペイン
韓国
モーリシャス
イタリア
35 サモア
ガーンジー島（イギリス領）
南アメリカ
エクアドル
オーストラリア
40 ツバル
アルバ島（オランダ領）
42日本
84.35
バーレーン
ニウエ
45 スコットランド
アイスランド
ニュージーランド
マレーシア
コロンビア

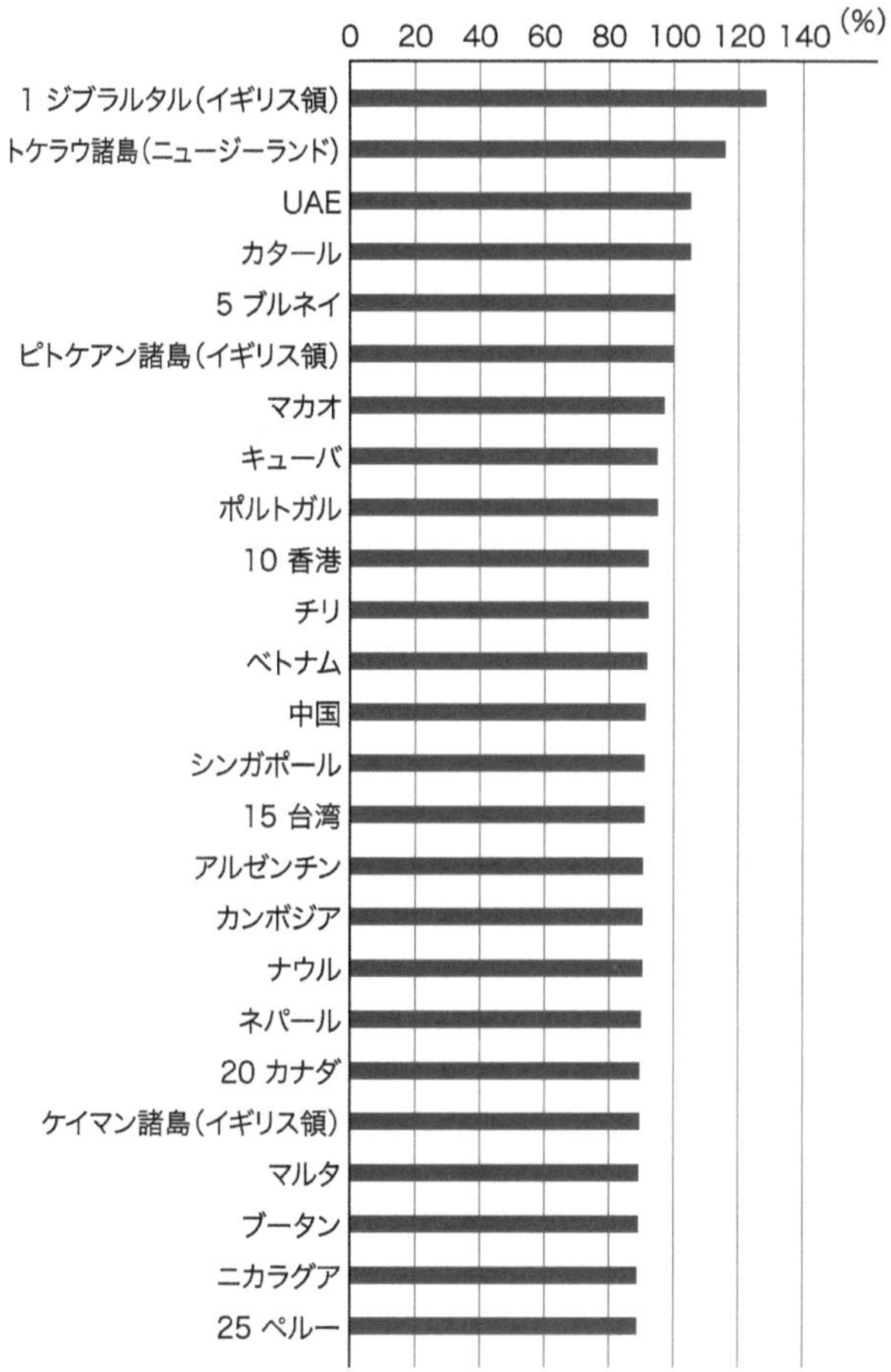

図3-1　ワクチンを少なくとも1回接種した人の割合（上位49か国）

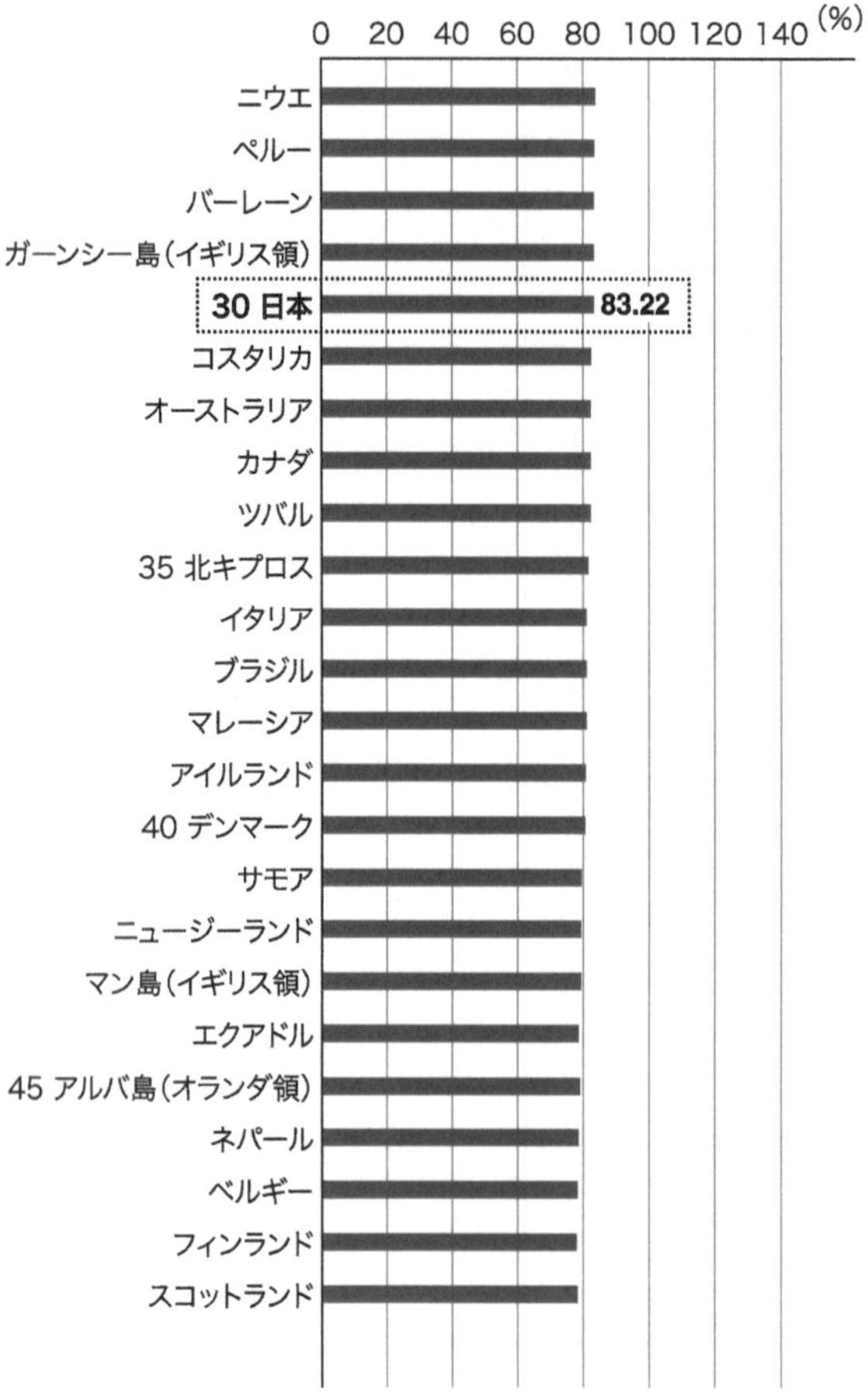
0 20 40 60 80 100 120 140 (%)
ニウエ
ペルー
バーレーン
ガーンシー島（イギリス領）
30 日本
83.22
コスタリカ
オーストラリア
カナダ
ツバル
35 北キプロス
イタリア
ブラジル
マレーシア
アイルランド
40 デンマーク
サモア
ニュージーランド
マン島（イギリス領）
エクアドル
45 アルバ島（オランダ領）
ネパール
ベルギー
フィンランド
スコットランド

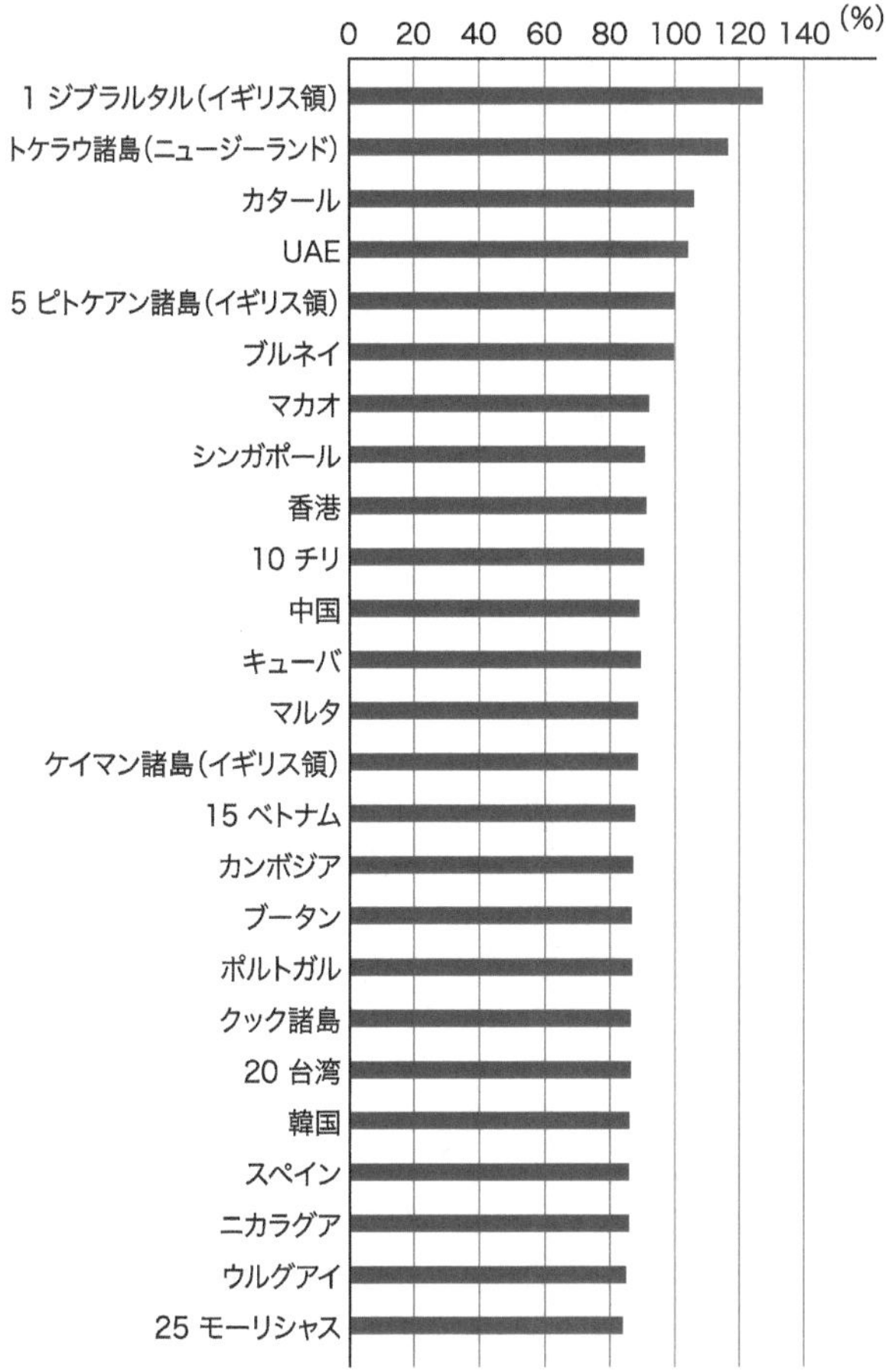

図3-2　ワクチンの2回接種を完了した人の割合（上位49か国）

接種完了者92・5%、3回接種完了者91・3%、オミクロン株対応ワクチン74・5%となっています。高齢者の方ほど積極的にワクチンを打っていることが分かります。

先述のとおり、「Our World in Data」には、3回目以降の接種者割合は無いのですが、「100人あたりの追加接種回数」のデータはあります。このデータは、3回目以降のワクチン接種回数を総人口で割り、100を乗じた数字です。例えば、国民全員に3回目及び4回目の追加接種をした場合、200となります。

それでは2022年末の時点の100人あたり追加接種回数のデータを見てみましょう。同じようにトップ50を抽出します（図3-3）。

こちらについてデータがあるのは210か国なのですが、日本は133・36で世界3位です。ただ、1位のジブラルタルはイギリスの海外領土であり、人口も3万数千人しかいないので、比較対象としてあまり適切ではありません。イギリスはその他にイングランドが112・6、イギリス王室属領であるガーンジーが109・49ですが、「United Kingdom」で見ると59・81です。

OECD加盟国で100を超えているのは、日本とチリのみであり、かつ、他の加盟国を大きく引き離しています。極めてたくさん追加接種を行っていることが分かります。日本は「ブースター接種先進国」と呼んでもよいでしょう。1回接種・2回接種の接種者割合も上位に位置する上、このように100人あたり追加接種回数が世界トップクラスですから、日本は世界的に見ても極めてワクチン接種に積極的な国と言えます。

なお、2022年11月7日付財務省の資料「社会保障[2]」によると、令和2（2020）年度～4（2022）年度にワクチンの確保に2・4兆円、ワクチンの接種に2・3兆円、合計4・7兆円が投入されたようです。これはこの資料が作成されるまでに発生した費用ですから、今はもっと増えて5兆円は超えているでしょう。

ではその効果についてはどうでしょうか。感染予防効果、発症予防効果、重症化予防効果、後遺症予防効果に分けて見ていきましょう。

(2) 感染予防効果

ワクチン接種率と感染者の推移を見ることで感染予防効果の有無を確認していきたいと思いますが、そもそも「感染」とは何でしょう。厚生労働省のウェブサイトを見ても肝心の感染の定義が載っていないのですが、世界大百科事典第2版はこう解説しています[3]（太字は引用者）。

一　病原微生物がヒト、動物、植物の組織や体液に侵入し、あるいは表面に定着して**増殖する**

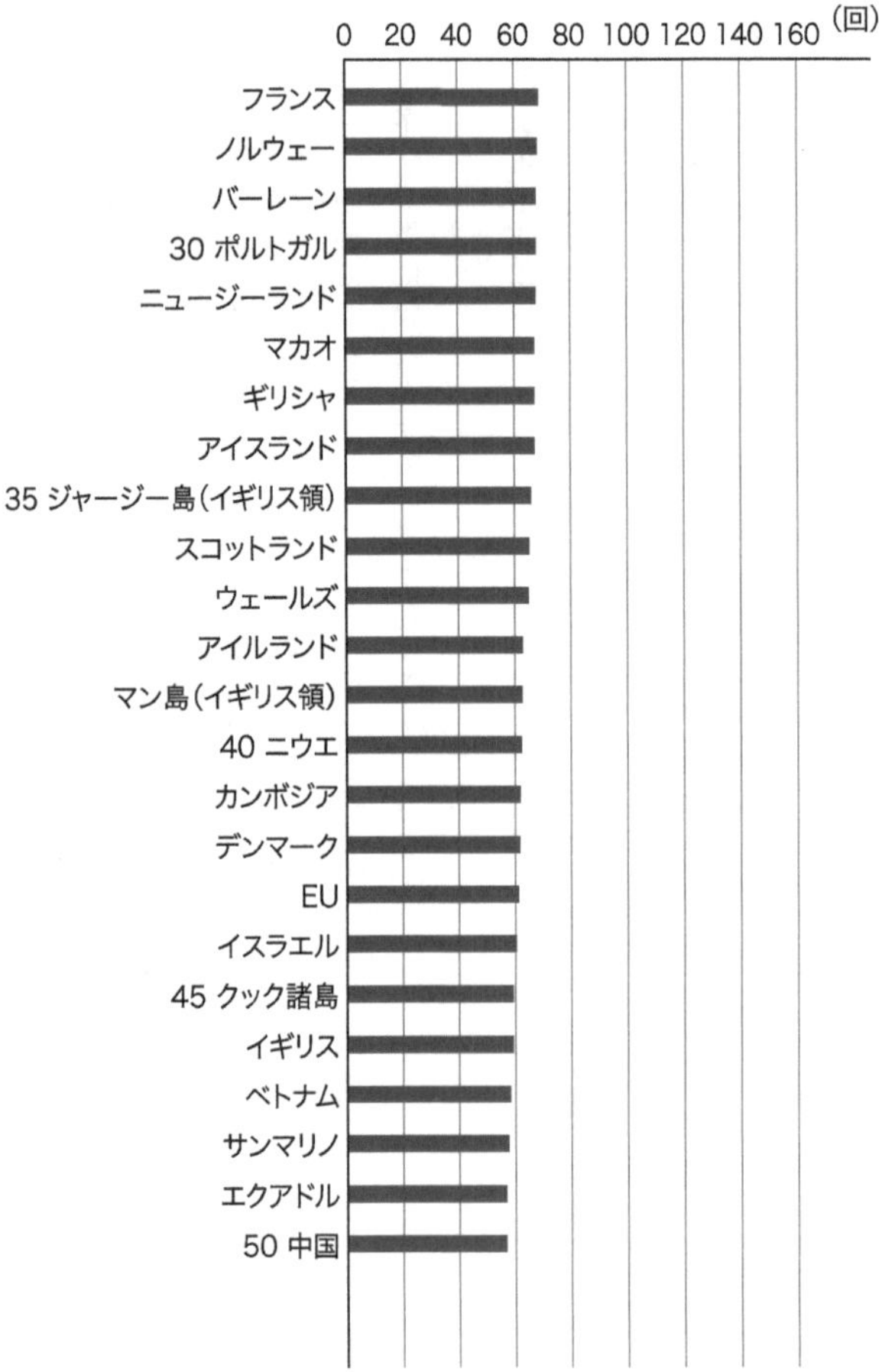
(回)
0
20
40
60
80
100
120
140
160
フランス
ノルウェー
バーレーン
30 ポルトガル
ニュージーランド
マカオ
ギリシャ
アイスランド
35 ジャージー島（イギリス領）
スコットランド
ウェールズ
アイルランド
マン島（イギリス領）
40 ニウエ
カンボジア
デンマーク
EU
イスラエル
45 クック諸島
イギリス
ベトナム
サンマリノ
エクアドル
50 中国

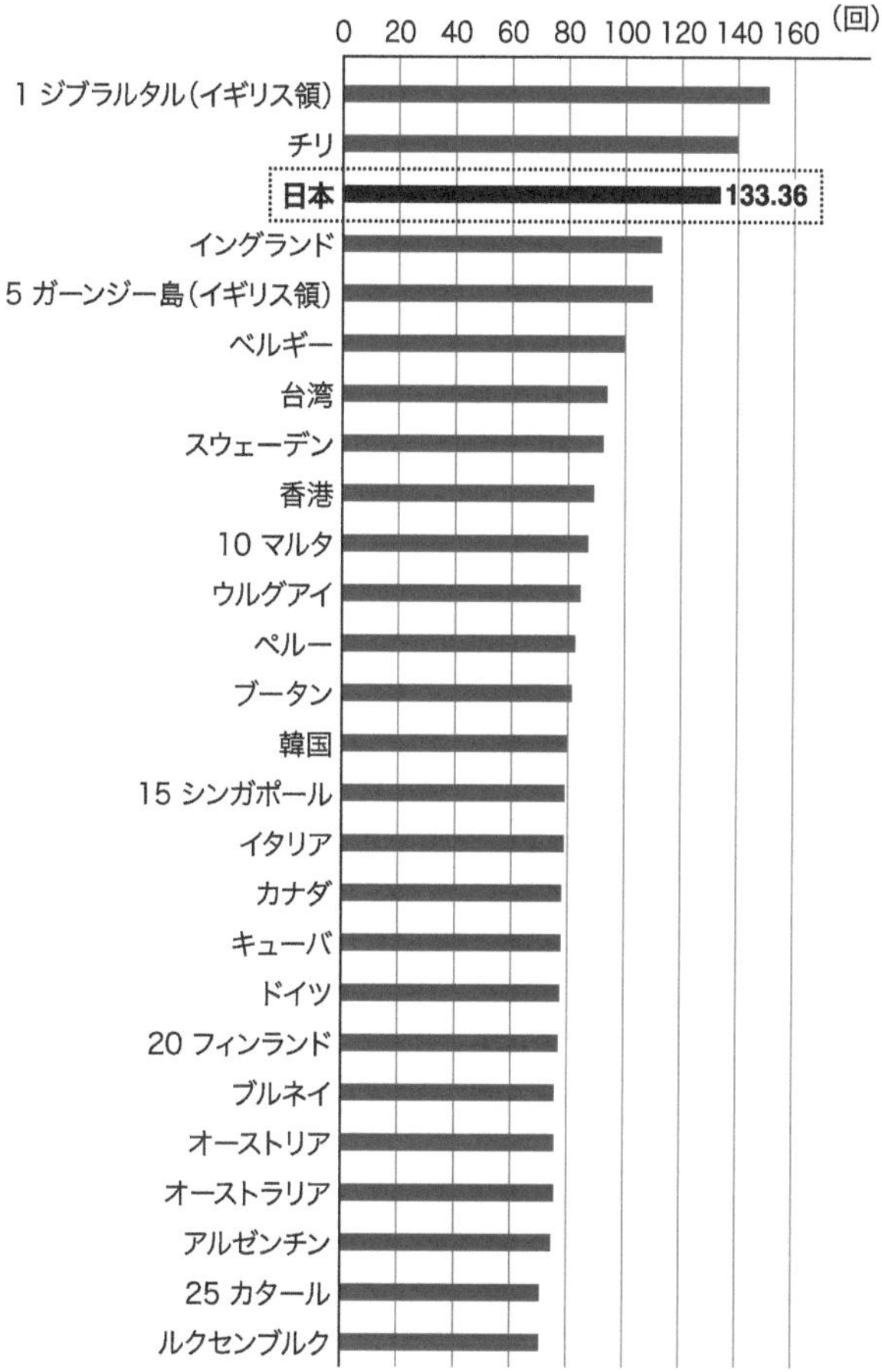

図3-3　100人あたりの追加接種の回数(上位50か国)

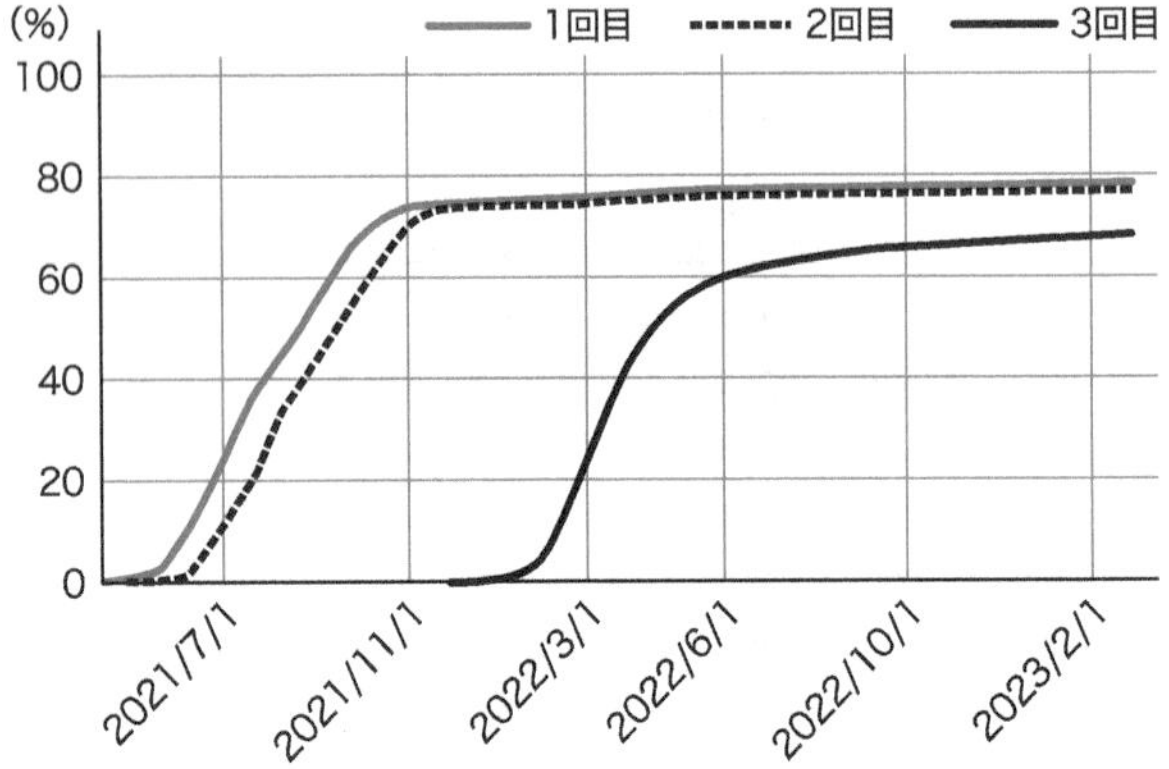

図3-4　新型コロナのワクチン接種率の日次推移

状態になるのを感染という。微生物が体内に入っても、すぐに死滅してしまったり、素通りしてしまう場合は感染とはいわない。

このように、「増殖する状態になる」ことが必要です。体に侵入してきたコロナを免疫で「瞬殺」できれば、ＰＣＲ検査にも引っかからないでしょうから、感染はしていないことになります。

デジタル庁のサイトを見ると、1〜3回目のワクチン接種率の推移を確認できます（図3－4）。なお、1回目と2回目接種については、一般接種のみを対象としているので、首相官邸が公表している接種率よりやや数字が落ちます[4]。

これを見ると、２０２１年4月からワクチン接種が開始され、同年11月には2回目接種が70%を超えていますので、一通り接種したことになりま

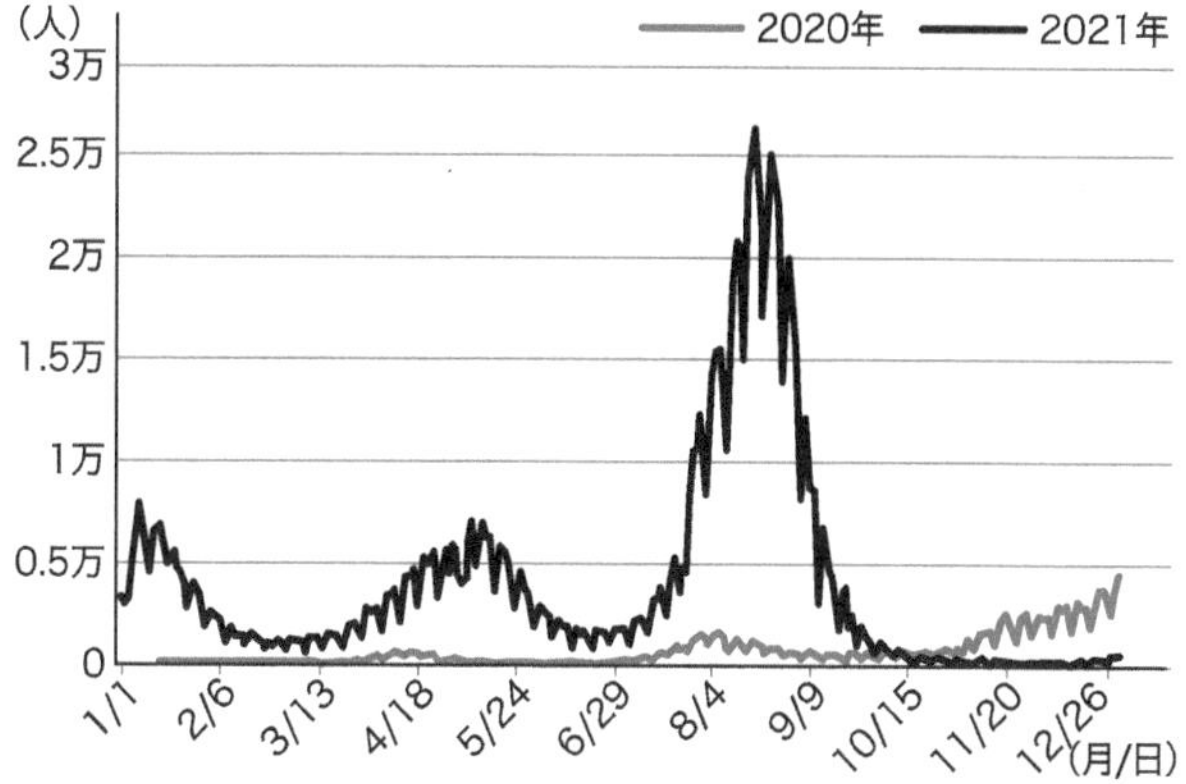

図3-5　新型コロナの感染者数の推移、2020年と21年の比較

す。3回目接種については、同年12月から始まり、翌年の6月には60%を超えましたが、70%に届かないあたりで止まっています。

では、感染の推移はどうなっているのでしょうか。2020年と21年の感染者数の推移を縦に並べたグラフで確認してみます（図3－5）。これはワクチンの無かった20年と比較するためです。

これをみると、21年の感染者数は、10月頃までは常に前年同日の感染者数を大きく上回っていましたが、ワクチン2回目接種率が70%を超えた11月あたりになると極端に減少し、20年の数字を下回っています。この点について、「感染の波が収束したタイミングと一致しただけだろう」という見方もあるでしょう。たしかにそれもあります。

しかし、「底」が非常に低い点が重要です。

第3波ピーク（21年1月8日）と第4波ピーク

（同年5月8日）の間で最も感染者数が少なかったのは、3月8日の**599人**。

そして第4波ピークと第5波ピーク（同年8月20日）の間で最も感染者数が少なかったのは、6月21日の**864人**です。

つまり、波の間の「底」ですら、数が増大していたのですが、第5波ピーク以降で最も感染者数が少なかったのは、11月22日の**22人**であり、圧倒的に少なくなりました。11～12月にかけて、感染者数が100を切った日は、合計で11日もあります。なお、21年の感染者数が100を切ったのは、11月よりも前の月では1日もありません。

このように、「底」の数字が極端に減ったのは、単に「5波の収束のタイミングと一致して減っただけ」とは言えないでしょう。4波と5波の「底」は864人もいたのに、5波と6波の間の「底」は22人、約40分の1にまで減少したのですから。これをワクチンによる感染予防効果と言われれば、納得する人の方が多数派ではないかと思います。

では、22年についてはどうなのか。これは3年間の感染者数を横に並べた方が分かりやすいので、そのグラフを見てみましょう（図3－6）。

このように、21年11～12月頃は、ほとんど制圧したといえるぐらい感染者数が少なくなっていたのに、22年になると、まるで崖が生えてきたかのように感染者が急増しました。これはオミクロン株が出現したからです。この株が最初に国内で発見されたのは、21年11月30日

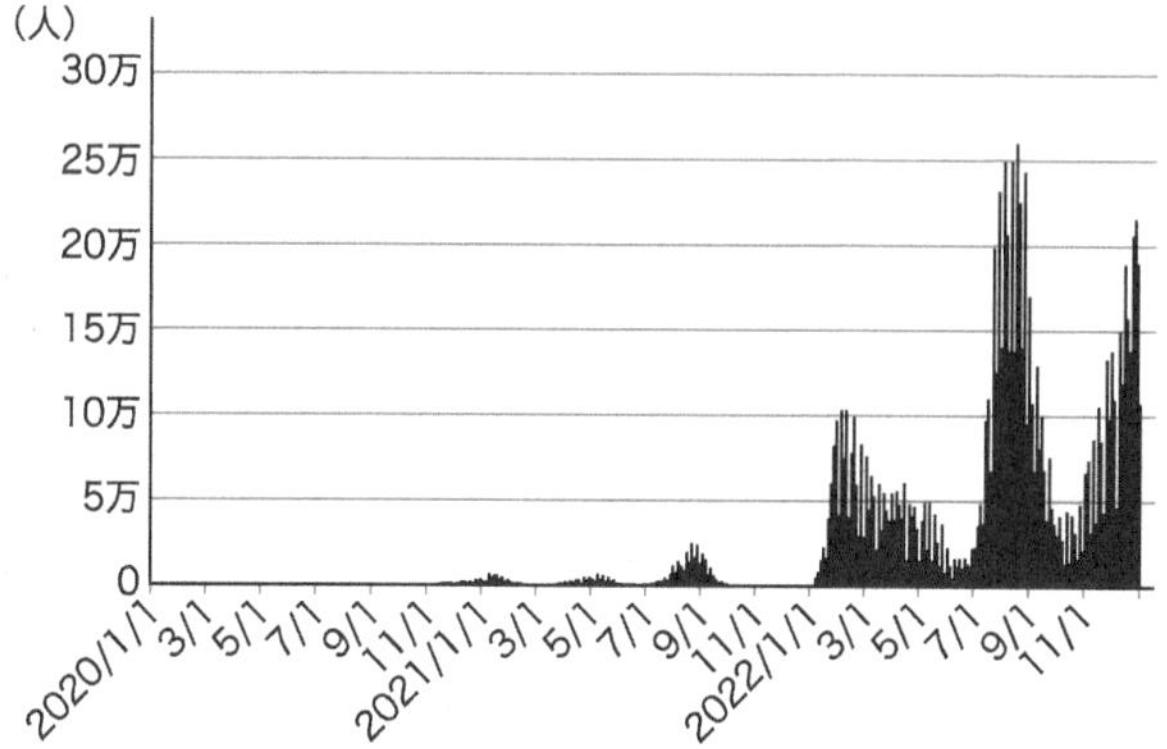

図3-6　新型コロナの感染者数の推移（2020〜22年）

でしたが[5]、そこから徐々に広がり、年が明けて大爆発しました。あまりにも凄すぎるので、この株の登場以前の感染状況を見ると、まったく大したものではないように見えてしまいます。

さきほど確認した3回目接種の接種率は、22年6月には60%を超えましたが、その後現在までで最大の波となる第7波（ピークは8月19日の26万1004人）が来ていますので、太刀打ちできていません。むしろ増えています。

こうやって見てみますと、21年のデルタ株まではワクチンの感染予防効果が発揮できていたと言われても納得ができますが、オミクロン株については無理でしょう。感染者数がそれまでとは比較にならないくらい爆発してしまったのですから、感染予防効果は期待できません。

ワクチンを打っても感染してしまうのであれば、

ワクチンを打つ人は減るでしょう。現に減っています。これは感染が大爆発している現実を見て、「打っても意味が無いのでは」と思った人が増えたのが一因ではないかと思います。

（3）発症予防効果

発症予防効果についてはどうでしょうか。前述のとおり、デルタ株までは感染予防効果が発揮されていたと言ってよいかと思いますので、発症予防効果もあったと言ってよいでしょう。

ではオミクロン株以降についてはどうでしょうか。感染者数が急増しましたが、これは、発症した人がＰＣＲ検査を受けて感染が確認された、というケースが大半を占めるでしょう。要するに発症者が大量発生したということですから、発症予防効果もあまり期待できないのではないかと思います。本当はもっと感染者がいて、ワクチンのおかげで発症が抑えられていた可能性もあるかもしれませんが、それを確認できるデータがありません。

（4）重症化予防効果

重症化については、既に確認したとおり、２０２２年の重症者数は、21年をはるかに下回っています。これは重度の肺炎になるケースが減ったので、「重症者」の定義にあてはまる患者が減ったからと思われます。これはワクチンの効果なのか、それとも、オミクロンが勝手に弱体化しただけなのか、おそらく両方影響しているのではないかと思います。しかし、どちらの要素がより影響力が大きいのか、データからは判別できません。これは、重症者について、ワクチンの接種歴別のデータが存在しないことも一因です。

では、死者数から重症化予防効果を確認できるでしょうか。既に確認したとおり、22年は21年の約2・6倍の3万8881人に死者が激増しましたが、感染者数ほどには激増しませんでしたので、致死率は約10分の1になりました。

これほど致死率が下がった主要因がワクチンなのかどうか、これも厚労省のサイトからはデータによる確認ができません。重症者と同様、ワクチン接種歴別の死者数のデータが存在しないことが一因です。

この点について、神奈川県が独自に新型コロナウイルス感染症と診断された患者のワクチン接種状況と死亡例の割合を調査しています[6]。これは、65歳以上を対象とし、診断日が令和4（2021）年7月1日から令和4年12月20日のものについて、厚労省が開発したコロナ感染者などの情報管理システムHER－SYSから抽出したものです。なお、既に見たとおり、死亡者の95・6％が60歳以上ですから、神奈川県が65歳以上に調査対象を絞ったのは合理的だと思います。

	0回明記	1回目済	14日以内	15日以上60日以内	61日以上120日以内	121日以上180日以内	181日以上	接種歴有（直近日付不明）	接種歴有（直近情報不明）	接種関係情報の記載なし
死亡情報なし（人）	7829	233	6847	12,992	14,417	25,119	9639	40,250	5558	24,490
死亡情報あり（人）	113	3	26	35	58	118	72	140	9	276
死亡例の割合（%）	1.42	1.27	0.38	0.27	0.40	0.47	0.74	0.35	0.16	1.11

図3-7　新型コロナで死亡した人のワクチン接種からの経過日数

まずはワクチン接種からの「経過日数別」の結果を見てみましょう（図3－7）。なお「経過日数」とは、2回目以降の接種で、回数を問わず、直近の接種からの経過日数を示しています。

上記表のうち、「死亡例の割合」について、高い方から順に並べなおしたものが次のグラフです（図3－8）。なお、評価が不能な「接種歴有（直近日付不明）」「接種歴有（直近情報不明）」「接種関係情報の記載なし」の3つは除外しています。

1位が接種歴無しの1・42％。次が1回接種のみの1・27％。それ以降、おおむね接種からの期間が短くなるほど死亡例の割合が下がっていきます。しかし、接種から最も時間が短い「14日以内」が最も低いわけではありません。「15日以上60日以内」が最も低く、0・27％となっています。これと「接種歴無し」とは1％以上の差があります。

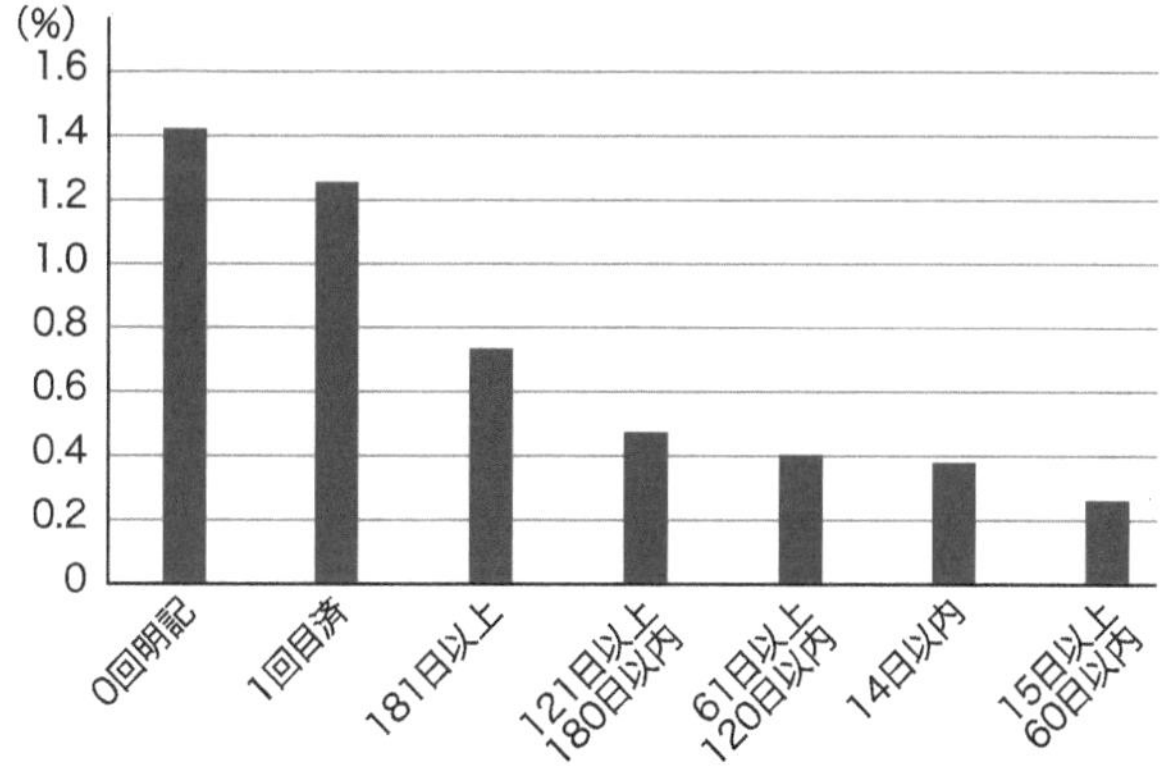

図3-8　新型コロナの死亡例の割合

　また、２回目接種から１８１日つまり約半年以上経過すると、死亡例の割合は０・74％まで上がりますが、それでも接種歴無しの１・42％には及びません。接種から日数が経過するほどワクチンの効果が下がっていきますが、未接種よりはマシ、ということが分かります。

　次に、より死亡率の高い80歳以上に絞った調査もありますのでそれも見てみましょう。まずは結果表の確認から（図３－９）。

　これも死亡例の割合を高い順から並べなおしたものを見てみましょう（図３－10）。こちらも、評価が不能な接種歴有（直近日付不明）」「接種歴有（直近情報不明）」「接種関係情報の記載なし」の３つは除外しています。

　未接種が２・69％で１位、１回接種のみが２・31％で２位となっています。おおむね接種日から

	0回明記	1回目済	14日以内	15日以上60日以内	61日以上120日以内	121日以上180日以内	181日以上	接種歴有(直近日付不明)	接種歴有(直近情報不明)	接種関係情報の記載なし
死亡情報なし(人)	3255	127	2470	4733	5873	9571	4628	13,060	1728	11,197
死亡情報あり(人)	90	3	22	24	44	98	62	101	8	192
死亡例の割合(%)	2.69	2.31	0.88	0.50	0.74	1.01	1.32	0.77	0.46	1.69

図3-9　新型コロナで死亡した80歳以上の人におけるワクチン接種からの経過日数

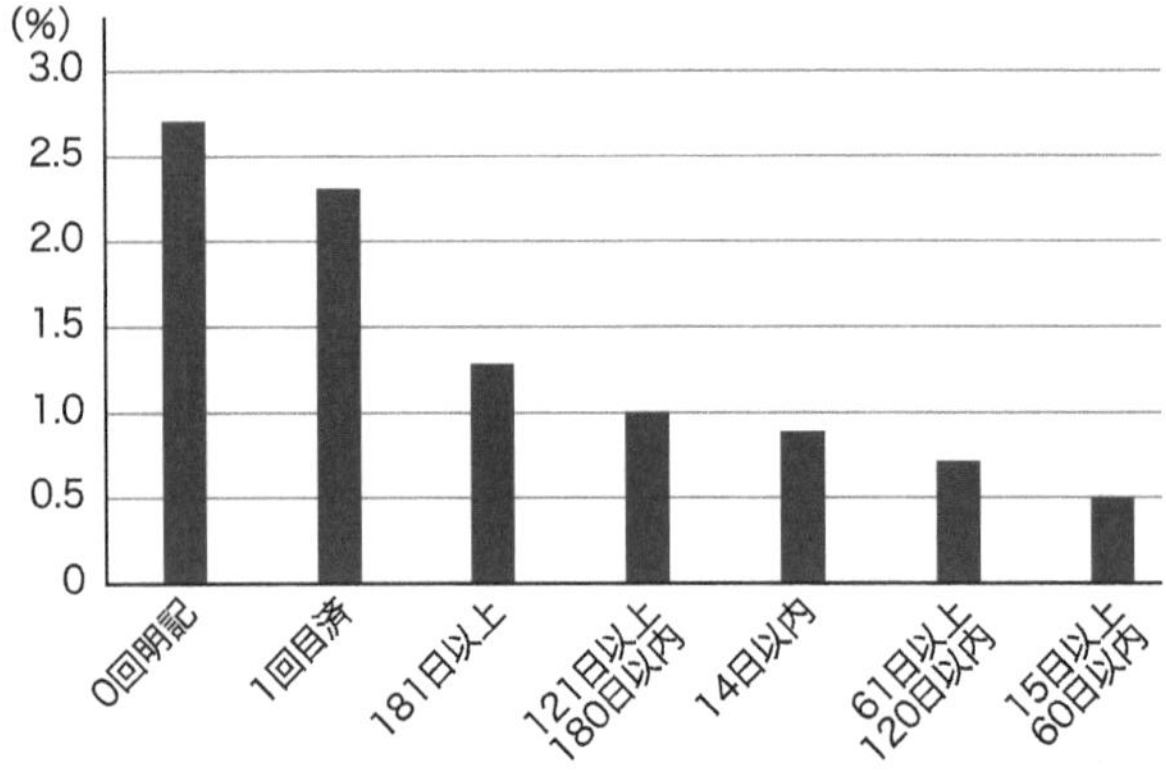

図3-10　新型コロナで死亡した80歳以上の人における死亡例の割合

	死亡情報なし（人）	死亡情報あり（人）	死亡例の割合（%）
0回明記	7829	113	1.42
1回目済	233	3	1.27
2回目済	3060	30	0.97
3回目済	29,336	162	0.55
4回目済	34,140	112	0.33
5回目済	2410	5	0.21
2回目以上（直近接種日有）	68	0	0
接種歴有（直近日付不明）	40,250	140	0.35
接種歴有（直近情報不明）	5558	9	0.16
接種関係情報の記載なし	24,490	276	1.11

図3-11　新型コロナで死亡した65歳以上の人におけるワクチン接種回数

近いほど死亡例の割合が低くなっていますが、14日以内は0・88％であり、最も低い割合にはなっていません。一番低いのは、「14日以内」の次に接種日から近い「15日以上60日以内」であり、0・50％です。未接種とは2・19％開いています。1回目のみだと2・31％ですが、それでも未接種よりも下です。

では、「回数別」に見てみるとどうでしょうか。65歳以上の表はこうなっています（図3－11）。

これについても、評価不能な「2回目以上（直近接種日有）」「接種歴有（直近日付不明）」「接種歴有（直近情報不明）」「接種関係の情報記載なし」の4つを除いた数値を高い方から並べてみます（図3－12）。

このように、回数が多くなるほどきれいに死

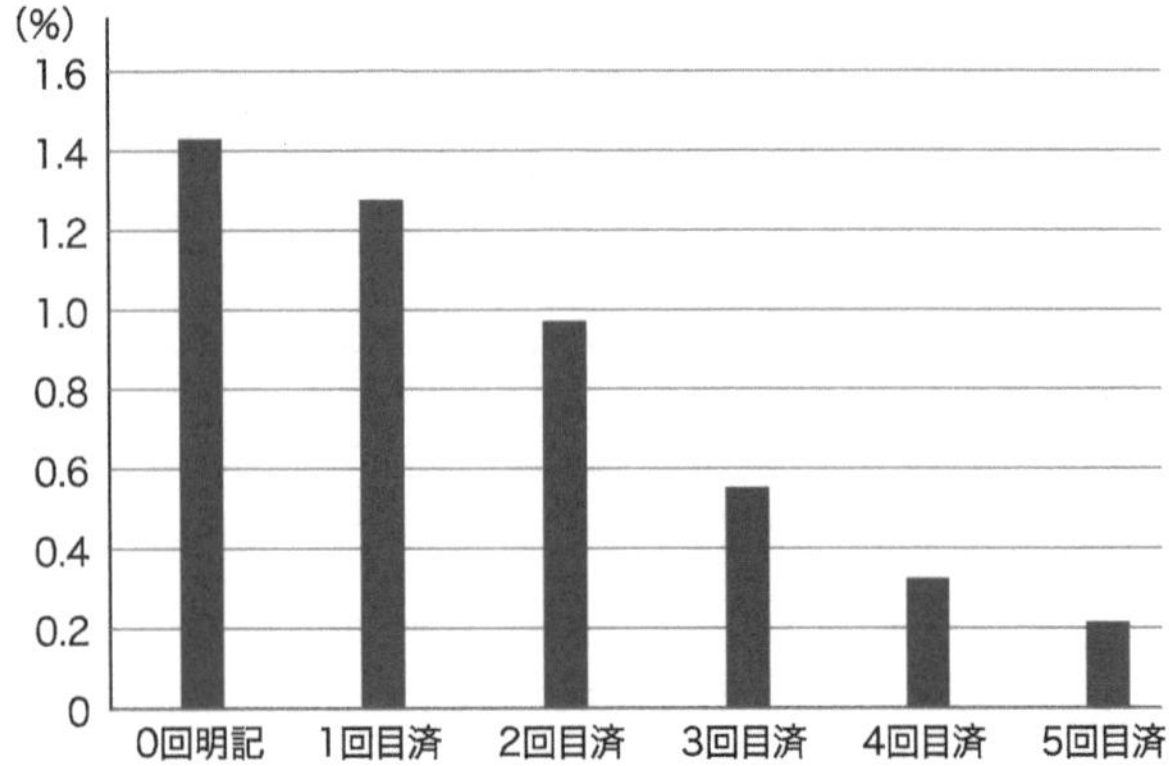

図3-12　新型コロナで死亡した65歳以上の人における死亡例と、ワクチン接種回数の割合

亡例の割合が下がっていくことが分かります。5回目済だと0・21%であり、未接種とは1・21%の開きがあります。

80歳以上についても確認してみましょう（図3－13）。

こちらも同じ傾向です。5回目済は0・50%であり、未接種とは2・19%の差があります。

このように、回数が多いほど死亡例の割合が下がりますが、「打てば打つほど効果が高い」と捉《とら》えるべきなのでしょうか。

例えば、2回しか打っていない人と、5回打った人では、後者の方が当然接種日と調査日が近くなるでしょう。

そうすると、打てば打つほど効くというよりは、打った日から近いほど効果が高く、日が経過するほど効果が下がっていく、という見方も

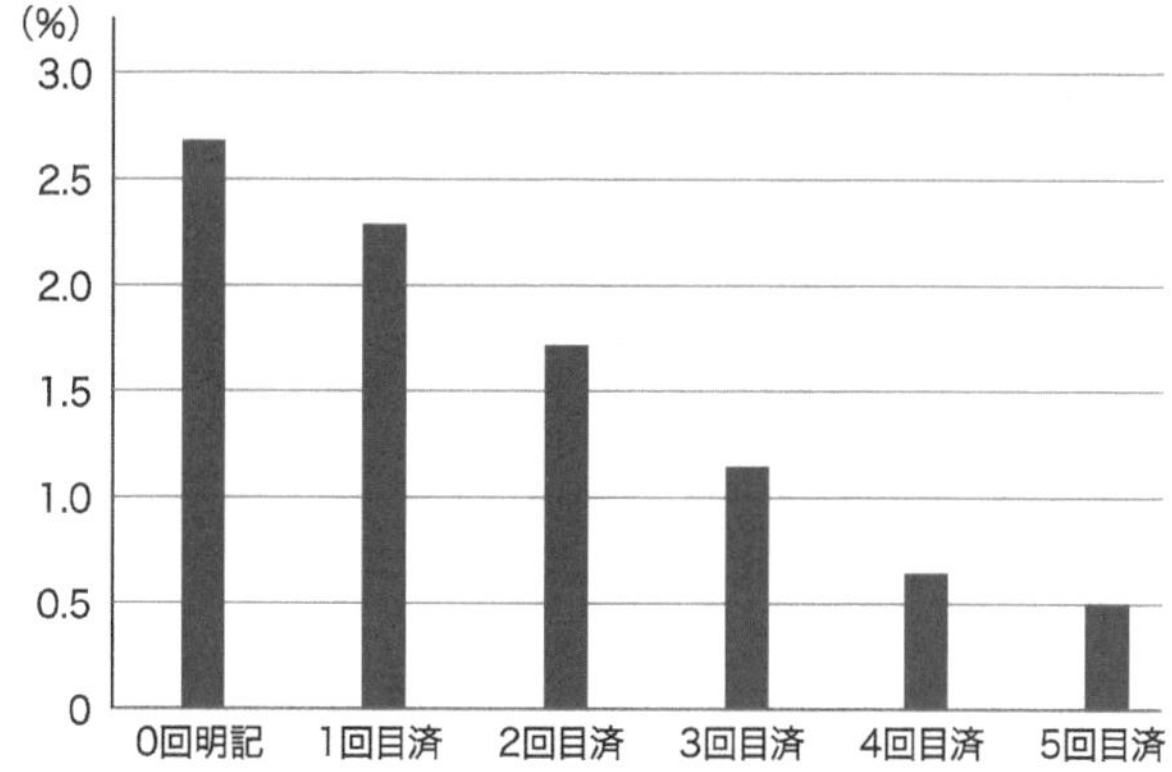

図3-13　新型コロナで死亡した80歳以上の人における死亡例と、ワクチン接種回数の割合

あります。

いずれにせよ、この神奈川県の調査結果からすると、ワクチンを打った場合の方が死亡例の割合が低くなっていることは確かですから、重症化予防効果はあると言っても良いのではと思います。

（5）後遺症予防効果

後遺症予防効果について、これも厚労省をはじめ政府が公表している統計データはありません。「新型コロナウイルス感染症診療の手引き別冊　罹患後症状のマネジメント[7]」には、「低レベルのエビデンス（ケースコントロール研究、コホート研究のみでの結果）であるが、SARS－CoV－2感染前のCOVID－19ワクチン接種が、その後の罹患後症状のリスクを減少させる可能性が示唆されている」と書かれています。慎重な言い回しですので、現段階でワクチンの後遺症に対する効果につき断定的な判断を下すのはまだ早いのではないかと思います。

（6）ワクチン副反応

ワクチン副反応については、それが発生したことを知るルートが次の2つあります。

①医師・医療機関の開設者からの報告
②ワクチンによる健康被害を受けた人又はその遺族からの予防接種法に基づく救済給付の申請

まず前者から見ていきましょう。ワクチン副反応が疑われる事例を知った医師・医療機関の開設者には、報告義務が課されています。報告と評価の流れは次のとおりです[8]。調査の中心となるPMDA（独立行政法人医薬品医療機器総合機構）作成の図を引用します（図3－14）。

このように、医療機関は、PMDAにまず報告し、PMDAは製造販売業者にも情報を提供します。この図を見ると、製造販売業者の方でも独自調査をしてPMDAにその結果を報告するようです。そして、PMDAが情報を整理・調査し、厚労省に報告。厚労省では審議

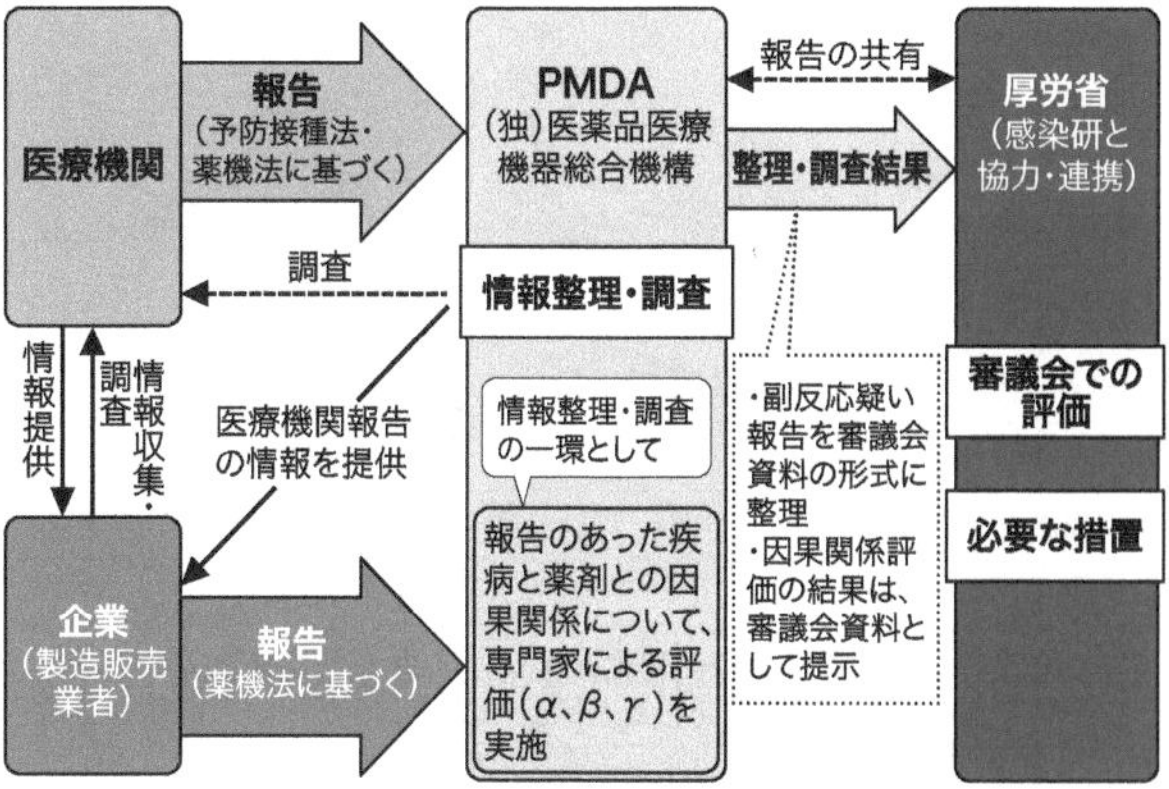

図3-14　ワクチンの副反応が疑われるときの報告と評価の流れ（PMDA作成）

会[9]で評価を行い、必要な措置を取る、という流れです。

医療機関はどのような場合にワクチンの副反応が疑われるとして報告しなければならないか、基準は次のとおりです（図3－15）。

この報告基準に沿って、報告されたものが副反応「疑い」報告です。あくまで「疑い」なので、ワクチン接種との因果関係が肯定されるわけではありません。

この報告がどれくらいされているのかを見る前に、そもそもワクチンがどれだけ接種されているのかを確認しましょう。メーカーごとに分けて見てみます（図3－16）。期間は2021年2月17日～23年1月22日の約2年間です。

ファイザーが約2・9億回、モデルナが約0・8億回、武田はそれに比べると非常に少な

症状	期間
アナフィラキシー	4時間
血栓症(血栓塞栓症を含む) (血小板減少症を伴うものに限る)	28日
心筋炎	28日
心膜炎	28日
熱性けいれん	7日
その他医師が予防接種との関連性が高いと認める症状であって、入院治療を必要とするもの、死亡、身体の機能の障害に至るもの又は死亡若しくは身体の機能の障害に至るおそれのあるもの	予防接種との関連性が高いと医師が認める期間

図3-15　新型コロナにかかる副反応疑い報告基準

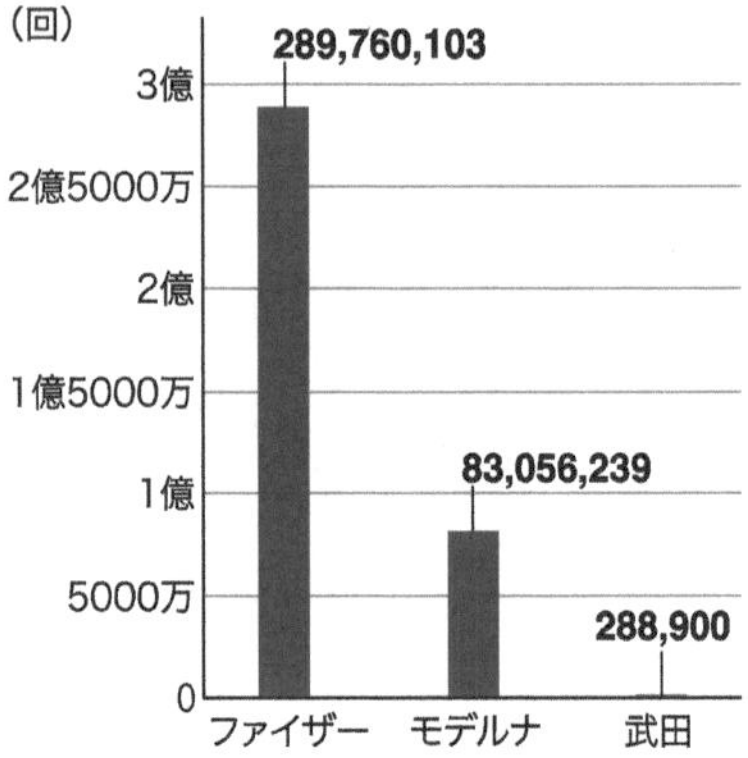

図3-16　メーカーごとの総接種回数

く約29万回しかありません。なお、ファイザーとモデルナはmRNAワクチンですが、武田は不活化ワクチンであり、ワクチンの種類が異なります。3つを合わせると約3・7億回接種されていますが、これがどれほど多いのか、インフルエンザワクチンの接種回数と比べてみましょう。

インフルエンザワクチン接種回数は2020年度の分までが公表されています。それを見てみると、一番多いのが20年度の2367万7920回で、その次が19年度の1812万2888回、この2年間を合計すると4180万8808回です。これと比べると、コロナワクチンの接種回数は、約9倍あります。まったく規模が違うことがよく分かります。

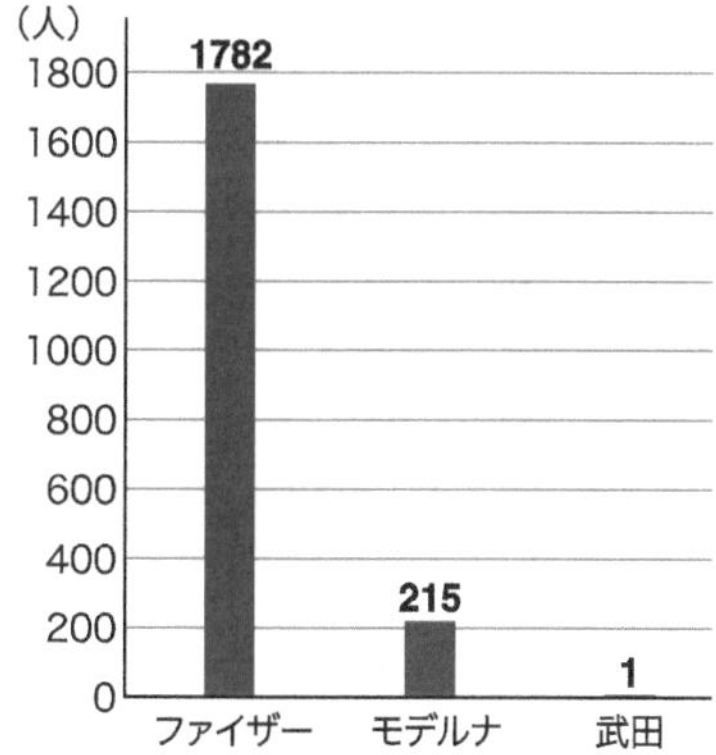

図3-17　メーカーごとの死者数

では、副反応疑い報告のうちの死亡例をメーカーごとに分けて確認します（図3－17）。

ファイザー1782人、モデルナ215人、武田1人。ただ、接種回数が全然違うので、絶対数を比較してもあまり意味がありません。そこで、

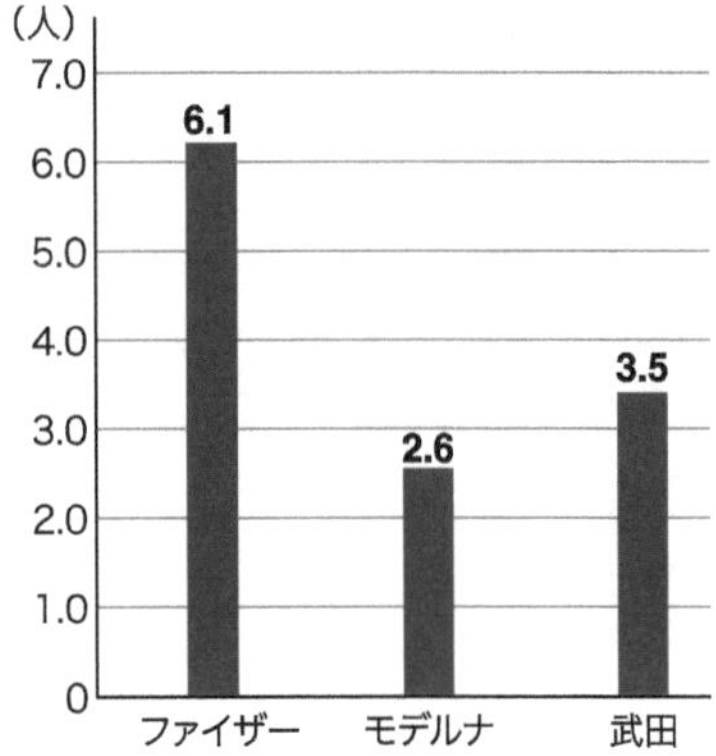

図3-18　メーカーごとの100万回あたりの死者数

100万回あたり死者数で見てみましょう（図3－18）。

ファイザー6・1人、モデルナ2・6人、武田3・5人。ファイザーがモデルナの倍以上となっています。武田は母数が全然異なるのであまり参考にならないと言ってよいかもしれません。これを多いとみるのか少ないとみるのかは、人によって異なるでしょう。なお、パーセンテージで表記すると、それぞれ0・00061%、0・00026%、0・00035%です。

これがどれだけ低いのか、飛行機事故に遭う確率と比較してみましょう。米国国家運輸安全委員会（NTSB）の調査によると、米国内で航空機に乗って死亡事故に遭遇する確率は0・0009%です[10]。

したがって、副反応による死亡疑いで報告される確率は、最も数字の高いファイザーであっても、米国で飛行機事故に遭遇する確率より低いということです。

次に、心筋炎・心膜炎の発症者の絶対数を見てみましょう（図3－19）。

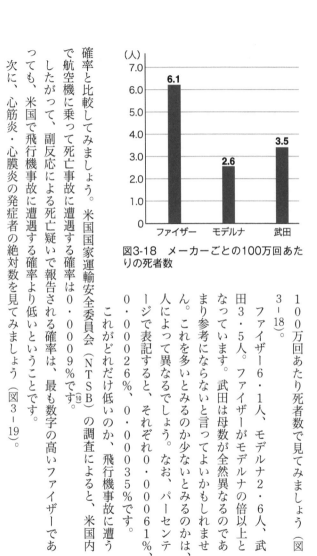

さらに、こちらも先ほどと同じように、100万回あたりの発症者数で見てみましょう（図3－20）。

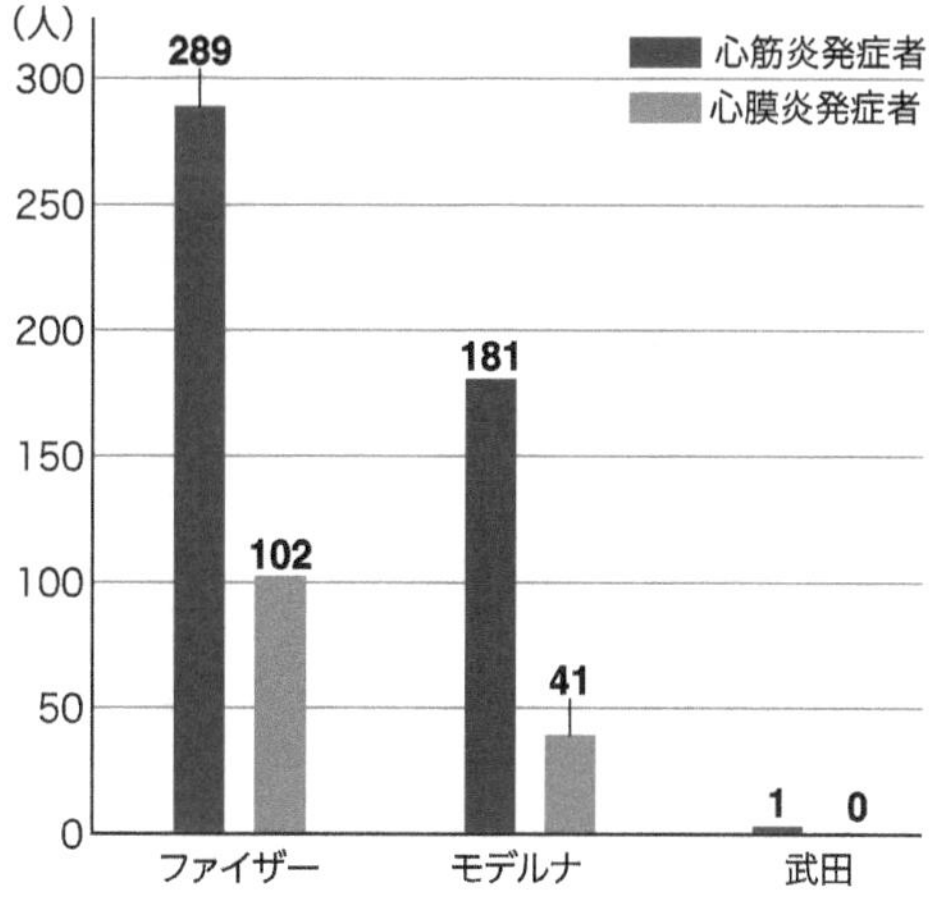

図3-19　メーカーごとの心筋炎・心膜炎の発症者数

心筋炎の方について、武田が1位となってしまいますが、母数が全く異なる上に絶対数はたったの1ですからあまり参考にならないでしょう。モデルナについて、心筋炎の発症者数はファイザーの倍以上という結果になりました。しかし、ファイザー・モデルナ共に、死亡例よりも心筋炎・心膜炎の報告が少なくなっています。

ただ、これらはあくまで「疑い」報告です。このうち、ワクチン接種との因果関係が肯定されたものはどれくらいあるのでしょうか。

因果関係の評価で中心となるのは、PMDAによるα・β・γ評価です。各評価の

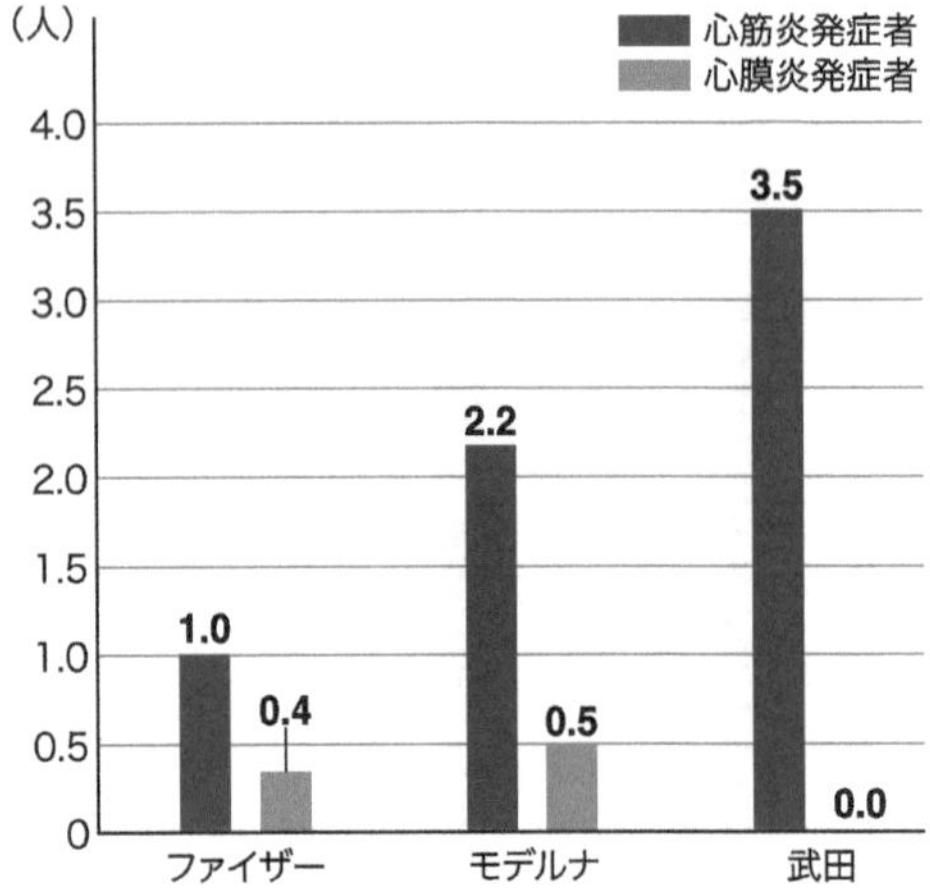

図3-20　メーカーごとの100万回あたりの心筋炎・心膜炎の発症者数

意味は次のとおりです。

・α＝ワクチンと症状名との因果関係が否定できないもの

・β＝ワクチンと症状名との因果関係が認められないもの

・γ＝情報不足等によりワクチンと症状名との因果関係が評価できないもの

そして、評価は次のとおりでした（図3-21）。

要するに、因果関係が否定できない、というα評価となったのは、現時点でたった1件だけです。それ以外は、ほぼ全部「情報不足等によりワクチンと症状名との因果関係が評価できない」γ評価とされました。はっきりと「因果関係が認められない」β評価となったのも合計で11件しかありません。
唯一のα評価となった事例は、40代の女性がワクチン接種後わずか24分後に心肺停止に至ったという極端なものです。厚労省の審議会の資料には下記の記載があります[11]。

（件）

	α	β	γ
ファイザー	1	10	1771
モデルナ	0	1	214
武田	0	0	1

図3-21　メーカーごとのα、β、γの件数

・死亡診断書の病名として、急性左心不全、致死的不整脈とされており、死亡後のＡｉ（死亡時画像診断）からは高度な肺うっ血の所見が認められた。初診時に皮膚症状、消化器症状なく一般的なアナフィラキシーで認められる所見がなかったこと、及び泡《ほう》沫《まつ》状の血痰を多量に排出したことなど急性肺水腫《はいすいしゅ》を想定する症状であった。観察室に移動するときに、接種前から実は具合が悪かったという事を訴えられており、ＡＣＳ（急性冠症候群）やＡＲＤＳ（急性呼吸促迫症候群）をきたしうる病態も鑑別として考えられる。ワクチン接種後であったことからアナフィラキシーの存在は強く疑われた。

> ・アナフィラキシーショックであった場合には、最重症型であったと考えられる。最重症型のアナフィラキシーは、非常に稀《まれ》な病態であり、致命率も高い病態である。残念ながら病理解剖がされていないこともあり、最終的な病態の解明には至らなかった。

おそらくアナフィラキシーショックだったのだと思いますが、「残念ながら病理解剖がされていないこともあり、最終的な病態の解明には至らなかった」とされている点に注目です。この極端な事例ですら、解剖していないので病態の解明に至らなかったというのです。しかし、接種後わずか24分で心肺停止ですから、さすがにこれは因果関係を否定できないという結論にせざるを得なかったのでしょう。

副反応疑い事例全てについて病理解剖するのは遺族感情等も考慮すると不可能ではないかと思います。現にされていません。したがって、ほぼ全部「情報不足等によりワクチンと症状名との因果関係が評価できない」γ評価にせざるを得ないでしょう。この傾向は今後も変わらないと思います。

では、ワクチン副反応を知るもう一つのルート「②ワクチンによる健康被害を受けた人又はその遺族からの予防接種法に基づく救済給付の申請」についてはどうでしょうか。

２０２３年３月17日の審議結果[12]を見てみると、累積でこれまでの合計受理件数６７１９件、認定件数1829件、否認件数219件、保留件数32件となっています。受理件数に対する認定件数の割合を出してみると、約27%です。なお、この認定件数は死亡事案以外も含めた総件数です。死亡事案だけの件数はこの審議結果には載っていません。NHKの報道によると、同年2月10日時点での認定された死亡件数は30件とのことです[13]。

①のルートとは全く違う結果ですが、これは、予防接種健康被害救済制度の審査が、個々の事例毎に「**厳密な医学的な因果関係までは必要とせず**、接種後の病状が予防接種によって起こることを否定できない場合も対象」との考え方に基づきなされているからです。また、審査する主体も違います（感染症・予防接種審査分科会新型コロナウイルス感染症予防接種健康被害審査第一部会及び第二部会が担当）。

救済を優先させ、因果関係の認定を緩めると、このような結果になります。非常にざっくりした計算をすると、総接種回数約3・7億回に対し、認定件数が約2000件ですから、接種回数に対する認定割合は0・00054%です。飛行機事故に遭う確率よりも低いですが、人によってこの数字の捉え方は異なるでしょう。

認定例を見てみると、心筋炎・心膜炎等の心血管系の副反応が多いように見えます。これは、本物のコロナの方でもよく現れる症状です。「新型コロナウイルス感染症　診療の手引き」には、コロナの合併症として、「急性期の不整脈、急性心障害、ショック、心停止の他、症状回復後の心筋炎などが報告されている。また、ＣＯＶＩＤ－19の発症から1カ月以上経過しても脳血管障害、不整脈、虚血および非虚血性心疾患、心膜炎、心筋炎、心不全などのリスクがあがることが報告されている」との記載があります[14]。

さらに、その記載の下に「参考」として「若年者の男性を中心に、ｍＲＮＡワクチン接種後にも心筋炎・心膜炎を疑う報告を稀に認める（心筋炎および心膜炎を副反応疑い報告基準に定めた２０２１年12月6日から２０２２年11月13日までの国内疑い報告のうち心筋炎または心膜炎と評価された件数は２３７件）。長期的な予後は調査中だが、自然感染と比較して、頻度は低く予後も良好であることなどから、各国において予防接種による有益性はリスクを上回ると評価されている」と書かれています。

ｍＲＮＡワクチンは、ウイルスの設計図の一部を体内に注射し、ウイルスの一部を作らせ、それに対する抗体等を作ることで免疫をつける、という仕組みです。このとき作られるウイルスの一部というのは、コロナウイルスのトゲトゲの部分です。スパイクタンパク質と呼ばれています。ワクチンで生成するのはこのようにウイルスの一部ですが、「本物」の一部ですから、その副反応も、「本物」に感染した際の症状と当然似通ってくるのでしょう。

副反応が怖くてワクチンを避けても、結局感染すれば同じような症状になってしまうのではないか、ということです。そして、特にオミクロン以降、感染力が桁違いになりましたので、感染せずに済ませるのは至難です。

ところで、ワクチン接種した上でコロナに感染した場合の「ハイブリッド免疫」の有効性が指摘されるようになっています。厚生労働省の資料[15]を見ると、海外の論文（NiklasBobrovitzet al.1, Lancet Infect Dis 2023）を引用しつつ、次のようにまとめられています（太字は引用者）。

ハイブリッド免疫（新型コロナウイルス感染及びワクチン接種の両方により得られた免疫）による、1・2回目接種又は最終感染後12か月の**入院又は重症化予防効果は97・4%**、**再感染予防効果は41・8%**であった。

ハイブリッド免疫による、3回目接種又は最終感染後6か月の**入院又は重症化予防効果は95・3%**、**再感染予防効果は46・5%**であった。

ただ、この研究の対象は「2020年1月1日から2022年6月1日までに発表された文献」であり、アルファ株やデルタ株が流行していた時期が含まれているので、オミクロン株に対する有効性という点では割り引いて考える必要があります。

いずれにせよ、これが本当であれば、ワクチンを打った上で感染するのが最良の選択ではないかと思ってしまいますが、基礎疾患のある人や高齢者にはリスクが高い手段でしょう。ただ、オミクロン以降の異常な感染力や、感染対策の緩みを考えると、自然と「ワクチンを打った後に感染する」という状況が増えていくのではと思います。

この厚生労働省の資料には、各国のワクチンの長期接種計画について「各国とも公衆衛生当局は未発表又は不確実な点が多いとしている」と書いてあります。

ワクチンについては、「状況に応じて考えを柔軟に変える」という姿勢が必須《ひっす》ではないかと思います。先ほど見た神奈川県の調査からしても、ワクチンによって獲得した免疫力は時間の経過と共にだんだん下がっていきます。

さらに、何度も感染している人がいることからも分かるとおり、感染によって獲得した免疫力もまた時間の経過によって下がっていきます。その上、ウイルスの方もあっという間に変異していきます。オミクロン株の異常な感染力を誰が想像できたでしょうか。

このように、状況が急激に変化していくため、考えを固定化することが一番危険です。従来の考えに固執せず、状況をありのままに見て考えを変えていくことが適切ではないかと思います。

2　マスク

次はマスクの有効性について見ていきたいと思います。まず、コロナの感染経路はどういったものなのでしょうか。厚生労働省は次のように説明しています(16)。

感染者の口や鼻から、咳、くしゃみ、会話等のときに排出される、ウイルスを含む飛沫又はエアロゾルと呼ばれる更に小さな水分を含んだ状態の粒子を吸入するか、感染者の目や鼻、口に直接的に接触することにより感染します。一般的には1メートル以内の近接した環境において感染しますが、エアロゾルは1メートルを超えて空気中にとどまりうることから、長時間滞在しがちな、換気が不十分であったり、混雑した室内では、感染が拡大するリスクがあることが知られています。

また、ウイルスが付いたものに触った後、手を洗わずに、目や鼻、口を触ることにより感染することもあります。WHOは、新型コロナウイルスは、プラスチックの表面では最大72時間、ボール紙では最大24時間生存するなどとしています。

これは、「エアロゾル感染」「飛沫感染」「接触感染」と言われているものでしょう。そして、「エアロゾル感染」「飛沫感染」というのは、要するに「唾《つば》の粒子」が体に入って感染するということです。ウイルスが単体で空気中にいるわけではなく、唾にくるまった状態で存在するということです。そして、その唾の粒子が大きければ「飛沫感染」、小さければ「エアロゾル感染」と呼ばれます。

では「空気感染」はどうなのでしょうか。厚生労働省は別の資料[17]で飛沫感染と空気感染を次のとおり説明しています（太字は引用者）。

飛沫感染　病原体を含んだ大きな粒子（**5ミクロンより大きい飛沫**）が飛散し、他の人の鼻や口の粘膜あるいは結膜に接触することにより発生する。飛沫は咳・くしゃみ・会話などにより生じ、飛沫は空気中を漂わず、**空気中で短距離（1～2メートル以内）しか到達しない。**

空気感染　病原体を含む小さな粒子（**5ミクロン以下の飛沫核**）が拡散され、これを吸い込むことによる感染経路を指す。飛沫核は空気中に浮遊するため、この除去には特殊な換気（陰圧室など）とフィルターが必要になる。

「①エアロゾル感染」「②空気感染」「③飛沫感染」これらの3つの言葉が出てきましたが、何が違うのでしょうか。②と③は、飛沫の大きさが5ミクロン以下かどうかで区別できますが、①と②は何が違うのでしょう。

厚生労働省のサイトを見ても、何が違うのか明確に言っているものが見当たりません。東京大学がサイトで公表している資料を見ると次の説明がされています。

空気感染とエアロゾル感染の区別については、厳密には定義されていません。空気感染とエアロゾル感染は病原体を含んで浮遊する粒子の大きさと湿潤度が違います。空気感染する病原粒子は小さく、乾燥しており、長く空気中を漂います。エアロゾル粒子と称しているものは、それよりも大きく、唾などの水分がまだ蒸発する過程のもので湿潤しており、空気感染する粒子に比べ、より早く沈降します。

このように、厳密には定義されていないようなのですが、唾の粒子が小さい順に並べると「空気感染」＜「エアロゾル感染」＜「飛沫感染」となるでしょう。エアロゾル感染＝空気感染という意味合いで使っている人も見かけます。

エアロゾル感染と空気感染の違いは曖昧《あいまい》ですが、厚生労働省の定義に従えば、少なくともなります。

コロナが空気感染するのか否かという点については、厚生労働省のサイトを見ても、はっきり認めた記述は見当たりません。ただ、少なくともエアロゾル感染までは認めているようです。

単純に考えてみますと、大きな粒子は重力によって下に落ちてしまうため、近い距離にいない限り、それを吸い込む可能性は低くなります。他方、粒子が小さくなればなるほど軽くなり、空気中にフワフワ浮いている状態になるので、それを吸い込む可能性は高くなります。

冬にインフルエンザが流行するのは、冬は乾燥していて唾の粒子に含まれる水分がすぐに消失するため、小さな粒子の割合が増え、それが空気中に浮いている状態になるからです。だからそれを吸い込まなくて済むよう、部屋を換気することが重要になってきます。

ただ、粒子が小さいと、当然そこに含まれるウイルスの量も少なくなるので、吸い込んでも感染に至る可能性は低くなります。並のウイルスであれば、極小の粒子に含まれる程度のウイルス量では、体内に入っても免疫によってたちまち「瞬殺」されてしまい、感染には至らないのでしょう。しかし、コロナは異常に増殖力が高いので、極小の粒子に含まれる程度のウイルス量でも、体内に侵入してたちまち増殖し、「感染」状態にしてしまうのでしょう。

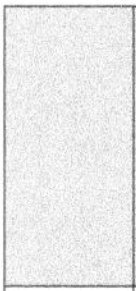	なし	ウレタン22種類	布マスク64種類		不織布マスク67種類		ダブルマスク17種類	ナノフィルター8種類	N95マスク10種類
			フィルターなし	フィルター入り	ルーズ	フィット			
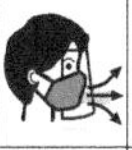	100%	48%	28%	24%	24%	18%	14%	6%	1%
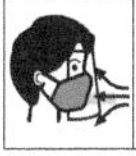	100%	82%	70%	48%	45%	25%	16%	16%	2%

図3-22　市販のマスクの性能

この飛沫の侵入を防ぐためにマスクをつけることになるわけですが、素材によってどれくらい違いがあるのでしょうか。

坪倉誠《つぼくらまこと》理化学研究所チームリーダー／神戸大学教授がスーパーコンピューター「富岳」でシミュレーションをした結果を見てみましょう[18]（図3－22）。これはマスクをしない場合を100として、飛沫がどれくらい漏れるのかを一覧にしたものです。

最もポピュラーなウレタン、布、不織布に焦点を当ててみると、息を吐きだす際の飛沫量は下記のとおりです。

・ウレタンは48％
・布はフィルター無で28％、有で24％
・不織布はルーズで24％、フィットで18％

次に、息を吸い込む際の数字は下記のとおりです。こちらの方が大きな差が出ます。

・ウレタンは82％
・布はフィルター無で70％、有で48％
・不織布はルーズで45％、フィットで25％

こうやって見ると、ウレタンの数字の高さが際立ちます。また、最も推奨されている不織布マスクも、**きちんとフィットさせる形で着用しないと、フィルター入り布マスクと大して変わらない数字になってしまう点が注目です。**吐きだす際は、ルーズとフィットで6％差があり、吸い込む際は、20％も差があります。鼻出しマスクだとほとんど意味が無くなってしまうでしょう。

なお、アベノマスクは素材が布である上に、マスクが非常に小さく、顔にフィットしませんから、飛沫の吐き出し、吸い込み防止効果はほとんど期待できないでしょう。

マスク着用の有無でどれくらい飛沫の飛散状況が異なってくるのか。坪倉教授が動画を作

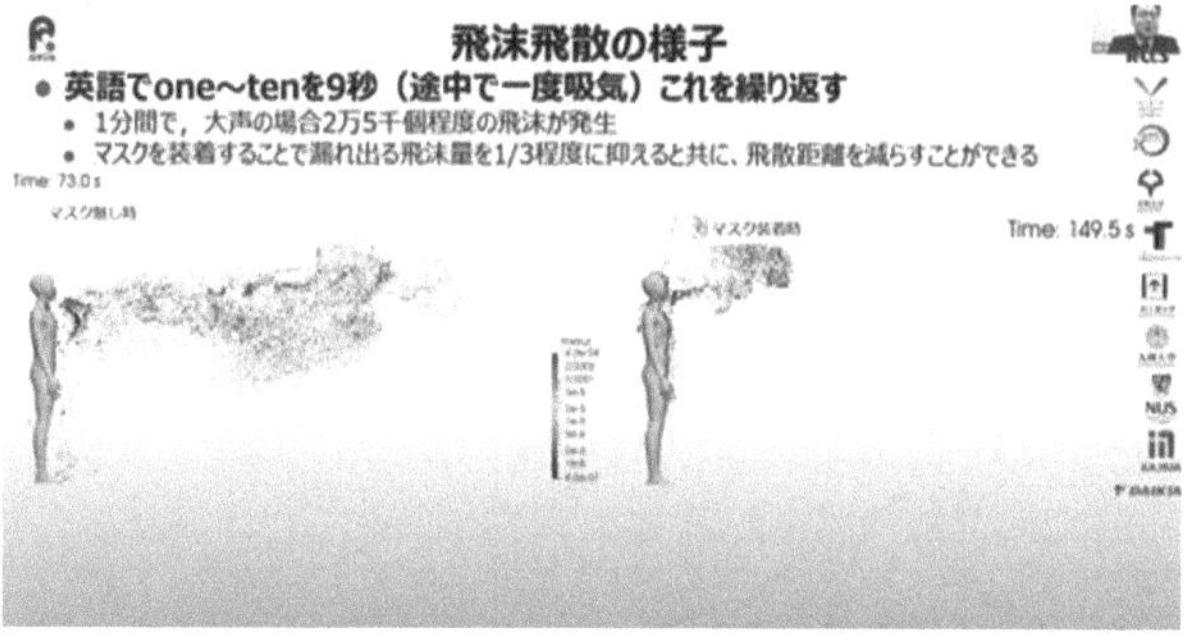

図3-23　飛沫飛散の様子（左の人物がマスク無し、右がマスク着用）

成しているのでその一場面を見てみましょう[19]（図3－23）。

このように、マスクが無い時と比較すると、飛沫量を3分の1程度に抑えると共に、飛散距離も減ることが分かります。マスクによって気流が抑えられるからです。この「飛散距離が減る」という点は非常に重要です。

15分間喋《しゃべ》っている感染者と対面した時の感染リスクも試算されています[20]（図3－24）。

これも違いが一目瞭然《いちもくりょうぜん》です。なお、人によって感染が成立するウイルス量が違うので、このグラフはその幅を考慮し、最大値と最小値があります。

オミクロンですと、感染者マスク非装着の場合、2メートルの距離を置いていても、最大で約60％の感染確率になっています。他方、マスクを装着している場合、50センチ以内に近づかない限り、ほとんどゼロになっています。

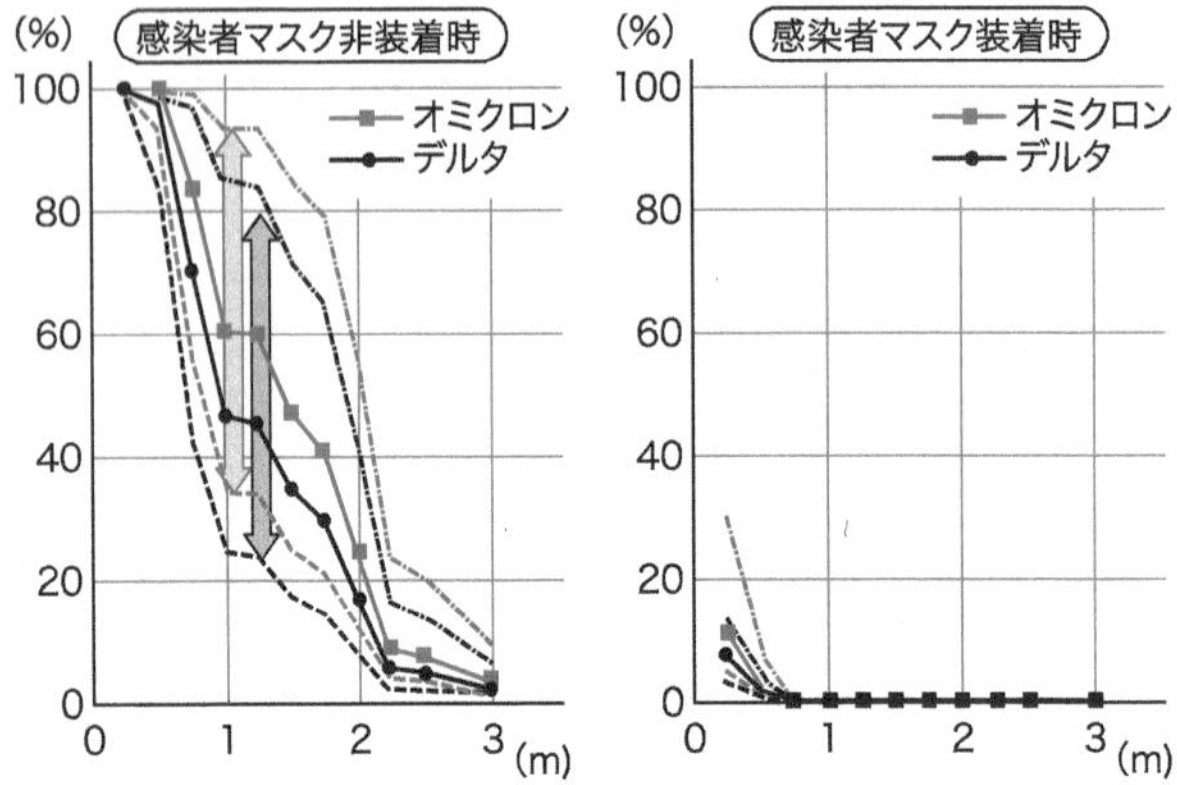

図3-24　15分間喋っている感染者と対面したときの感染リスク

では15分を超えるとどうなるでしょう（図3‐25）。

マスク非着用の場合、オミクロンだと、約24分で最大感染確率が100％になっています。最小感染確率だと、1時間で80％程度です。他方、マスク着用時は、1時間経過時点で、最大30％程度、最小5％程度です。

これは、感染者の方にマスクを装着させた場合の試算です。つまり、飛沫の「吐きだし」にスポットを当てたものですが、「吸い込み」についてはどうでしょうか。同じ資料に下記の記載があります（太字は引用者）。

マスクなし：大きな飛沫は鼻腔《びこう》や口腔《こうこう》にほぼ付着するが、20ミクロンより小さな飛沫・エアロゾルは気管奥にまで到達する。

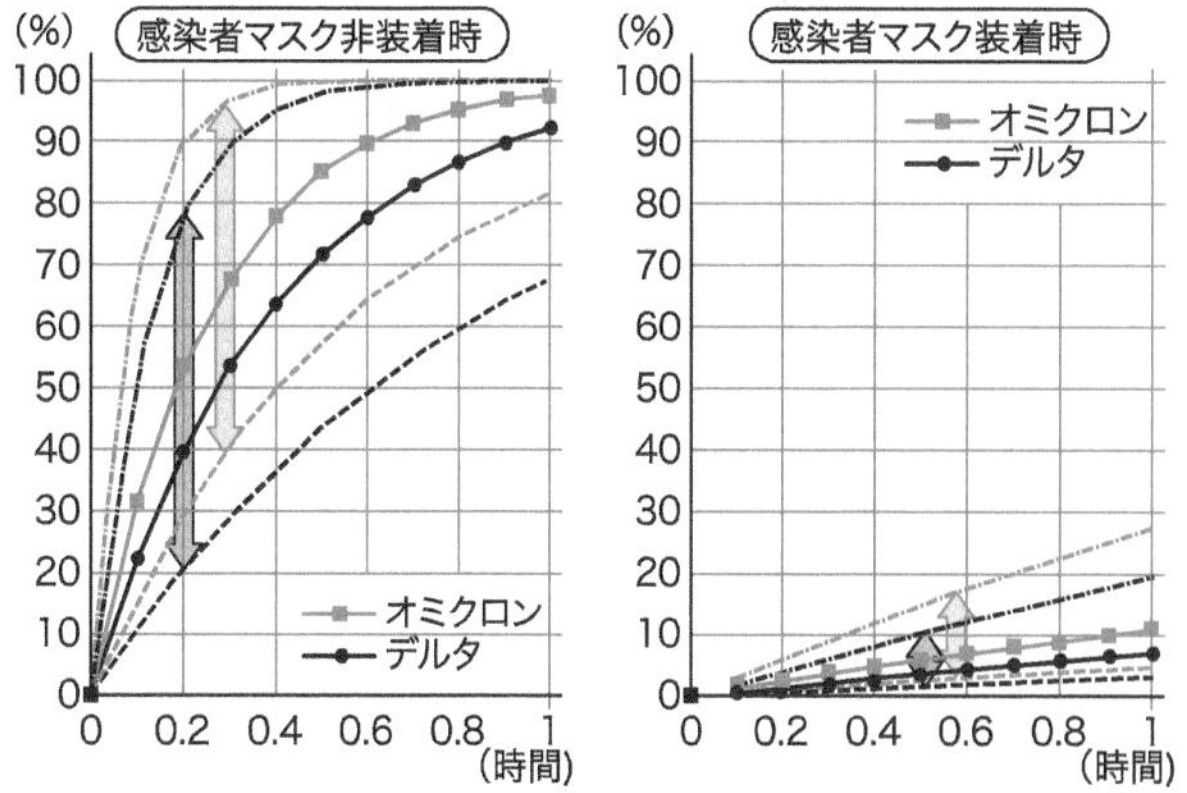

図3-25　15分を超えて喋っている感染者と対面したときの感染リスク

マスクあり：マスクを着用することで上気道に入る飛沫数を3分の1にすることができる。特に大きな飛沫については侵入をブロックする効果は高い。**ただし、20ミクロン以下の小さな飛沫に対する効果は限定的であり、マスクをしていない場合とほぼ同数の飛沫が、気管奥にまで到達する。**

結局、小さな飛沫に対してはマスクをしていても防ぎきれないわけですが、大きな飛沫は防げます。そして、飛沫のサイズが大きければ大きいほど、そこに含まれるウイルス量も増えますので、大きな飛沫をブロックできるのは無意味ではないでしょう。

また、感染者がマスクをすることで、漏れ出る飛沫量を抑えるだけではなく、拡散する距離も非常に短くすることができます。

感染者も非感染者もお互いにマスクをすれば一番感染リスクが低いと言えるでしょう。ただ、「つけ方」で大きな差が出ることは既に指摘したとおりです。また、きっちりフィットさせてマスクをしていても、それで完全にウイルスを防げるわけでもありません。

と、これはあくまでスーパーコンピューターによるシミュレーションを元にした意見ですが、現実世界でマスク着用の有無によりどんな違いがでるのか研究したものはあるのでしょうか。

２０２２年１月25日のＮＨＫの記事では[21]、米国の大学の研究結果が報告されています。


マスクの着用が新型コロナウイルスの感染予防に効果があるかを検証するため、アメリカの大学などのグループがバングラデシュで大規模な調査を行ったところ、マスクの着用率が高い地域では新型コロナに感染する人の割合が低かったとする研究結果を発表しました。

この研究はアメリカ　イェール大学などのグループが行い、科学雑誌の「サイエンス」で発表しました。

グループは、おととし11月から去年４月にかけて、バングラデシュの農村部のおよそ6

00の自治体を対象にマスクを配って着用の啓発を行った自治体と行わなかった自治体で新型コロナウイルスの感染に違いがあるかを調べました。

その結果、マスク着用の啓発を行わなかった自治体ではマスクの着用率は13・3%だったのに対し、啓発を行った自治体では着用率が42・3%と高くなり、新型コロナの感染が疑われる症状が出た人の割合は11・6%低くなっていたということです。

さらに、同年11月11日付のNHKの記事[22]では、米ハーバード大学による研究結果が報告されていますので引用します。

> 新型コロナ対策として行われてきたマスクの着用について、着用義務が解除されたアメリカの学校で、子どもや教職員での感染が大きく増えたとする研究結果をハーバード大学のグループがまとめました。マスクの着用には感染者数を抑え、子どもたちの欠席日数を減らす効果があるとしています。
>
> この研究はハーバード大学などのグループが行い、国際的な医学雑誌「ニューイングランド・ジャーナル・オブ・メディシン」に発表しました。
>
> グループはアメリカ東部のボストン周辺で、ことし2月に学校でのマスクの着用義務を

解除した70の地区と、1教室当たり子どもの人数が多い傾向があり、着用義務を解除しなかった2つの地区の、子どもと教職員合わせておよそ34万人について感染の状況を比較しました。

その結果、着用義務を解除した地区では、およそ3カ月半の間に感染した子どもや教職員は1000人当たり134・4人に上りましたが、着用を続けた地区では66・1人でした。

研究グループは統計的に分析すると、着用義務の解除によって感染者数が1000人当たり44・9人、合わせて1万1900人余り増えたと推定していて、これは感染した子どもや教職員のおよそ3割に上るとしています。

研究グループはマスクの着用で子どもたちの学習や発達が妨げられる明確な証拠はなく、感染者数を抑え欠席日数を減らす効果があり、感染拡大の際には有効な手段だとしています。

これらの研究成果を信じれば、マスクに効果はあると言えるでしょう。

私は、インフルエンザがほぼ壊滅状態になったことからして、マスクに効果はあったのではないかと思っています。インフルエンザの感染経路はコロナと同じだからです。

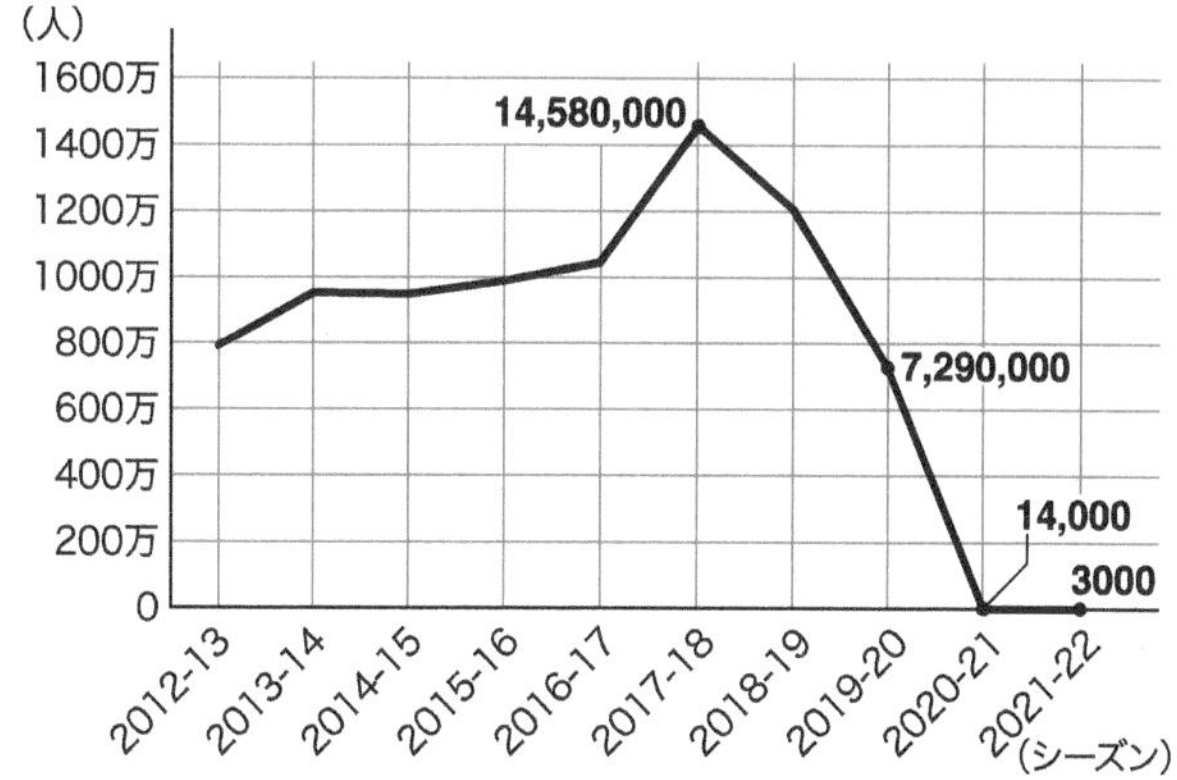

図3-26　インフルエンザの受診者数の推計

もう一度インフルエンザ推計受診者数のグラフを見てみましょう（図３－26）。

２０２０－21シーズンはわずか１万４０００人であり、過去10年のピークであった２０１７－18シーズンの約１０４１分の１です。２０２１－22シーズンはもっと下がってわずか３０００人。２０１７－18シーズンの約４８６０分の１となりました。ほぼ壊滅状態にまで追い込んだと言えますが、これはみんなでマスクを着けたからではないかと思っています。

それでもコロナの感染爆発が生じてしまったのは、感染力がインフルエンザとは桁違いだったからでしょう。

例えば、ダウンジャケットを着ていても、極寒の日はやはり寒いですね。その時に、「寒いからダウンジャケットを着ても意味が無い」と言ったら、「何を言っているのだ」となるでしょう。脱いだら余計に寒いだけです。「マスクをしても意味が無い」というのはそれと同じようなことではないかと思います。つけていても完全に感染を防げるわけではありませんが、大きな飛沫の吐きだし、吸い込みを防ぐことはできるのですから、ノーマスクよりは感染を防ぐ確率は高まります。

とはいえ、みんながマスクをする、という状況はいずれ無くなると思います。それは単に「マスクがうっとうしい」からです。日本でも2023年3月13日からマスク着用が個人の判断となりましたが、花粉の季節ということもあり、そのままつけっぱなしの人が多かったでしょう。私はもともと花粉症なのでもちろんつけっぱなしでした。

違いが出てくるのは夏でしょう。暑いのでマスクを外す人が多数派になるのでは、と思います。そして、既に指摘したとおり、過去3年で共通しているのは、8月に波の頂点が来ることです。この傾向が23年も続くのであれば、ノーマスク多数派の状況で、夏に感染の波が襲ってくることになります。

さらに、それよりも心配なのが冬です。23年の冬は、インフルエンザ復活の兆しが見えました。コロナに対する意識が緩んできたからでしょう。次に訪れる冬は「マスクは個人の判断」の状況です。今までのコロナの傾向が今後も続くのであれば、コロナとインフルエンザが同時に大流行するでしょう。そうなった場合、社会機能が広範囲で麻痺《まひ》すると思います。

コロナやインフルの感染で発熱し、出社できない人が増えるのではないでしょうか。

3　行動制限

コロナの感染経路は飛沫感染が主ですから、人流を抑制すれば、飛沫が飛ぶ機会も減り、その分感染も抑えられると考えられます。そのような観点から、緊急事態宣言や、まん延防止等重点措置（まんぼう）が数次にわたって発令されました。

都道府県によって回数や時期が異なりますので、全国をまとめて分析することができません。そこで、最も感染者数が多い東京都に絞って見ていきたいと思います。東京都における緊急事態宣言とまんぼうの発令状況は次のとおりです。緊急事態宣言が合計4回、まんぼうが合計3回です。

第1回緊急事態宣言　２０２０年４月７日－２０２０年５月25日
第2回緊急事態宣言　２０２１年１月８日－２０２１年３月21日
第1回まん延防止等重点措置　２０２１年４月12日－２０２１年４月24日
第3回緊急事態宣言　２０２１年４月25日－２０２１年６月20日

第2回まん延防止等重点措置　２０２１年６月21日－２０２１年７月11日
第４回緊急事態宣言　２０２１年７月12日－２０２１年９月30日
第３回まん延防止等重点措置　２０２２年１月21日－２０２２年３月21日

これと、内閣官房のサイトにある人流データを重ねてみましょう（図３－27）。このデータは、主要地点の８時と15時の人出及び歓楽街の人出（21時と28時の差）を示したものです。背景グレーが緊急事態宣言期間、横線がまんぼうです。

緊急事態宣言が出ると確かに人流が減っていることが分かります。事前にアナウンスされるからか、宣言期間の少し前から減少が始まります。第１回の緊急事態宣言の際に一番人流が減っており、その後、宣言のたびに人流が減りますが、第１回ほどではありません。

まんぼうは緊急事態宣言と比べると、人流の減りが弱いです。なお、第３回緊急事態宣言と第４回緊急事態宣言の間に、第２回まんぼうが挟まっていますが、ここだけむしろ人流が増えています。ただ、第１回まんぼうの時は減っていますし、第３回まんぼうの際も減っています。緊急事態宣言と比べると相対的に見て増えてしまうということでしょう。

第３回まんぼう後、特に行動制限はされていませんが、主要地点の８時と15時の人出及び歓楽街の人出（21時と28時の差）のいずれも、２０１９年の水準には戻っていないことが分

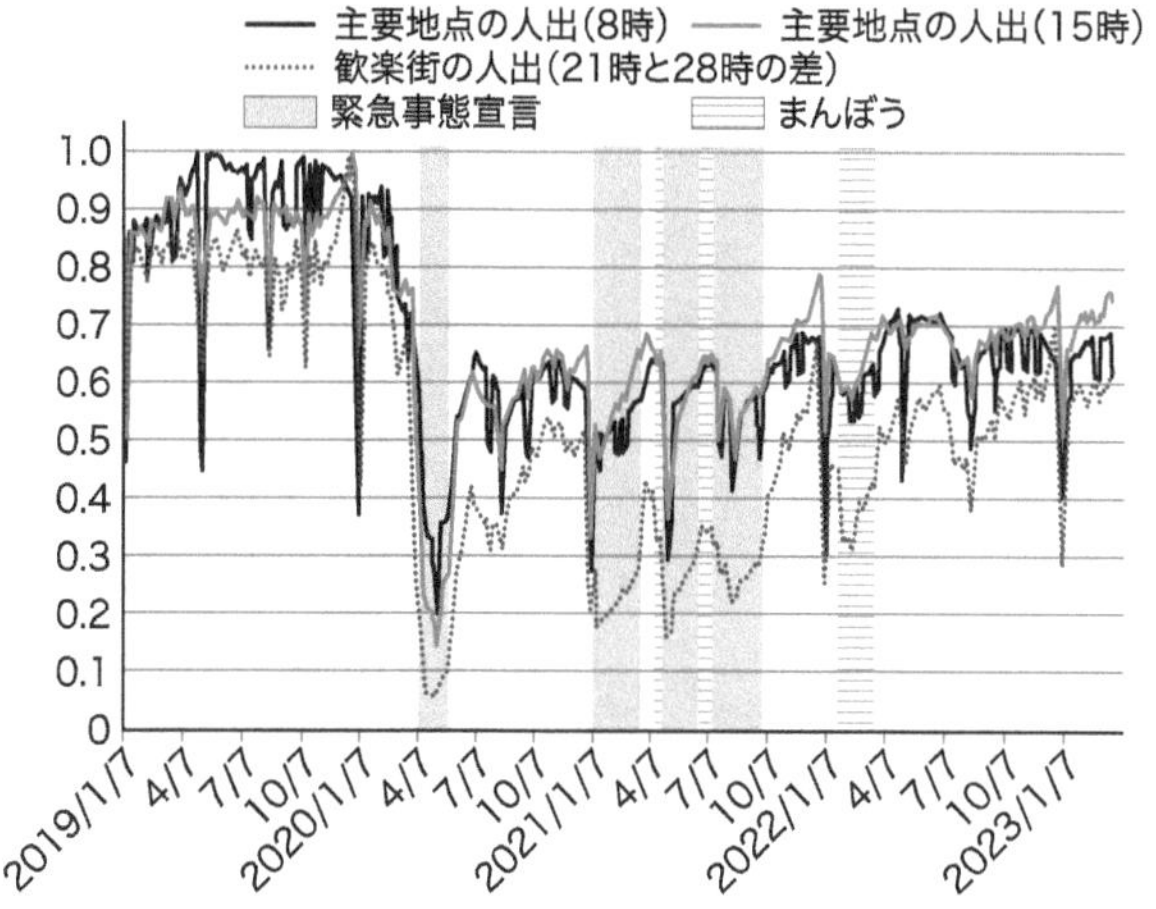

図3-27　東京都における緊急事態宣言・まんぼう期間と人流の推移

かります。

　では、緊急事態宣言とまんぼうによって人流が実際に減ることが判明したところで、今度は東京都の新規感染者数と重ねると何が見えるでしょうか（図３－28）。

　行動制限の効果を見極めるには、「行動制限をした状態」と「行動制限をしなかった状態」と比較する必要があります。さらに、行動制限の有無以外の条件を全て同じにする必要があります。これを現実世界で厳密に実現しようとすると不可能ですが、２０２２年はこれに近い状況がありました。

　22年において行動制限があったのは第３回まんぼうのみであり、それ以降、行

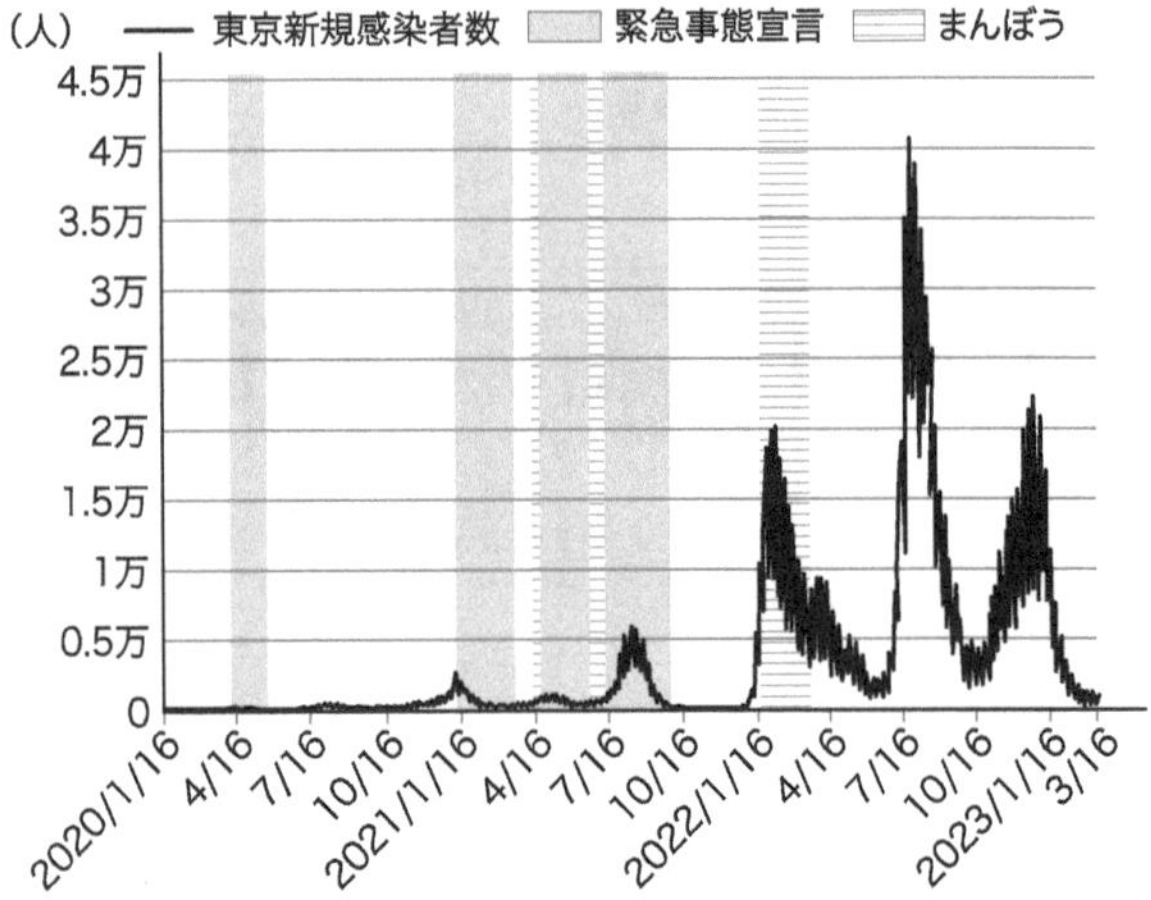

図3-28　東京都の新規感染者数と緊急事態宣言・まんぼう期間

動制限はありません。そして、22年において流行したのはオミクロン株です。厳密にいうと、オミクロン株といっても変異を重ねているため全く同じとは言えないのですが、同じ種類の株ではあります。

そこで、22年以降だけ見てみると、第3回まんぼうが発令された時は6波の最中でしたが、そのピークは2月8日の2万39人です。その後、今まで最大となる第7波がきましたが、1日のピークは6波の約2倍となる4万406人（7月28日）となりました。

さらにその後第8波がきましたが、ピークは12月27日の2万2063人です。

このように、行動制限のあった第6波と比べると、第7波はその約2倍、第8波は

2000人ほど上回りました。

特に、何の行動制限も無かった第7波の感染者数ピークが約2倍となったところを見ると、全く同じオミクロン株ではないということを考慮しても、行動制限をした方が、しなかった場合よりも感染者数を抑え込めるのではないかと思います。

ここで、日本よりももっと厳しい行動制限を実施したヨーロッパに目を向けてみましょう。ヨーロッパの場合、当初全く行動制限をしないノーガード戦法をとったスウェーデンがありますので、それと他国とを比較すれば、行動制限の有無でどれくらいの違いが出るのかが分かりやすいでしょう。まずは2020年のヨーロッパにおける100万人あたり感染者数を多い順に並べたグラフを見てみましょう（図3－29）。

これを見ると、スウェーデンはデータのある49の国または地域のうち17位であり、やや上の方にはいますが、飛びぬけているわけでもありません。しかし、隣国であるノルウェー、フィンランド、デンマークと比較してみると、違った姿が見えてきます。違いが分かりやすい2020年1～8月のこの4か国における新規感染者数の推移を見てみましょう（図3－30）。

このように、感染者数の推移が全く異なります。4か国いずれも同じくらいのタイミング

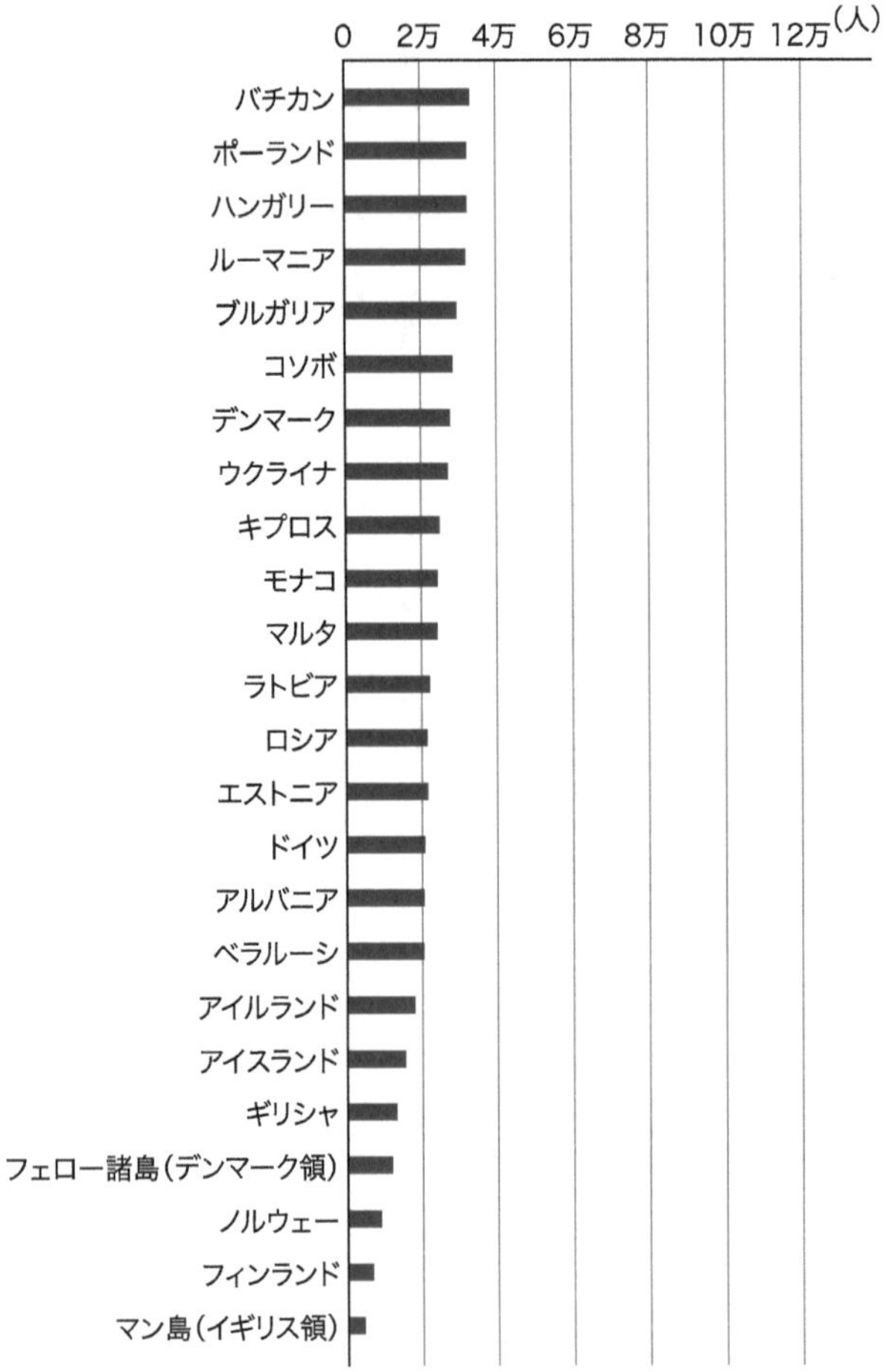

0
2万
4万
6万
8万
10万
12万
(人)
バチカン
ポーランド
ハンガリー
ルーマニア
ブルガリア
コソボ
デンマーク
ウクライナ
キプロス
モナコ
マルタ
ラトビア
ロシア
エストニア
ドイツ
アルバニア
ベラルーシ
アイルランド
アイスランド
ギリシャ
フェロー諸島(デンマーク領)
ノルウェー
フィンランド
マン島(イギリス領)

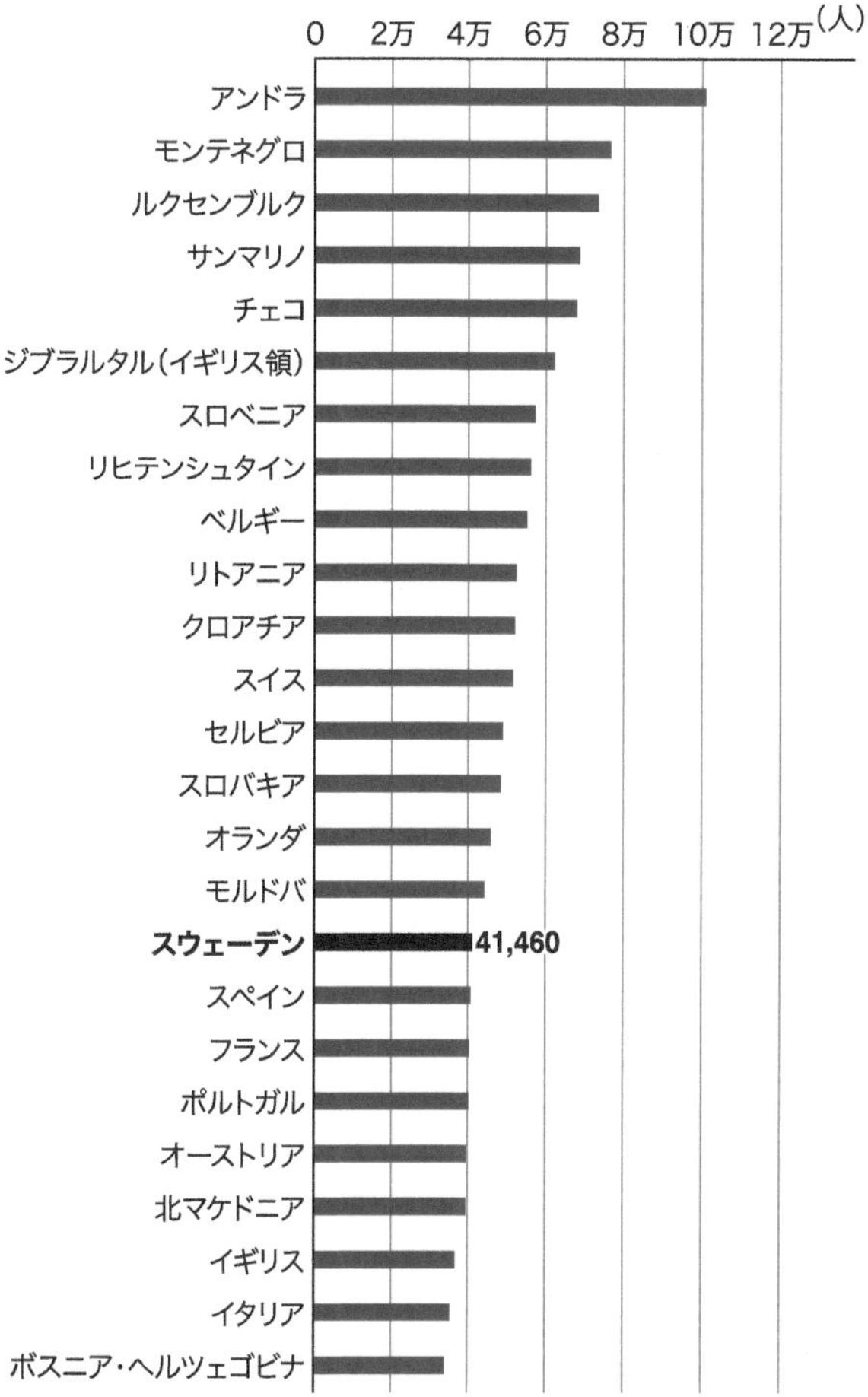

図3-29　ヨーロッパにおける100万人あたりの新型コロナ感染者数、各国比較(2020年)

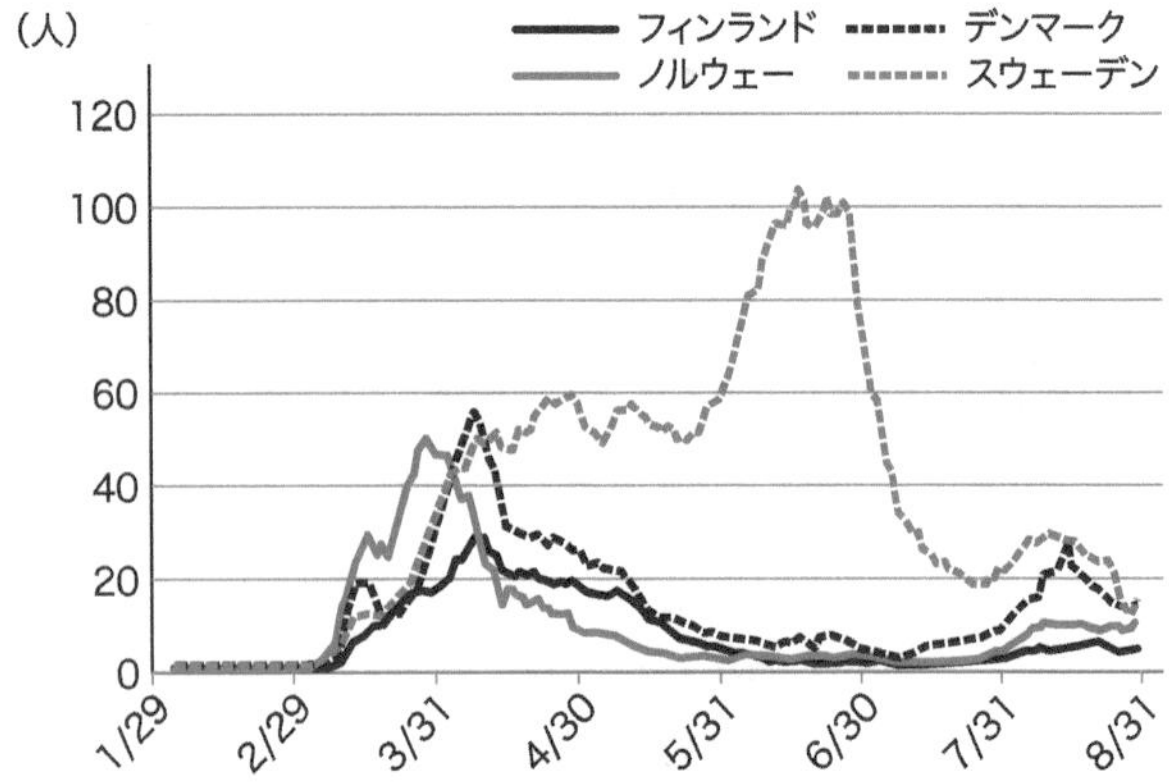

図3-30　北欧4か国における100万人あたりの新型コロナの新規感染者数（2020年1～8月）

で感染者増加が始まりましたが、スウェーデンを除く3か国は減少に転じた一方、スウェーデンは減らず、それどころかさらに高い感染の波を記録しました。隣国同士でこのような違いが生まれる原因は、行動制限の有無以外に無いでしょう。

では、2020年1年間で見るとどうなったのか見てみましょう（図3－31）。

このように、スウェーデンが他を大きく引き離して1位です。ただ、フィンランドとノルウェーに比べると、デンマークも多いです。スウェーデンとデンマークだけ文字通り「桁違い」になっています。デンマークが多いのは、他と比較してPCR検査の回数が多いことも影響しているのではと思います。これは後ほど触れます。

死者数についてはどうでしょうか（図3－32）。

これもスウェーデンが圧倒的に1位です。感染者数よりも差が大きく、ノルウェーの約10・6倍、フィンランドの約8倍、デンマークの約4倍です。

では、この後はどうなったのでしょう。2020～22年の各年の100万人あたり感染者数を並べて比較してみましょう（図3－33）。

このように、21年になると、この4か国の中ではデンマークが1位になりました。さらに、22年には、スウェーデンは最下位となり、デンマークが圧倒的1位になっています。

20～22年の3年間の100万人あたり累積感染者数の推移を見てみましょう（図3－34）。

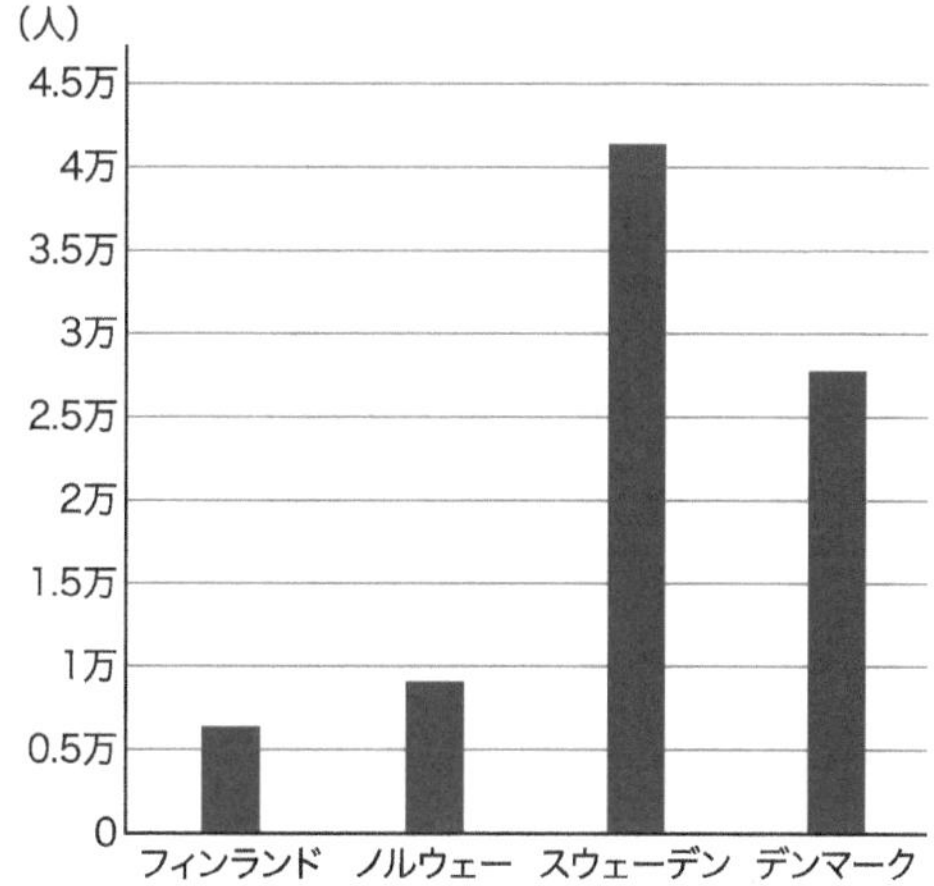

図3-31　北欧4か国における100万人あたりの新型コロナの感染者数（2020年）

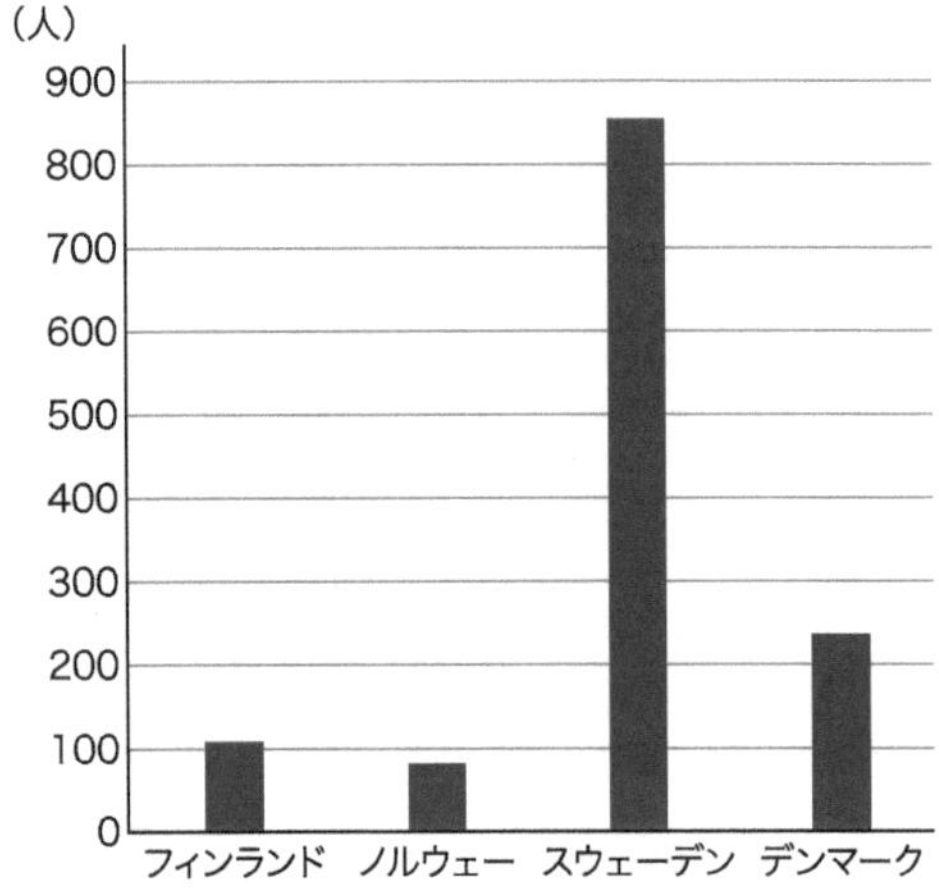

図3-32　北欧4か国における100万人あたりの新型コロナの死者数(2020年)

このように、デンマークが急激に感染者数を伸ばし、他3国を大きく引き離しています。デンマークの伸びが凄すぎて霞《かす》んでしまうのですが、ノルウェーとフィンランドの伸びも凄まじく、結局スウェーデンを追い越しています。

線の推移を見れば分かるとおり、当初ノーガード戦法で臨んだスウェーデンが他3国を大きく引き離していましたが、2022年になって急激に他3国が伸び、累積でスウェーデンを追い越す、という結果となりました。

では、100万人あたりの死者数についてはどうでしょうか。これも、各年ごとに並べて見てみましょう（図3-35）。

2020年はスウェーデンが圧倒的1位、21年も1位です。21年でも2位のデンマークの

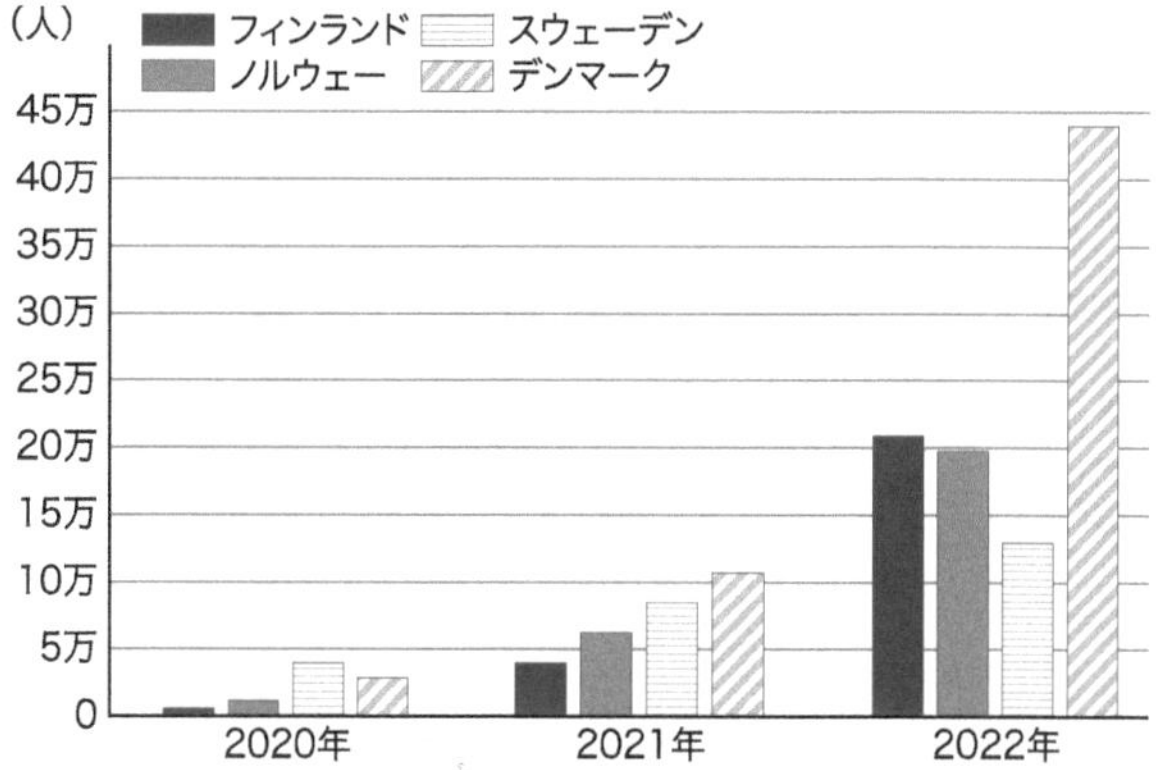

図3-33　北欧4か国における100万人あたりの新型コロナの感染者数、年ごとの推移

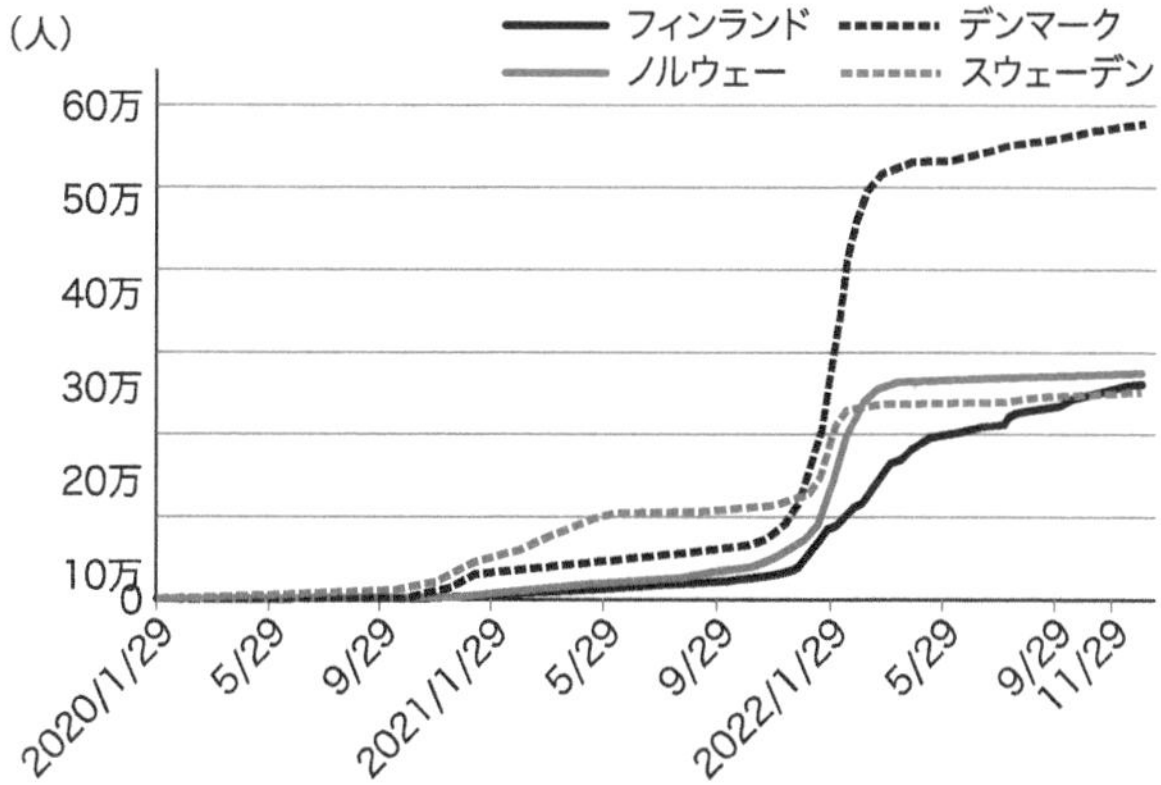

図3-34　北欧4か国における100万人あたりの新型コロナの新規感染者数の累積

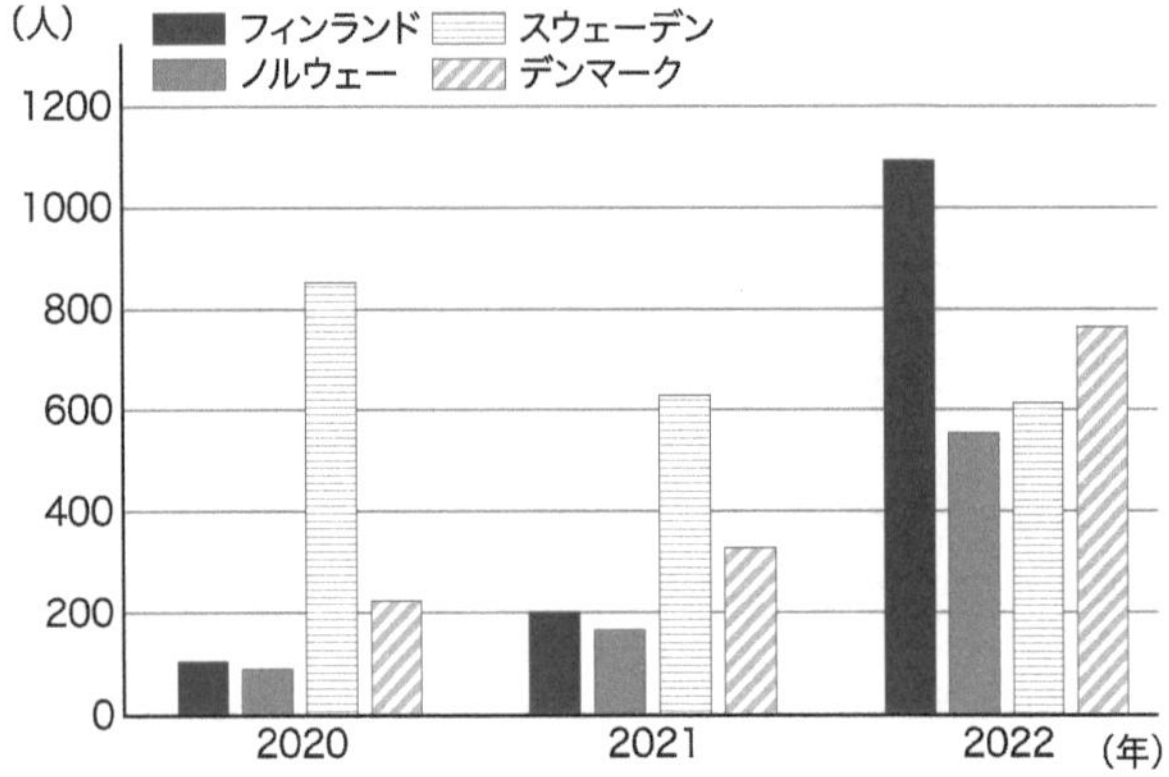

図3-35　北欧4か国における100万人あたりの新型コロナの死者数、年ごとの推移

2倍近くありますので、その差は非常に大きいです。ところが、22年になると、フィンランドが急激に増えて1位になりました。スウェーデンは下から2番目になりました。

では、3年間累積で見てみるとどうなるでしょう（図3-36）。

累積で見ると、まだスウェーデンが1位であり、かつ、他3国との差も大きいです。

このように、100万人あたり感染者数で見ると、スウェーデンは他3国に追い抜かれましたが、100万人あたり死者数ではまだ1位です。ワクチンも無い時期にノーガード戦法を取ったため、多くの死者を出してしまったことが影響していると言えるでしょう。振り返ってみるとやはり無謀だったのではないかと思います。

このように、スウェーデンと隣国との比較か

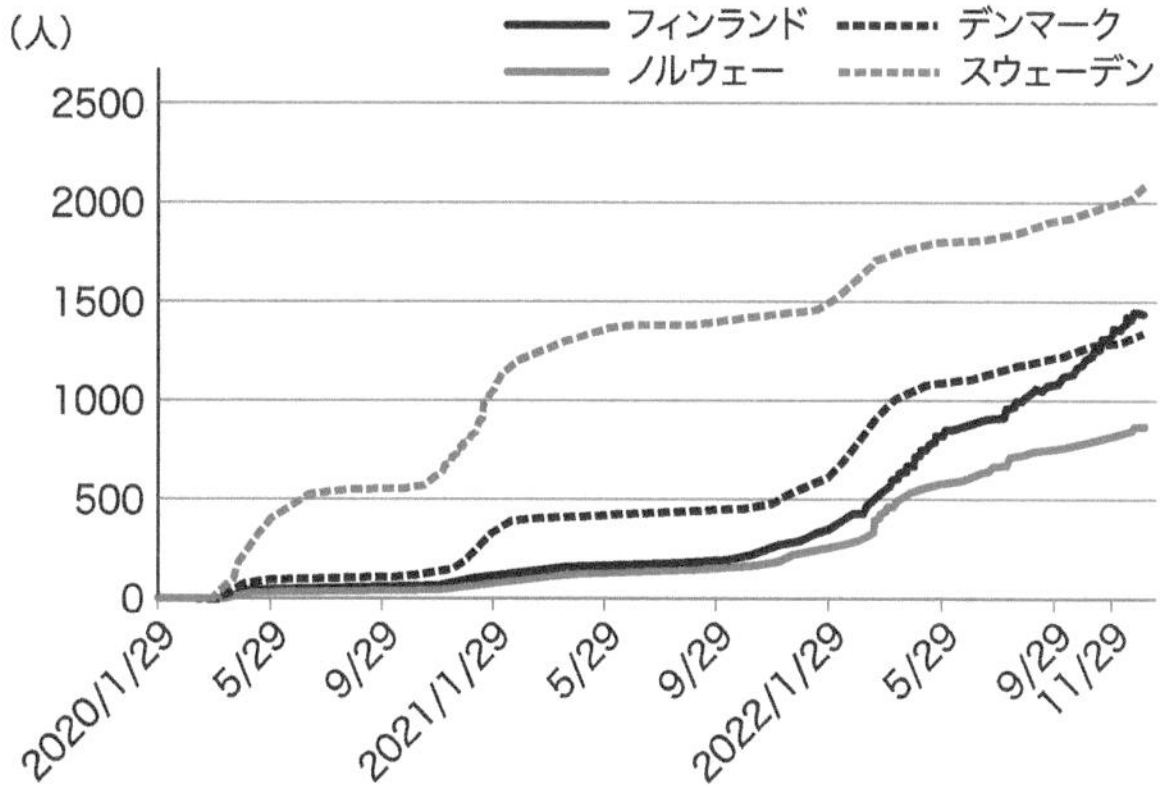

図3-36　北欧4か国における100万人あたりの新型コロナの死者数の累積

らすると、行動制限に効果はあったと言ってよいでしょうが、これをまたやるのは無理ではないかと思います。後の章で触れるとおり、客観的に見て財政的・金融的に無理なのですが、何よりも気持ちの面で無理でしょう。

私がコロナ禍で学んだのは、「人間の我慢には限界がある」ということです。今後感染状況がどれだけ悪化しても、強い行動制限は国民から支持されないでしょう。

4　PCR検査

厚労省HPにある「診療の手引き[23]」には、新型コロナの潜伏期・感染可能期間について下記の記載があります（太字は引用者）。

> 潜伏期は1～14日間であり、曝露《ばくろ》から5日程度で発症することが多い。ただし、オミクロンは潜伏期が2～3日、曝露から7日以内に発症する者が大部分であるとの報告がある。
>
> **発症前から感染性があり、発症から間もない時期の感染性が高いことが市中感染の原因となっており、ＳＡＲＳやＭＥＲＳと異なる特徴である。**

ＳＡＲＳやＭＥＲＳは新型コロナと同じ「コロナウイルス」に分類されるものですが、他の人に感染させるのは発症してからです。他方、新型コロナは発症前から感染性を有します。これがこのウイルスの最も厄介な特徴と言ってよいかもしれません。

発症した後なら、学校や仕事を休んで家でおとなしくしているでしょうから、他人に感染させる危険性が下がります。しかし、発症前なら動き回れますので、その分、感染させる可能性が飛躍的に高まります。

したがって、感染拡大を抑え込もうとする場合、発症者だけではなく、発症者と濃厚接触した者にまで広くＰＣＲ検査を実施し、隔離する必要が生じます。

この必要性を痛感させたのが、東京都台東《たいとう》区の永寿《えいじゅ》総合病院におけるクラスター発生でした。同病院では、２０２０年３～４月頃、患者や職員ら２００人以上がコロナに感染し、患者43人が死亡しました。21年5月27日付朝日新聞の記事[24]によると、同病院ではある病棟にて

2月下旬から3月中旬までに10人のスタッフが発熱で欠勤し、その全員が、発熱で「誤嚥性肺炎」と診断され状態が悪化していた患者のケアに携わっていました。スタッフは院内の感染制御部に相談しましたが、当時はPCR検査の実施要件が厳格に定められていた（湖北省への渡航歴がある人等の限定があった）ため、経過を見るしかなかったようです。

その後の経過について、同病院自身が作成した報告書[25]を見てみますと、同病院で初めてPCR検査が実施されたのは同年3月21日、対象は発熱した患者2名で、結果が判明したのは2日後の23日、陽性でした。その後、順次患者とスタッフにPCR検査を実施していき、全ての結果が得られるまでに9日以上を要しました。

同年4月9日の報告時点では入院患者94名、スタッフ69名の陽性が確認されましたが、その後も新たに入院患者とスタッフの感染が判明し、5月9日の最終的な累計で、患者109名、スタッフ83名の陽性、患者43名は死亡という結果になりました。

同病院はこのような結果になった要因を複数挙げていますが、早期診断がされなかったことを最初に挙げています。同病院の報告書から引用します（太字は引用者）。

——当院のアウトブレイクが発生した当時はあまり広く認識されていませんでしたが、**新型コロナウイルス感染症は、発熱や風邪症状が出現する前にすでに強い感染力を持っています。**

さらに、感染しても無症状の場合も多く、気付かないうちに拡がる危険性の高い感染症です。また、急性期病院では、発熱や肺炎を起こす他の病気を持つ患者さんは珍しくなく、**その中から、上に述べたような特徴を持つ新型コロナウイルス感染症の患者さんを判別するためには、ＰＣＲ検査が必須となります。**しかし、多くの病院と同様に、当院はＰＣＲ検査の設備を持たないため、迅速な診断ができず、このことも感染拡大の一因であったと私どもは考えております。

永寿総合病院と対照的な経過となったのが、国内初のクラスター発生となった和歌山県の済生会有田病院でした。

２０２０年６月30日付朝日新聞の記事によりますと、同病院が異変に気付いたのは同年２月の初め。２人の外科医師が相次いで体調不良を訴え、コロナへの感染が疑われました。その情報は同月12日に和歌山県庁に伝えられ、県は素速く管轄の保健所に状況把握とＰＣＲ検査を指示。翌13日には仁《に》坂《さか》吉《よし》伸《のぶ》知事が記者会見を開き、ＰＣＲ検査をした外科医の感染確認を発表。その後、同僚医師と入院患者３人も陽性だったと判明しました。

ポイントは、渡航歴のある人に限定していた厚生労働省の基準に従わず、柔軟にＰＣＲ検査を即断したことです。当時は検査能力が足りなかったため、和歌山県は大阪府の協力を得て、2月25日までに、病院スタッフ、入院患者だけではなく、出入り業者なども含めて合計４７４人を検査し、新たな感染者がいないことを確認しました。陽性が確認された患者については18日までに全員転院させ、隔離を終了。死者は０でした。

このように、早期の検査と隔離を実施したことが、感染拡大を防いだ最も大きな要因でしょう。しかし、この国内初のクラスター事案で得られた貴重な教訓は、その後に発生した永寿総合病院のクラスターには生かされませんでした。ＰＣＲ検査の対象を渡航歴のある人に限定せず、早期の検査と隔離を実施していれば、被害の拡大を防げたのではないかと思います。

２０２０年10月11日付東京新聞『「ＰＣＲが受けられない」訴えの裏で…　厚労省は抑制に奔走していた』という記事[26]では、厚労省によってＰＣＲ検査が抑制されていた事実が指摘されています。重要部分を引用します。

「ＰＣＲ検査は誤判定がある。検査しすぎれば陰性なのに入院する人が増え、医療崩壊の危険がある」—。新型コロナウイルスの感染が拡大していた5月、厚生労働省はＰＣＲ検査拡大に否定的な内部資料を作成し、政府中枢に説明していたことが、民間団体の調査で判明した。国民が検査拡大を求め、政権が「件数を増やす」と繰り返していた時期、当の

厚労省は検査抑制に奔走していた。（中略）
文書では「ＰＣＲ検査で正確に判定できるのは陽性者が70％、陰性者は99％で、誤判定が出やすい」と説明。仮に人口１００万人の都市で１０００人の感染者がいるとして、全員に検査した場合、感染者１０００人のうち３００人は「陰性」と誤判定され、そのまま日常生活を送ることになる。一方、実際は陰性の99万９０００人のうち１％の９９９０人は「陽性」と誤判定され、医療機関に殺到するため「医療崩壊の危険がある」とする。
これに対し、医師や保健所が本人の症状などで「検査が必要」と判断した１万人だけに絞ると、「陽性」と誤判定されるのは１００分の１に減る。
ただ、この厚労省の理屈は、無症状者が感染を広げる事態に対応できない。４月には既に経路不明の院内感染や施設内感染が各地で発生。また、厚労省は４月、陽性でも軽症や無症状ならホテルや自宅で療養できるとしていた。検査拡大で陽性者が増えても、医療崩壊に直結したかは疑問だ。（以下略）

この厚労省が作成した文書と同趣旨の主張を繰り返す医師がツイッター上で散見された記憶があります。私はそれを見て「検査が当たる確率の方がはるかに高いのにわざとそれを無視しているな」という印象をもっていました。

では、本当にＰＣＲ検査は少なかったのでしょうか。「Our World in Data」の１０００人当たり新規検査数で確認してみましょう。なお、この項目について、２０２２年６月で更新が止まっているため、比較可能なのは20年と21年のデータのみです。

まずは２０２０年から見てみましょう（図３－37）。

この項目のデータが確認できる１１６か国中、日本は87位。１０００人あたり36回です。トップのルクセンブルクは日本の約72倍である２５８３回。Ｇ７のトップは７位のアメリカで、日本の約21倍である７６５回です。

次に２０２１年を見てみましょう（図３－38）。

こちらについて、データが確認できるのは１３１か国ですが、日本はそのうちの81位。１０００人あたり１８９回。トップのキプロスは約１０８倍の２万４９６回。Ｇ７トップはイギリスで６位。日本の約27倍の５１０６回です（なお、デンマークは２０２０年に３位、21年は５位です。先ほど見たスウェーデン等４か国の比較において、デンマークの感染者数が多かったのは、この検査回数の多さも影響したのだと思います）。

世界と日本のＰＣＲ検査数は全く比較にならない、と言ってよいでしょう。この数字だけを見ると、「異常」というしかありません。

しかし、ちょっと視点を変えてみましょう。検査数だけを単純に見てよいものでしょうか。

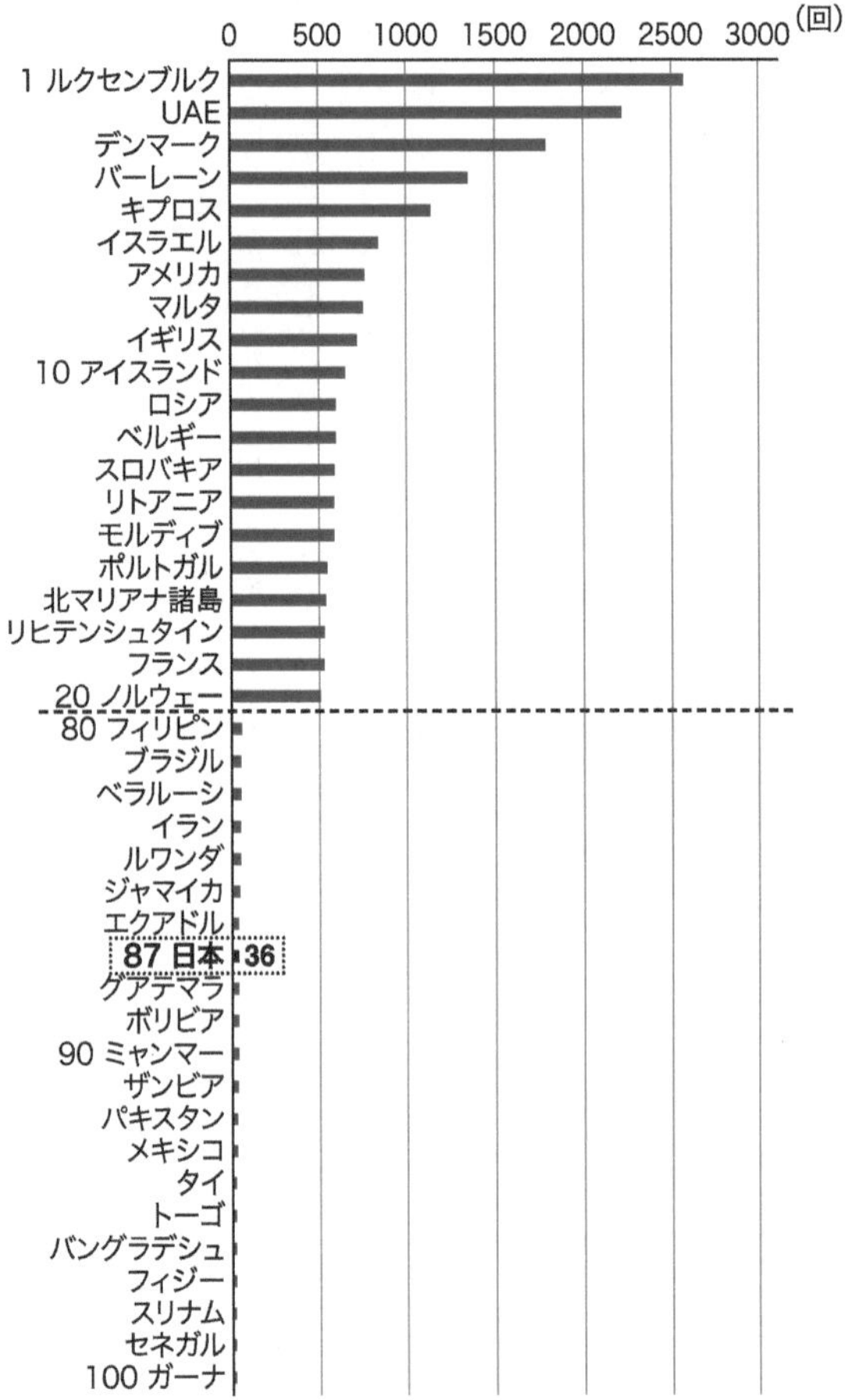

図3-37　1000人あたりの新規検査数の各国比較（2020年）

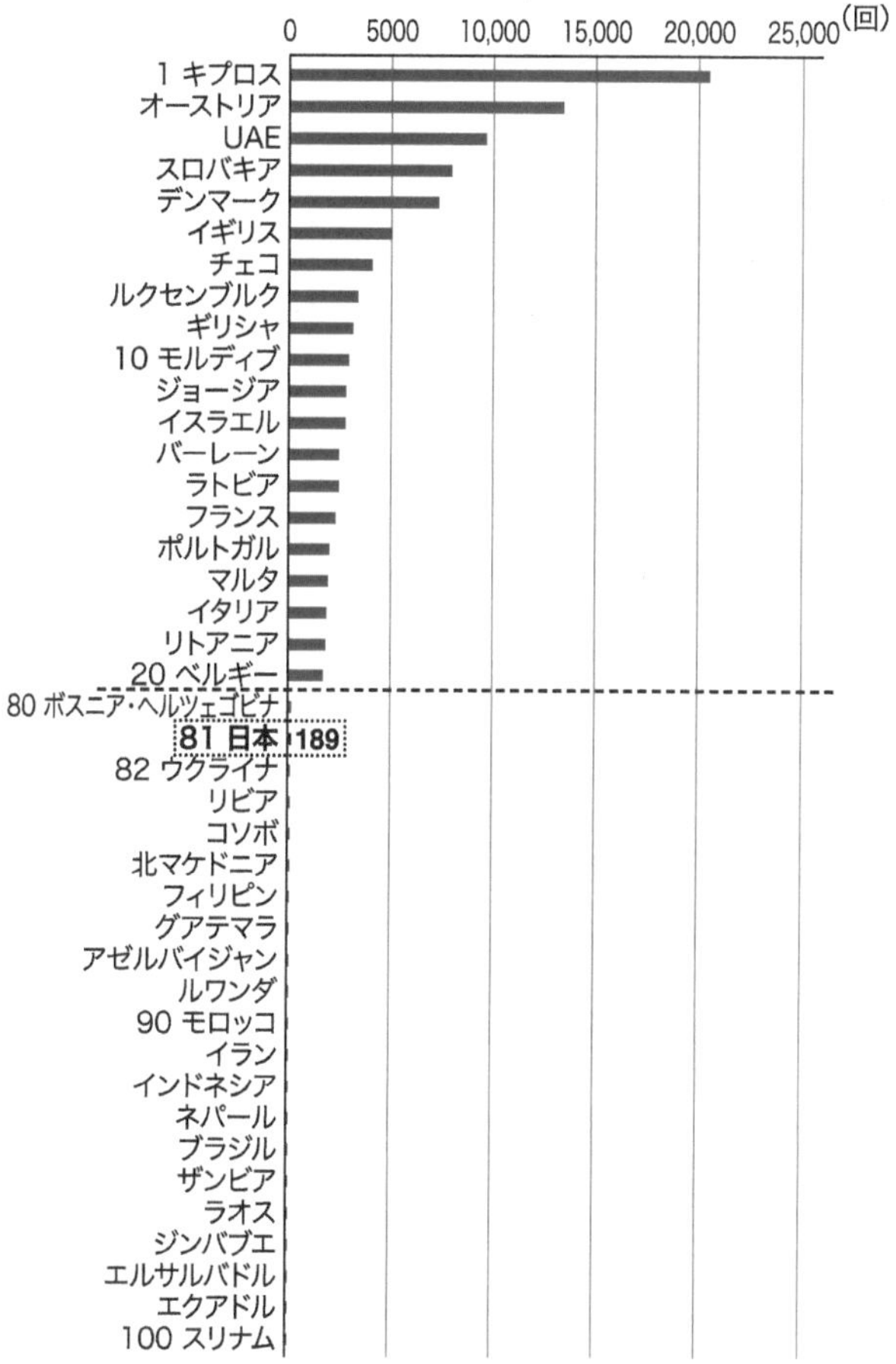

図3-38　1000人あたりの新規検査数の各国比較（2021年）

本当に感染者が少なければ、発症や発症者との接触をきっかけに検査を受けようという人も当然少なくなりますので、検査回数も減ります。したがって、単に検査数を比較するのではなく、「検査が足りていたのか」がより重要と言うべきでしょう。そして、検査が足りていたのかは陽性率によって分かります。

そこで、1年の合計新規感染者数を総検査数で割った値を「陽性率」として算出し、低い順からならべて比較してみましょう。

まずは2020年から（図3-39）。

これを見ると、データが取れる113か国中（グラフでは50位までを表示）、日本は5・13%で35位。上位です。G7で日本より上にいるのは21位のカナダ（3・15%）しかいません。なお、第一章の2では、厚生労働省が公表しているデータを用いて陽性率を算出し5・22%でしたが、これを上記グラフにあてはめても順位は変わりません。

次に、2021年はどうでしょうか（図3-40）。

データの取れる120か国（グラフでは50位までを表示）中、日本は36位で6・39%。前年に引き続き上位にいます。G7に絞ると、イタリア、フランス、カナダが日本より上位にいます。なお、厚労省のデータで算出すると6・35%、これをグラフにあてはめても順位は変わりません。

このように、陽性率で見ると、決して悪い数字ではありません。これは、本当に感染者が少なかったからでしょう。多ければもっと陽性率が上がっていたはずです。

しかし、第一章の2で指摘したとおり、厚生労働省のデータで算出すると、オミクロン株の感染が大爆発した2022年は陽性率が46・05％と、50％に近づきました。文字通り桁違いであり、全く検査が追いついていません。

ここで、厚生労働省が公表している検査実施人数を年で区切って確認してみましょう（図3－41）。

2021年は20年と比較して検査実施人数が約5・2倍。22年はさらにその2・5倍となりました。22年と20年を比較すると、約13・2倍です。検査を増やす努力はされてきたと言えます。

そして、陽性率からすると、21年までは、他国と比較しても、「PCR検査が著しく足りない」とまでは言えませんでした。しかし、22年は陽性率が50％近くに達してしまったことからしても、全く検査が足りず、膨大な感染者を取りこぼしたと言えるでしょう。22年の検査実施人数は5912万7162人。同年10月時点の総人口は1億2494万7000人ですから、[27] 1000人あたり検査実施人数を算出すると、473人です。

2022年の「Our World in Data」では1000人あたり検査のデータ更新が6月で止

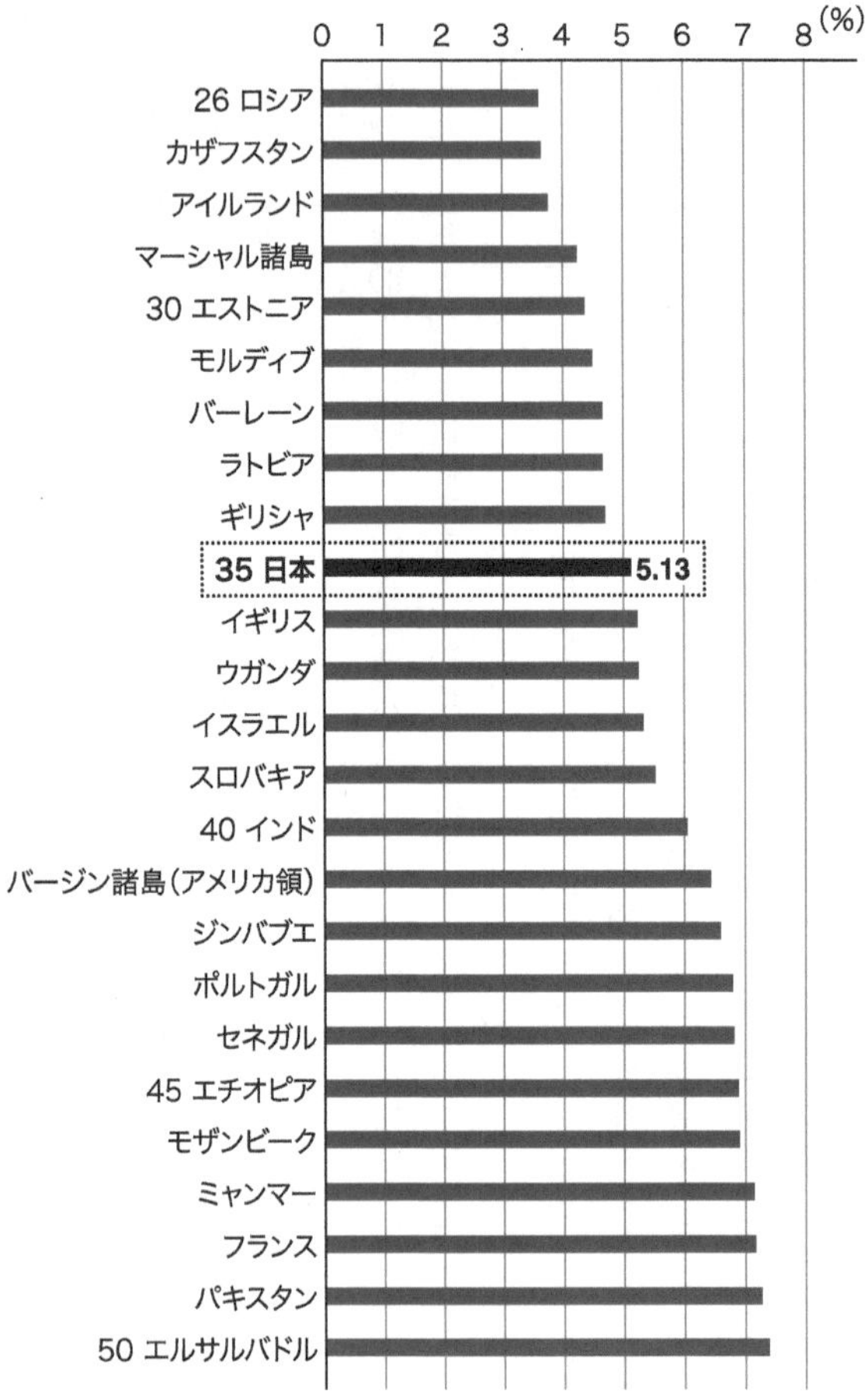
0
1
2
3
4
5
6
7
8
(%)
26 ロシア
カザフスタン
アイルランド
マーシャル諸島
30 エストニア
モルディブ
バーレーン
ラトビア
ギリシャ
35 日本
5.13
イギリス
ウガンダ
イスラエル
スロバキア
40 インド
バージン諸島(アメリカ領)
ジンバブエ
ポルトガル
セネガル
45 エチオピア
モザンビーク
ミャンマー
フランス
パキスタン
50 エルサルバドル

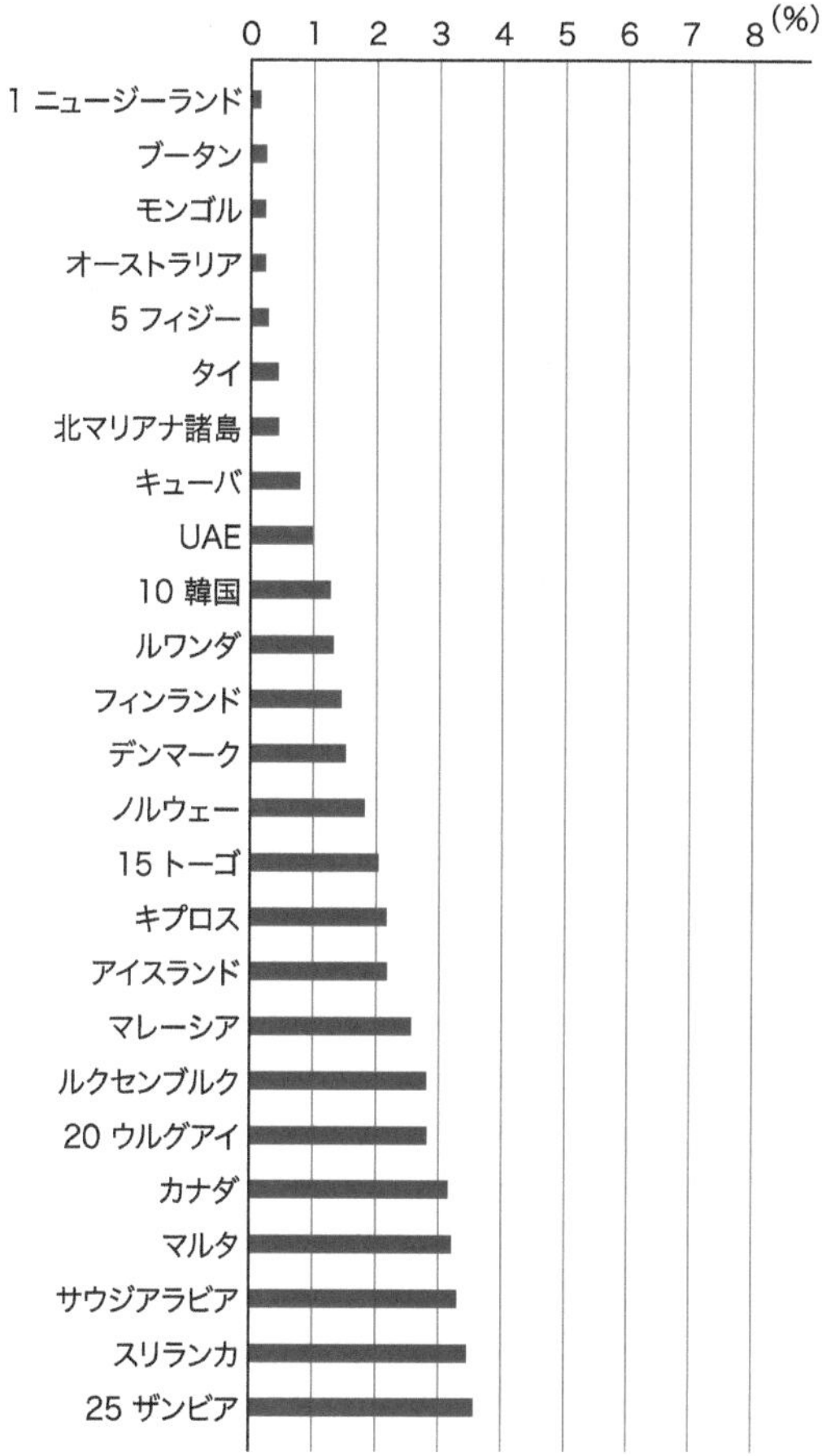

図3-39　陽性率（2020年）

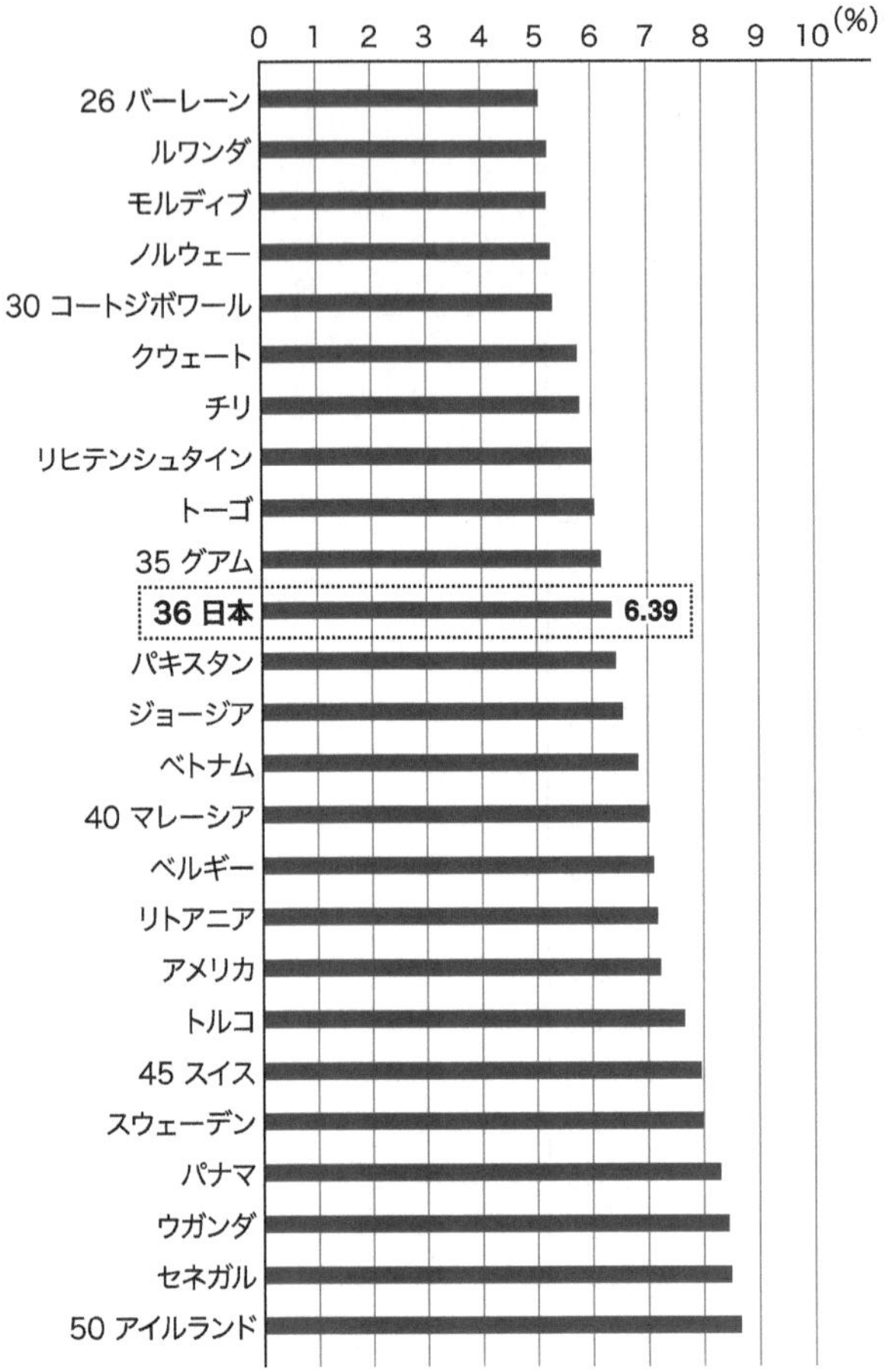
0 1 2 3 4 5 6 7 8 9 10 (%)
26 バーレーン
ルワンダ
モルディブ
ノルウェー
30 コートジボワール
クウェート
チリ
リヒテンシュタイン
トーゴ
35 グアム
36 日本
6.39
パキスタン
ジョージア
ベトナム
40 マレーシア
ベルギー
リトアニア
アメリカ
トルコ
45 スイス
スウェーデン
パナマ
ウガンダ
セネガル
50 アイルランド

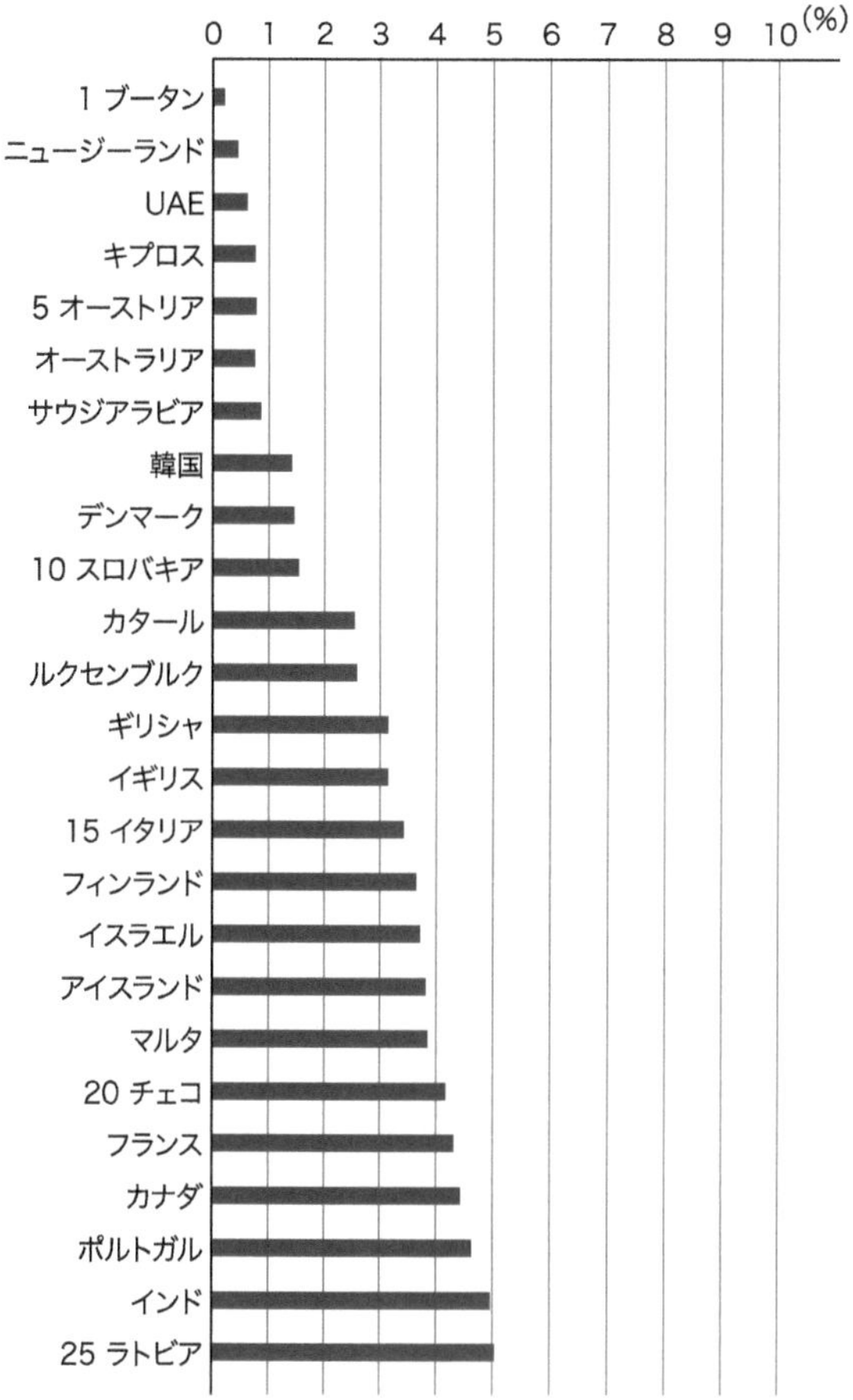

図3-40　陽性率(2021年)

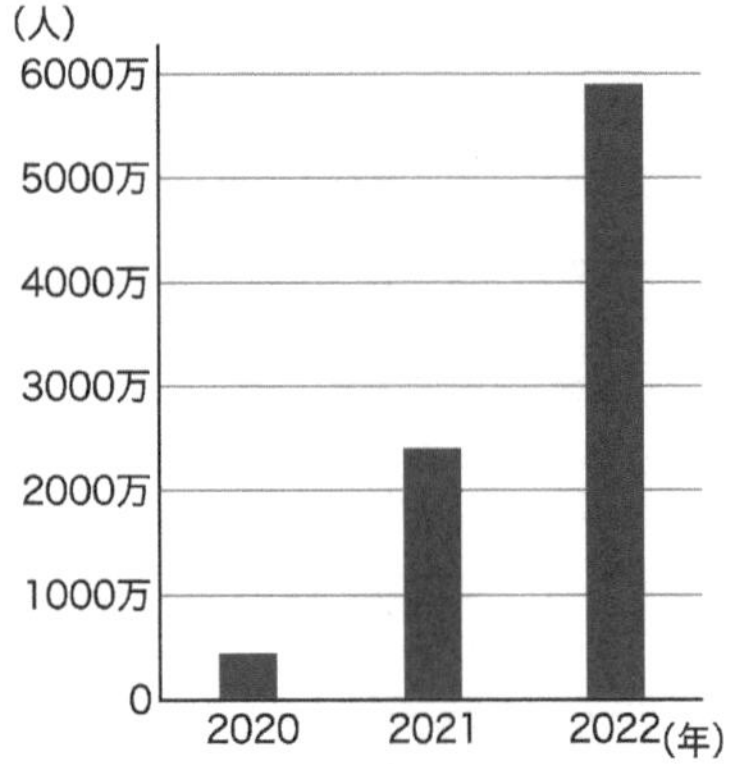

図3-41　年ごとの総検査実施人数

まっており、比較ができないので、代わりに21年のデータで見てみると、1位のキプロスが2万4 96、G7トップのイギリスが6位で5106ですから、これらと比較しても、やはり22年の日本の1000人あたり検査数473は少ないです。イギリスの約11分の1しかありません。

20年と21年はたまたま本当に感染者が少なかったので、陽性率も低く済みましたが、22年に異次元の感染力を持つオミクロンが登場したことで、他の先進国並みに検査数を増やしてこなかったツケを払う羽目になりました。

ところで、日本が検査に消極的だったのは、大量のコロナ患者に対応する余裕が医療に無かったからという指摘も耳にします。そして、たしかに感染の波が襲ってきた際、盛んに「医療崩壊」が報道されました。

なぜ「医療崩壊」が起きたのか、今度はその点について見ていきましょう。

第四章　医療崩壊

1　救急搬送困難事案

コロナ禍になって「医療崩壊」が叫ばれるようになりましたが、それが一番よく分かるのは救急搬送困難事案の件数でしょう。

救急搬送困難事案とは、救急隊による「医療機関への受入れ照会回数4回以上」かつ「現場滞在時間30分以上」の事案として、各消防本部から総務省消防庁に報告があったものです(1)。令和2（2020）年3月30日分から集計が始まり、1週間ごとの数字が公表されています。それ以前のデータはありません。コロナ禍に合わせて集計が始まったデータと言えるでしょう。まずはその推移を見てみましょう（図4－1）。

感染の波に合わせて救急搬送困難事案が増減するのが分かります。第8波は、感染者数の

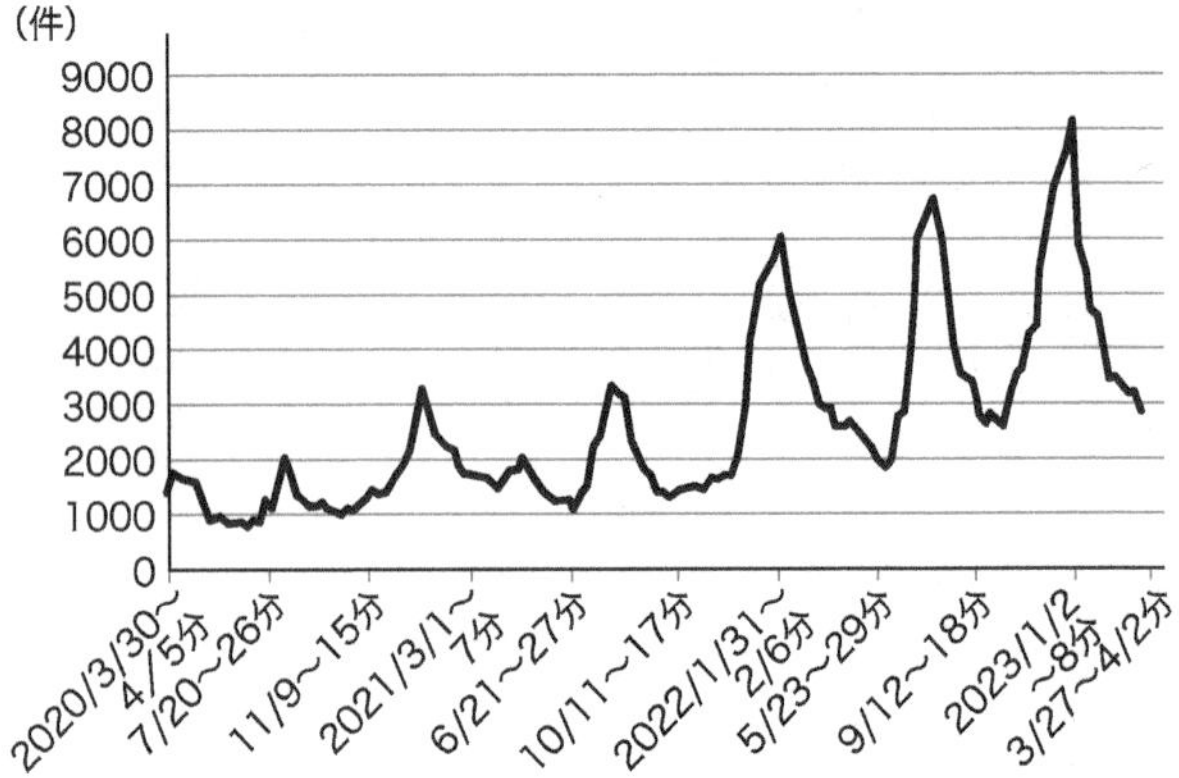

図4-1　救急搬送困難事案の件数

ピークで言えば第7波を下回りましたが、救急搬送困難事案の数では、第7波を上回っています。ピーク時の数字を比較すると、第8波の方が1000件以上多いです。

次にこれを年で区切って見てみましょう（図4-2）。

年々増えているのが分かります。2022年は20万6987件であり、前年の倍以上になりました。また、23年はまだ3カ月分しかありませんが、20年（9カ月分）を既に上回っています。

ではこの救急搬送困難事案の中に、コロナ疑い事案はどれくらい含まれるでしょうか。コロナ疑い事案の件数もカウントされるようになったのは、21年の3月29日の週からです。そちらを確認してみましょう（図4-3）。

ピークは第7波の週2万8873件です。第8波は

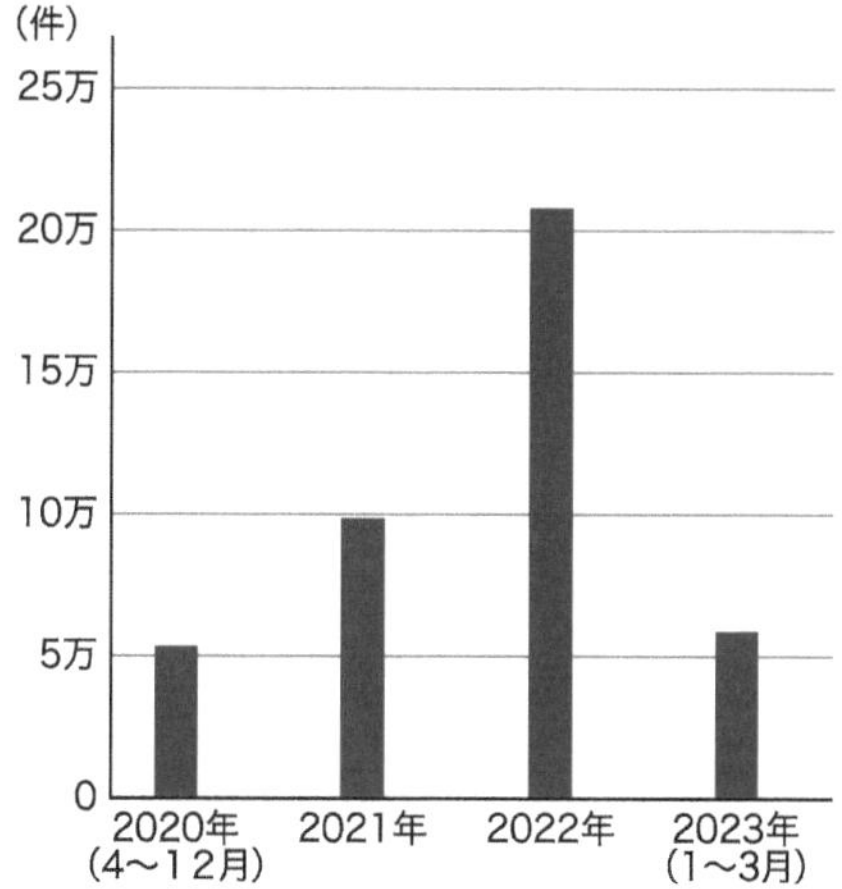

図4-2　救急搬送困難事案の件数

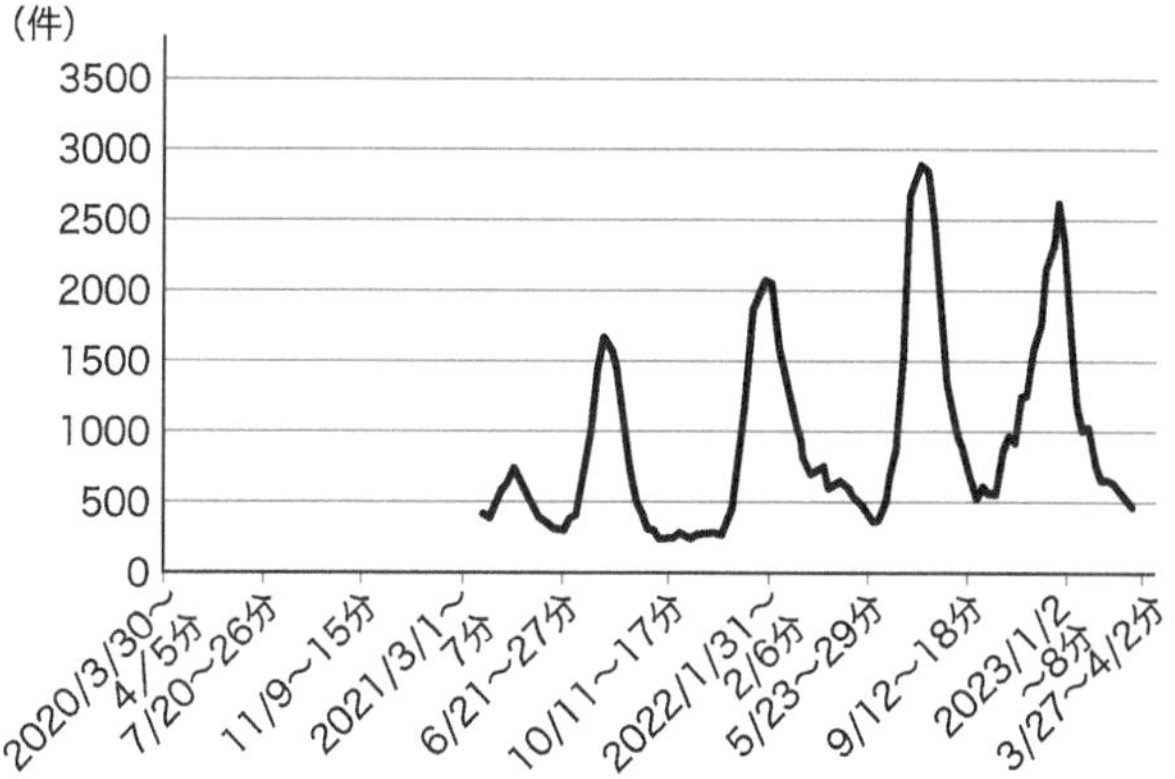

図4-3　新型コロナ疑い事案で救急搬送困難となった件数

ややそれを下回りました。では、これは救急搬送困難事案の何%を占めているのでしょうか。救急搬送困難事案の件数（左軸）に、コロナ疑い件数の割合（右軸）を重ねたグラフを見てみましょう（図4－4）。

これを見ると、波に合わせてコロナ疑い事案の割合が増減しており、第5波のピーク時は50%を超えました。

ここで気になるのは、その後、各波における救急搬送困難事案のピークが第5波のピークよりも著しく増加する一方で、コロナ疑い事案の割合が下がっているということです。コロナ疑い事案の最も多かった第8波では、その割合は最大でも34・56%であり、第5波のピークを下回ります。これはなぜでしょうか。

ひとつの可能性として考えられるのは、たくさんのコロナ患者を救急搬送で受け入れた結果、コロナではない患者の受け入れにもしわ寄せがいったのではないかということです。そうすると、コロナ疑い以外の救急搬送困難事案が増えますので、コロナ疑い事案の全体に対する割合は下がるでしょう。あとはPCR検査が追いつかなかったことも影響したかもしれません。

ところで、この調査の注釈には気になる記載があります。「これらのうち、医療機関への搬送ができなかった事案はない」[2]と書かれているのです。しかし、受け入れ先がどうしても

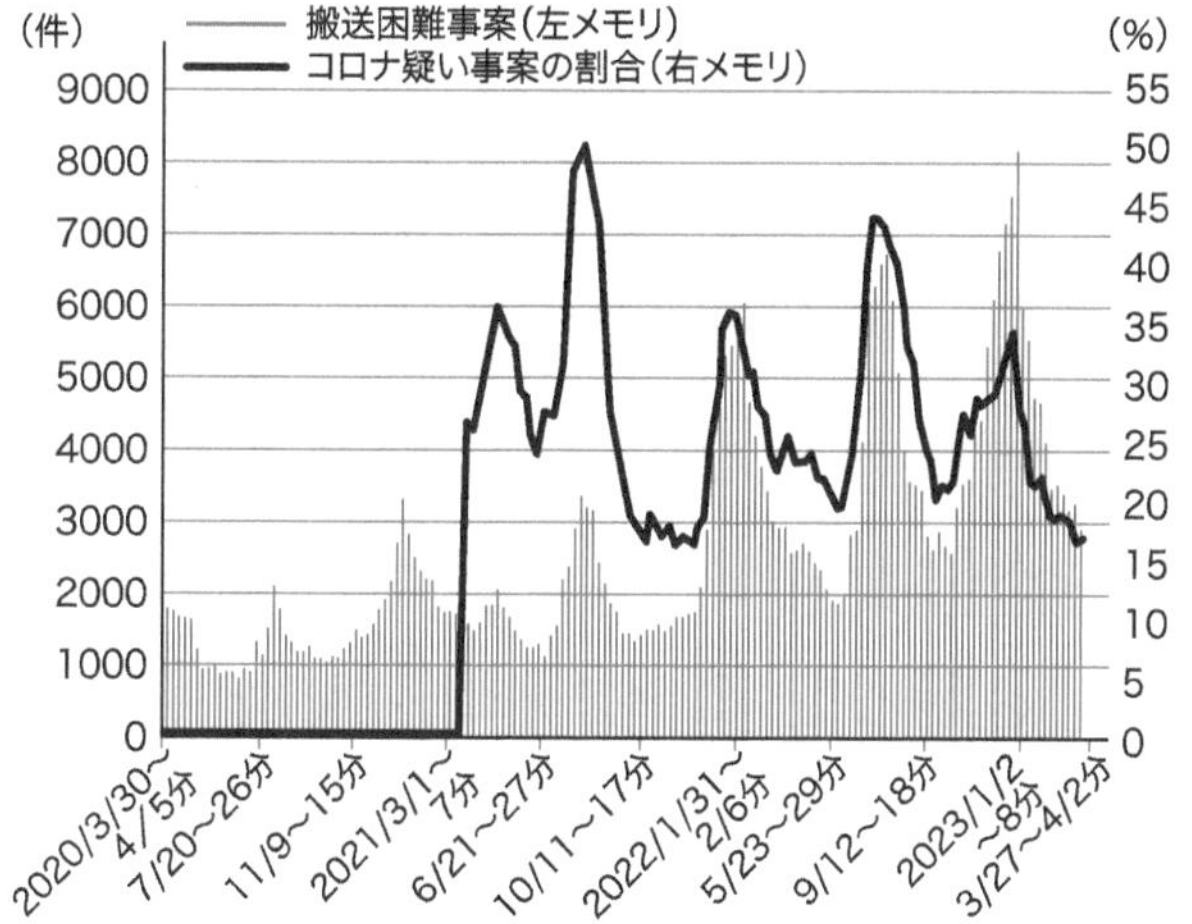

図4-4　救急搬送困難事案数とそれに占めるコロナ疑い事案の割合

見つからず、搬送できなかった事案はあるはずです。

現に、2022年8月5日付東京新聞の記事「コロナ感染　100回電話、入院できず10時間後に死亡…都内80代男性　病床使用率50％台なのになぜ…」[3]では、搬送先が見つからずに自宅で亡くなった方の例が書かれています。一部引用します（太字は引用者）。

新型コロナウイルスの第7波が拡大する中、東京都内では感染で容体が悪化しても救急搬送が極めて困難な状況となっている。7月末には高齢のがん患者の搬送先が見つからず、感染判明から10時間後に自宅で亡くなった。都が公表する病

床使用率は50％台と数字上は空きがあるものの、訪問診療の医師は「なぜ入院できないのか」と憤りの声を上げる。（小川慎一）

7月28日午後9時前、品川《しながわ》区内のマンション一室で、救急隊員がスマートフォンで電話をかけていた。感染し容体が悪化した男性（83）の搬送先を探し、既に2時間を超えていた。駆けつけた区内の「ひなた在宅クリニック山王」の田代和馬《たしろかずま》院長が**「100件ぐらいかけたか」と聞くと、隊員は「100件以上かもしれない」**。「昨年の夏（第5波）と同じか」との院長の問いに、隊員は「それ以上ですね」と言った。（中略）

自宅療養中の感染者約60人を診る新宿《しんじゅく》区の「新宿ヒロクリニック」の英裕雄《はなぶさひろお》院長によると、7月下旬に白血病の女性（82）が感染して容体が悪化し、搬送先が見つかるまで午後4時～翌朝10時まで18時間かかった。その間、救急隊が酸素吸入を続け、100件以上の病院に問い合わせたという。

英院長は「**これまでも病床使用率が50％を超えると、まず緊急入院できないというのが現場での感覚。夜間に入院先を見つけるのはほぼ不可能だ**」と語る。

東京都内で新型コロナの患者用の病床使用率が50％台なのに、入院先が見つからない例が相次ぐ背景には、受け入れ側の医師、看護師の感染や濃厚接触による就労制限の急増がある。

都医師会の猪口正孝《いのくちまさたか》副会長は「うちの病院も職員の10％が出勤できない」と説明。「それぞれの医療機関が受け入れ態勢の限界に達している。ベッドは空いており、有効に使いたいが、一気に（患者が）なだれ込んで受け止められない。本当にはがゆい状態」という。

４日の都モニタリング会議などによると、新規感染者数の１～１・５％に当たる３００～４００人が日々、入退院する。その際、手続きや感染対策、検査、消毒などで通常の患者より多くの人手や時間を要し、医療機関の負担も増大している。

さらに、入院調整を担う都の担当者は「コロナが重症でなくても既往症が重いと、受け入れ先が限られる」と指摘。関係者によると、亡くなった男性の場合、末期がんを理由に数病院が受け入れに難色を示したという。加えて、**夜間は都の入院調整本部の電話回線が69から10に減り、調整を翌朝に持ち越す例が少なくない。**（加藤健太）

救急搬送困難事案の定義は救急隊による「医療機関への受入れ照会回数４回以上」かつ「現場滞在時間30分以上」です。しかし、この記事のケースは１００件以上かけたというのですから、それをはるかに上回っています。そして、結局どこにも搬送できませんでした。

また、英院長が「これまでも病床使用率が50％を超えると、まず緊急入院できないという

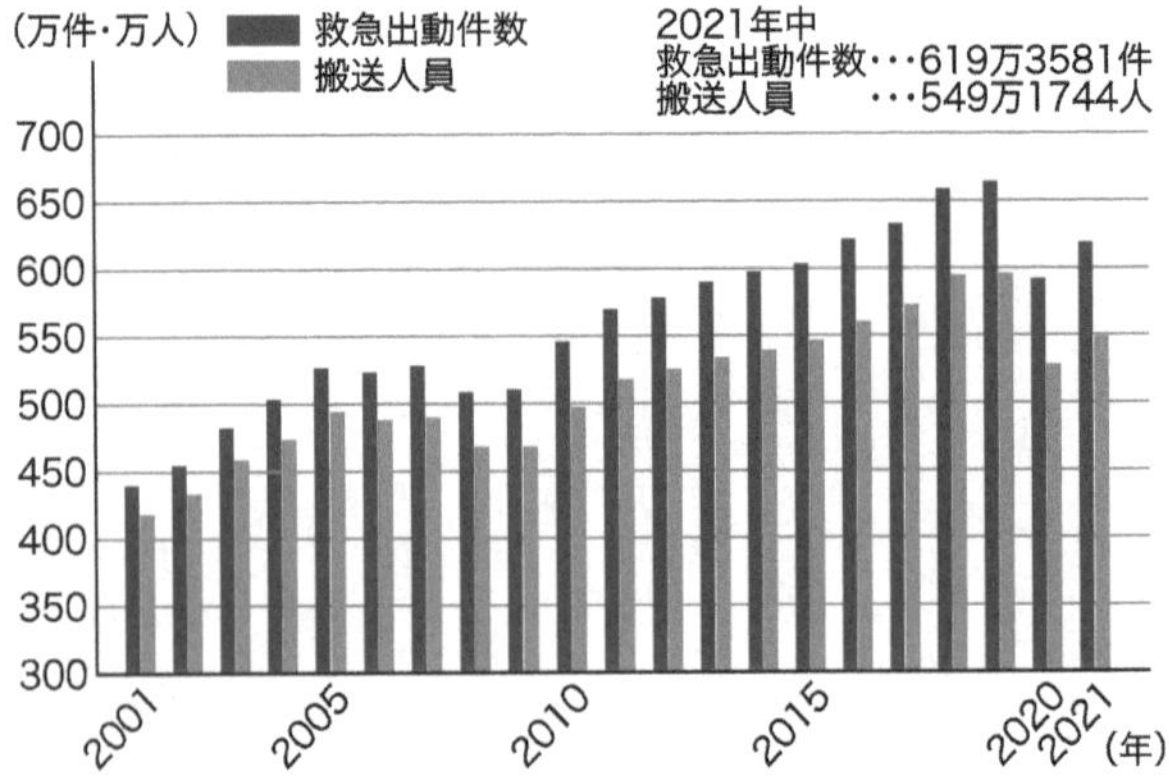

図4-5　救急車による救急出動件数及び搬送人員の推移

のが現場での感覚。夜間に入院先を見つけるのはほぼ不可能だ」と語っている点もポイントです。そういうケースではどうするのでしょう。搬送を諦《あきら》めているのではないでしょうか。

つまり、この救急搬送困難事案の統計は、「搬送できなかった事案」が含まれていないのではないか、ということです。仮にそうだとすると、現実はもっと悲惨です。

救急搬送困難事案だけではなく、救急搬送全体に目を向けてみるとどうなるでしょうか。救急車による救急出動件数及び搬送人員の推移を見てみましょう[4]（図4－5）。なお、現在のところ、令和3（2020）年までの統計しか公表されていません。

出動件数、搬送人員共に、コロナ禍以降に急減しています。これは行動制限が影響したのかもし

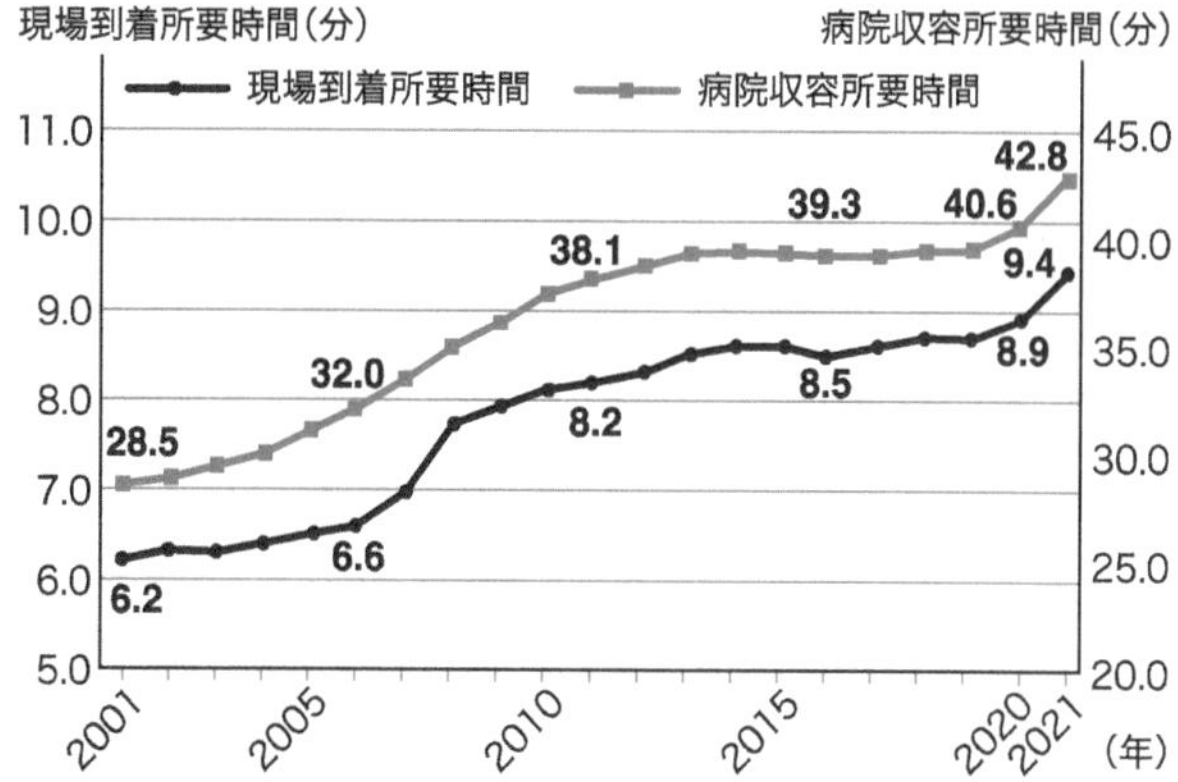

図4-6　救急車の現場到着所要時間及び病院収容所要時間の推移

れません。

ここで注目してもらいたいのが、コロナの前からずっと増加傾向にあったことです。２００１年の出動件数は４４０万件ですが、コロナ禍直前の２０１９年の出動件数は６６４万件であり、わずか18年の間に、出動件数が約１・５倍になっています。これは、高齢化の影響です。高齢者が増えればそれだけ事故や急病が増えるからです。

なお、「搬送人員」の方には、「搬送できなかった人員」は含まれていないのではないかと思います。

次に、現場到着所要時間及び病院収容所要時間の推移を見てみましょう（図４－６）。

こちらは、件数の方と異なり、コロナ禍以降の現場到着所要時間、病院収容所要時間いずれも急増しています。

救急隊は、現場に近い隊から順に出動要請がきます。同じ時間帯に出動要請が被《かぶ》ると、より遠くの隊に出動要請せざるを得なくなるため、現場到着時間が遅れます。そして、病院収容所要時間は、受け入れ先の病院がなかなか見つからないとどんどん伸びます。

コロナは異常な感染力を持っていることから、院内感染を防ぐため、患者を隔離する必要があります。したがって、コロナ疑い患者を受け入れ可能な病院は、患者を隔離できる人的・物的規模の余裕のある大きな病院に限られるでしょう。そういった病院の数は多くはありませんから、すぐに埋まってしまい、空いているところを探すのに時間がかかります。その調整をしている間は、他の出動要請に応じることができません。そのため、救急隊への出動要請が被りやすくなり、現場到着時間が遅れますし、病院収所要容時間も長くなるのでしょう。

救急搬送件数自体は減っているのに、現場到着所要時間及び病院収容所要時間が伸びているのは、こういったことが要因でしょう。

そして、こちらも、コロナ禍のはるか前から、時間が右肩上がりに伸び続けていることに注目です。コロナ前の２０１９年時点で、現場到着所要時間は８・７分、病院収容所要時間は39・５分でした。(5) 18年前の２００１年は、それぞれ６・２分と28・５分でした。それと比較すると、いずれも約1・4倍になっています。

このように、救急搬送に関する統計を確認してみると、コロナの前から、医療のひっ迫状況は年々悪化していたことが分かります。その大きな要因は高齢化です。そこへ、コロナが襲ってきてさらに悪化した、ということです。

なお、搬送できなかった場合、病院収容までの所要時間は算出することができません。したがって、当然ながら、病院収容所要時間の統計には、「搬送できなかった事案」は含まれていないでしょう。

どうしてこんな状況になったのか、原因を探ってみましょう。

2　病床多くして医師少なし

「日本の病床数は世界トップクラス」という話はよく耳にします。まずはそれをOECDのデータで確認してみましょう（図4－7）。

ここにはOECD加盟国中37か国のデータがありますが、日本は1000人あたり病床数12・84で1位です。2位の韓国も同じくらいの水準であり、日韓が飛びぬけて多いことが分かります。フランスの倍以上あります。

では、医師数についてはどうでしょうか。1000人あたり医師数を見てみましょう（図4－8）。

こちらは31か国分のデータがありますが、日本は下から3番目です。1位のオーストリアの半分以下です。

この1000人あたり病床数と1000人あたり医師数のデータを利用して、「医師1人あたり病床数」を出してみると、次のとおりです（図4－9）。

日本はデータ算出可能な30か国中1位です。韓国も同じくらいの水準であり、他の国を大きく引き離しています。3位のハンガリーよりも2・5倍以上多いです。「病床多くして医師少なし」ということがよく分かると思います。

これが医師の長時間労働を引き起こす大きな要因となっています。「令和元年　医師の勤務実態調査[6]」から、病院勤務医の週労働時間の区分別割合のグラフを引用します（図4－10）。

このグラフの令和元（2019）年調査の方の数字を見てみましょう。週60時間以上の勤務医の割合を足し上げていくと、37・8％になります。

週の法定労働時間は40時間ですから、週の労働時間が60時間超ということは、毎週20時間超は残業していることになります。そして、1カ月はだいたい4週間ですから、毎月80時間残業となります。80時間はいわゆる過労死ラインです。**すなわち、病院常勤勤務医の約4割**

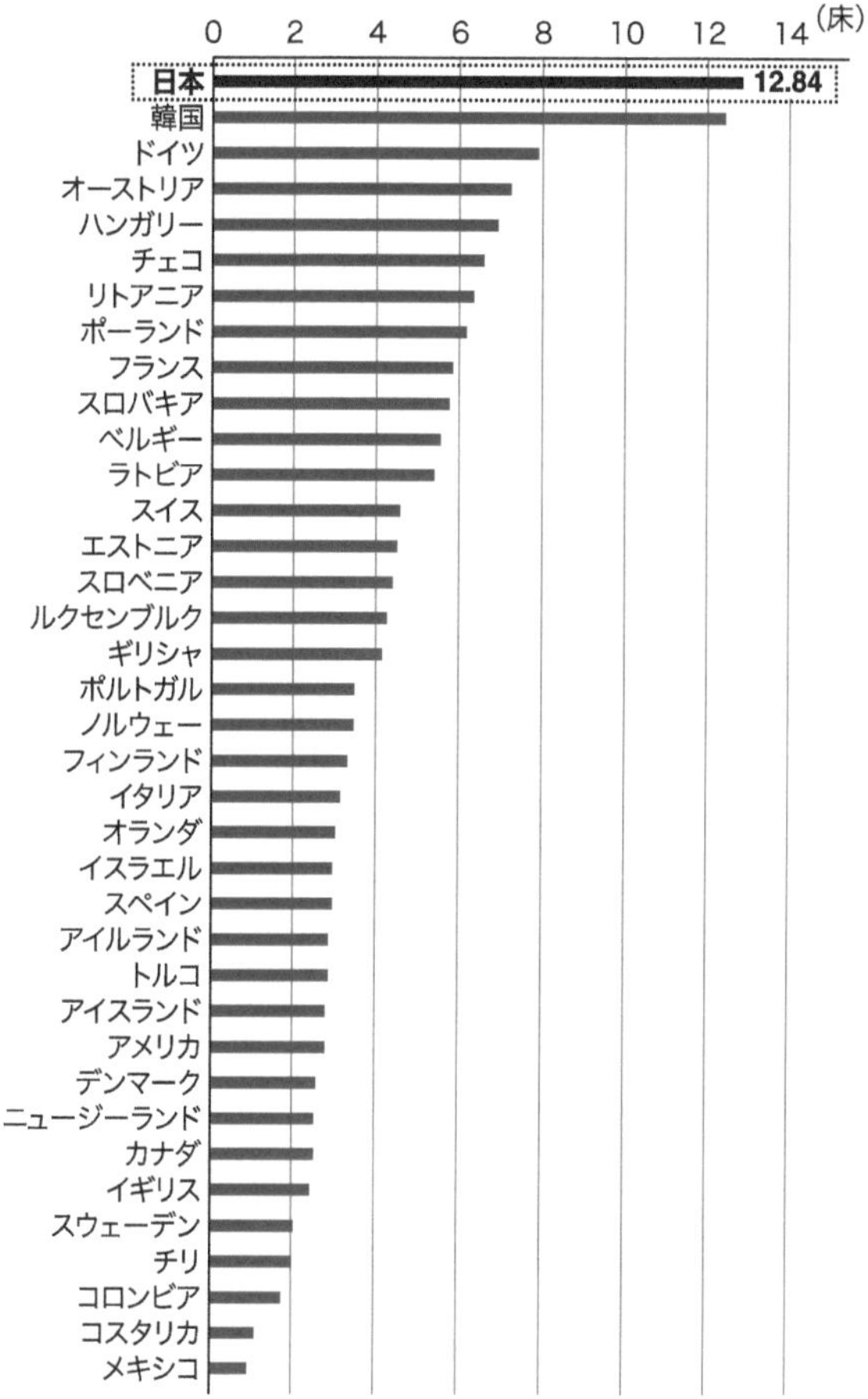

図4-7　人口1000人あたりの病床数の各国比較(2019年)

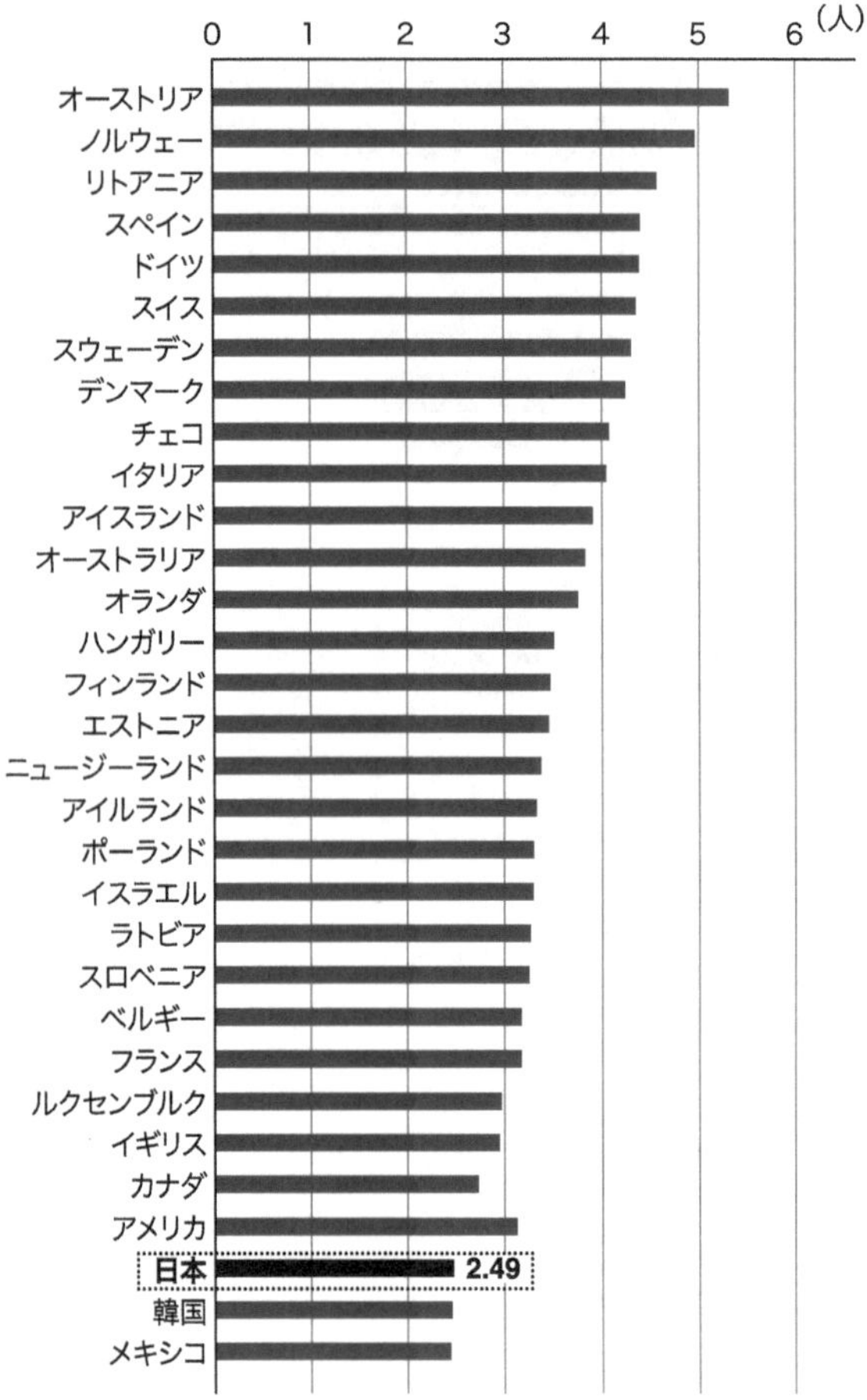

図4-8　人口1000人あたりの医師数の各国比較（2019年）

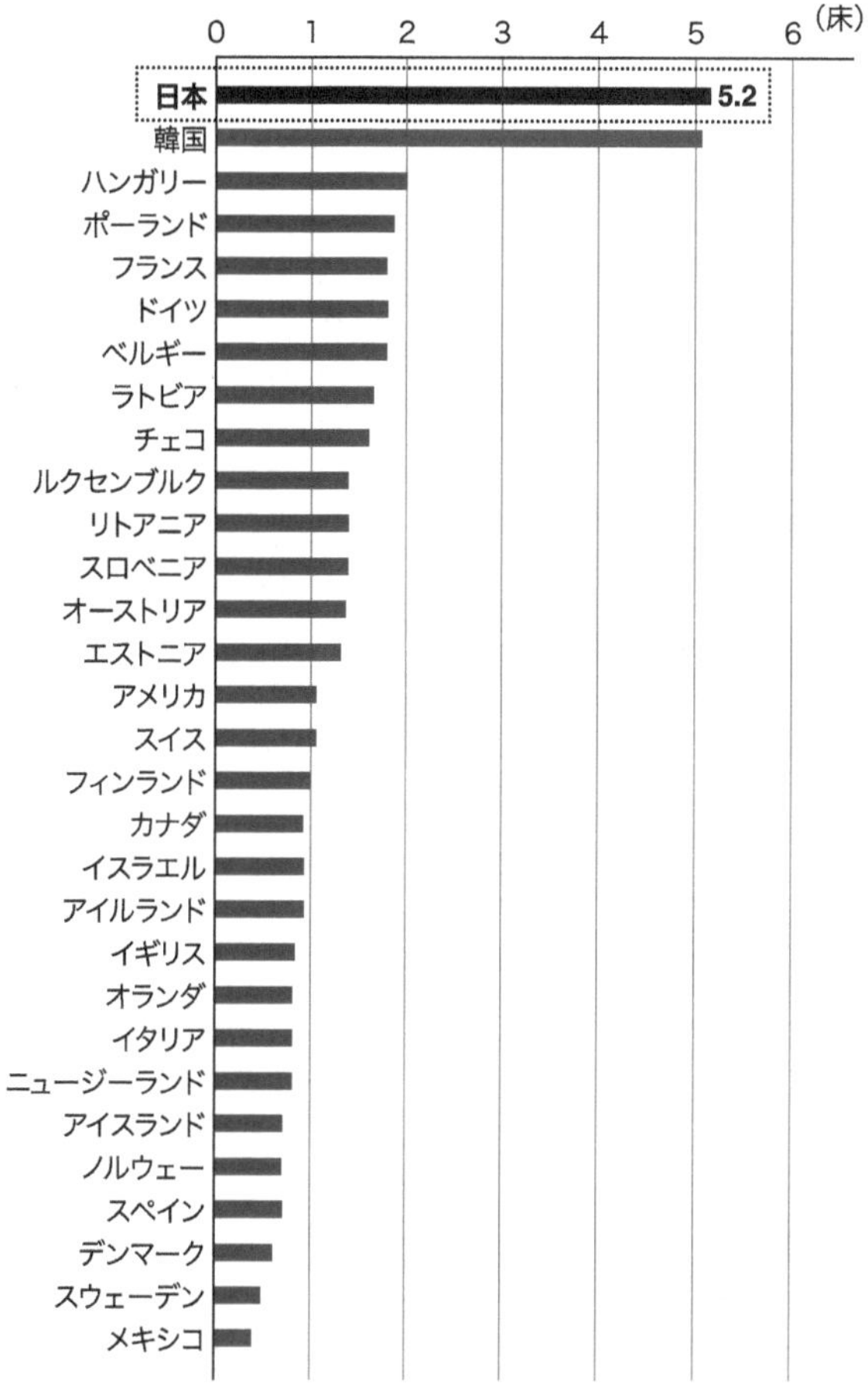

図4-9　医師1人あたりの病床数の各国比較(2019年)

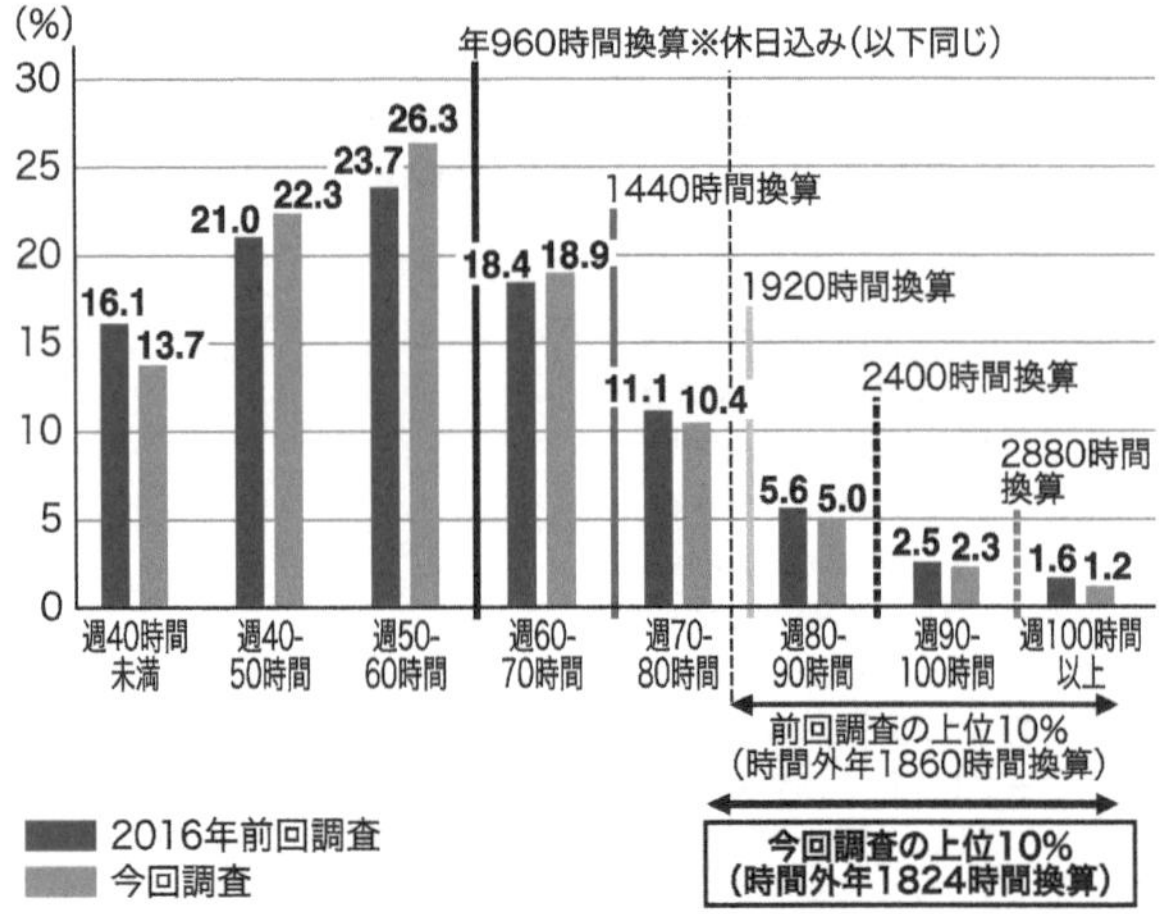

図4-10　病院常勤勤務医の週労働時間の区分別割合（2019年）

が過労死ラインで勤務しているということです。

令和4（2022）年7〜8月に実施された「第2回医師の働き方改革の施行に向けた準備状況調査[7]」でも、衝撃的な実態が報告されています。この調査の対象は大学病院の本院81病院と、都道府県において地域医療提供体制維持に必要な医療機関です。

この調査において、「調査時点における副業・兼業先も含めた時間外・休日労働が年通算1860時間相当超の医師数」が報告されていますが、大学病院については、「1095人、56病院」、都道府県については「993人、303医療機関」となっています。ただ、調査対象における全体の医師数が載っていないので、これらの医師が全体の何割を占めるのかは不明です。

「時間外・休日労働年通算1860時間」というのは、月になおすと155時間であり、過労死ラインの約2倍です。殺人的長時間労働と言うべきでしょう。そのような長時間労働をしている医師が、全部合計すると2000人以上いるということです。コロナによる医療ひっ迫は当然影響しているでしょう。


次に1000人あたり看護師数についても見てみましょう（図4－11）。なお、医師数と合わせるため、2019年のデータを使いますが、日本、ベルギー、フィンランドは19年のデータが無いので、代わりに18年のものを使います。

これを見ると、日本はデータのある27か国中7位の11・76人であり、多い方です。では、病床に対してはどうでしょうか。1000人あたり病床数を1000人あたり看護師数で割り、看護師1人あたりの病床数を出してみましょう（図4－12）。

これを見ると、データを算出可能な26か国中、日本は4位であり、看護師1人あたりの病床数が多いことが分かります。医師と同じく、少ない人数で多くの病床をカバーしていることが分かります。

2017年5月1日～7月25日に行われた医労連の調査によれば[8]、過労死ラインを超えて

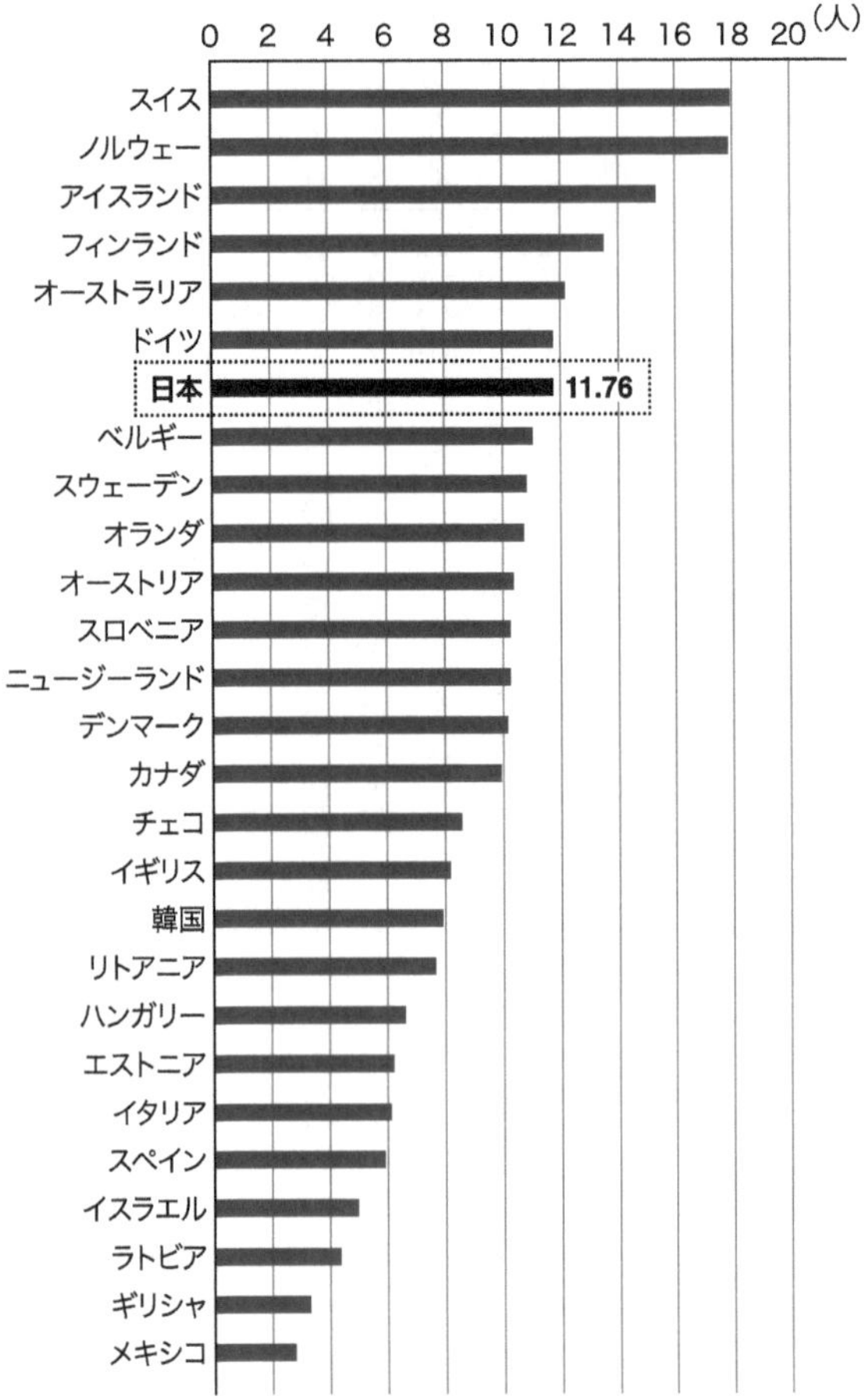

図4-11　人口1000人あたりの看護師数の各国比較（2019年／日本、ベルギー、フィンランドは2018年）

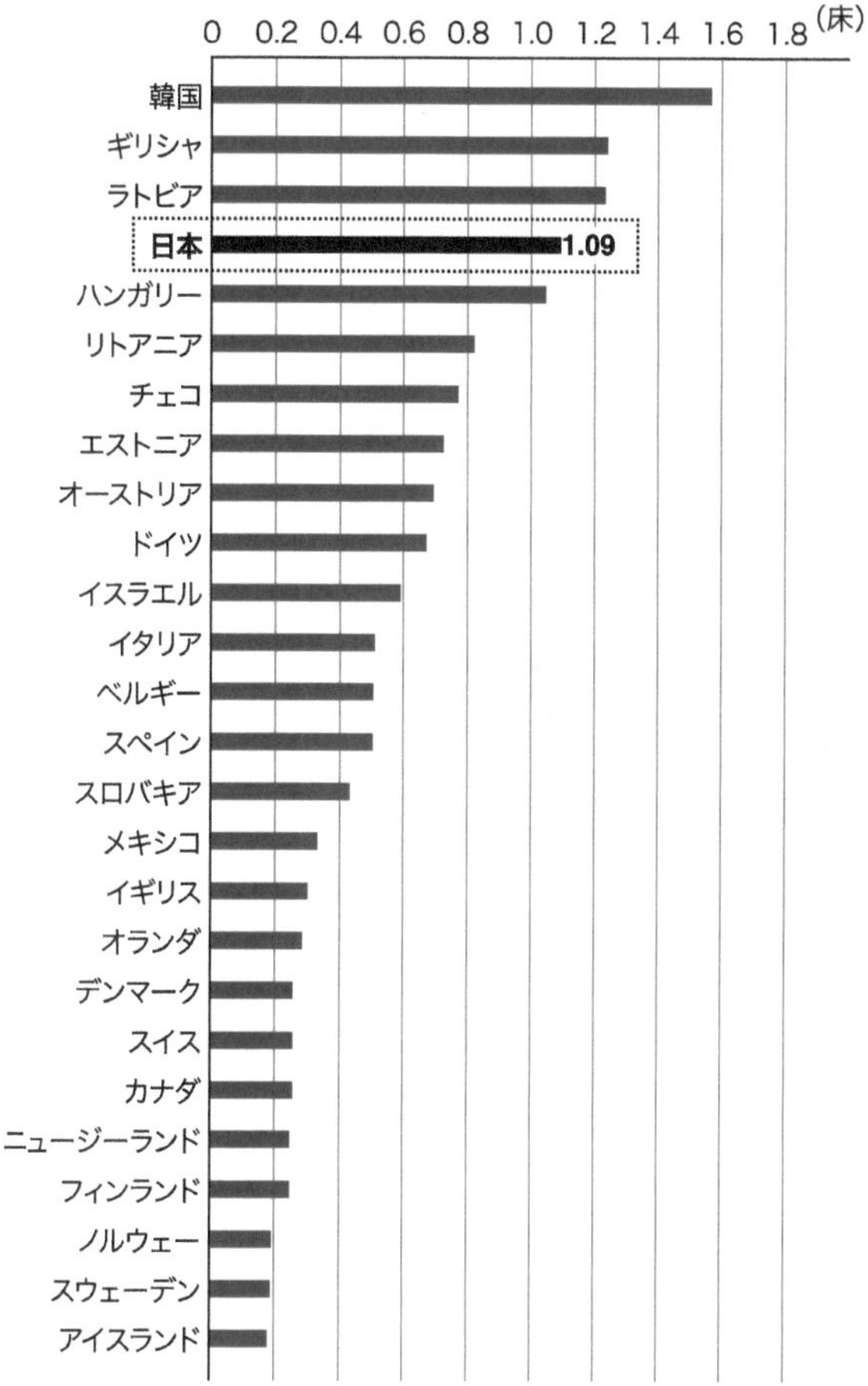

図4-12　看護師1人当たりの病床数の各国比較

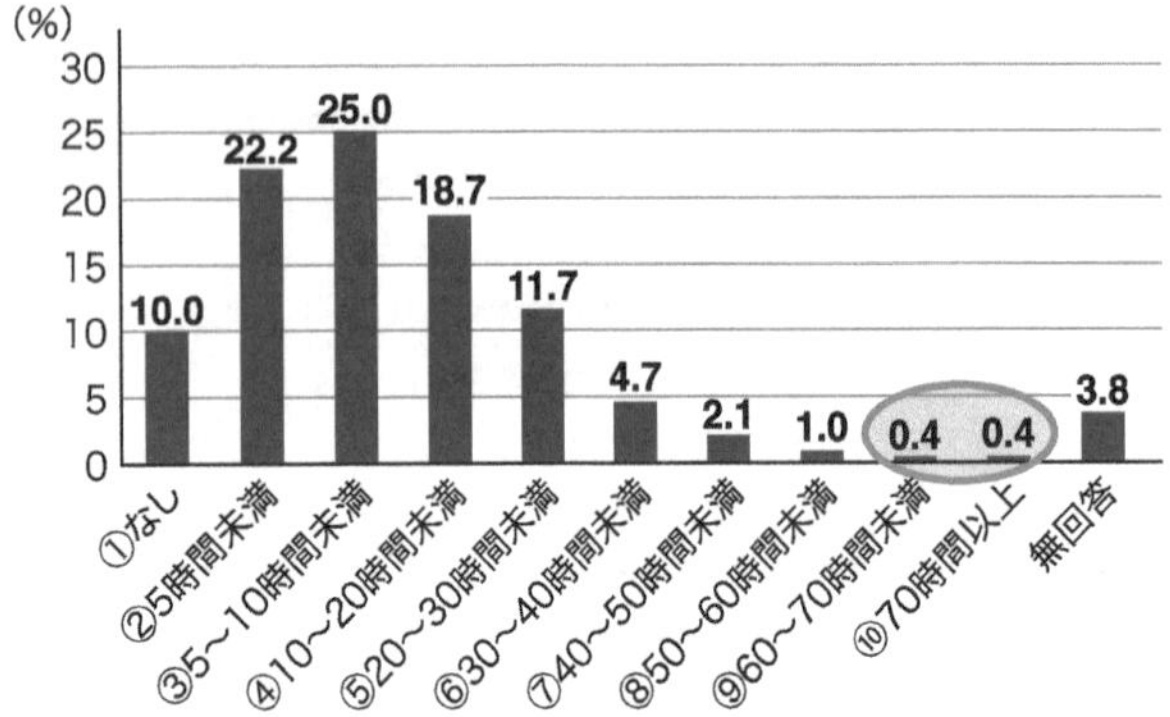

図4-13　看護師の時間外労働の割合

いる看護師は全体の0・8%、約1万1360人います。医労連作成のグラフを引用します（図4-13）。

3　民間病院が約8割

では病院数はどうでしょう。100万人あたり病院数を見てみましょう（図4-14）。

日本はデータのある35か国中3位であり、トップクラスです。では、これを「公的病院」に絞ってみるとどうでしょうか（図4-15）。

こちらについてデータがあるのは30か国ですが、日本はそのうち17位であり、真ん中より下です。

では、公的病院の割合を出してみるとどうでしょうか（図4-16）。

日本は30か国中下から3番目の18・4%。極めて

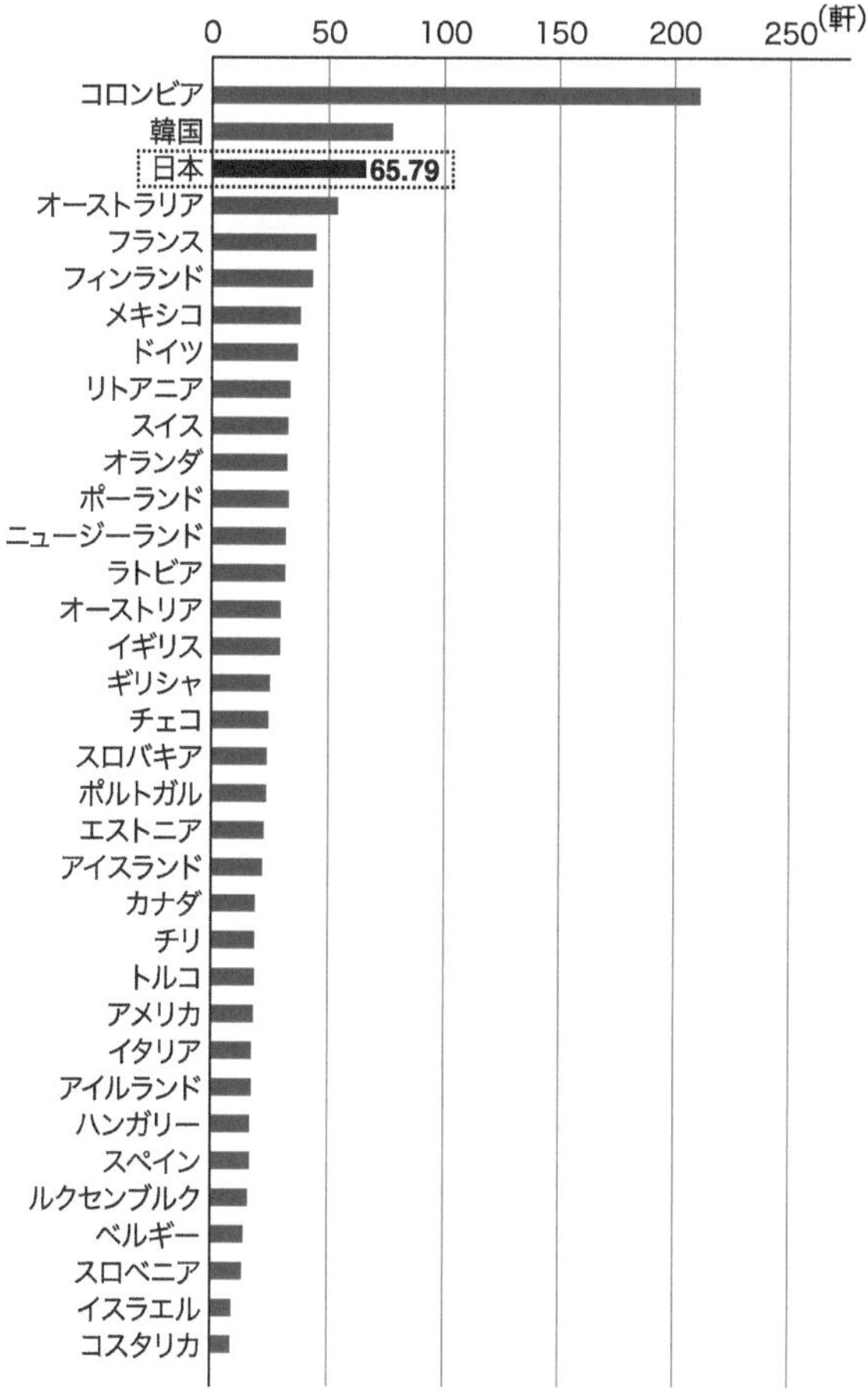

図4-14　人口100万人あたりの病院数の各国比較(2019年)

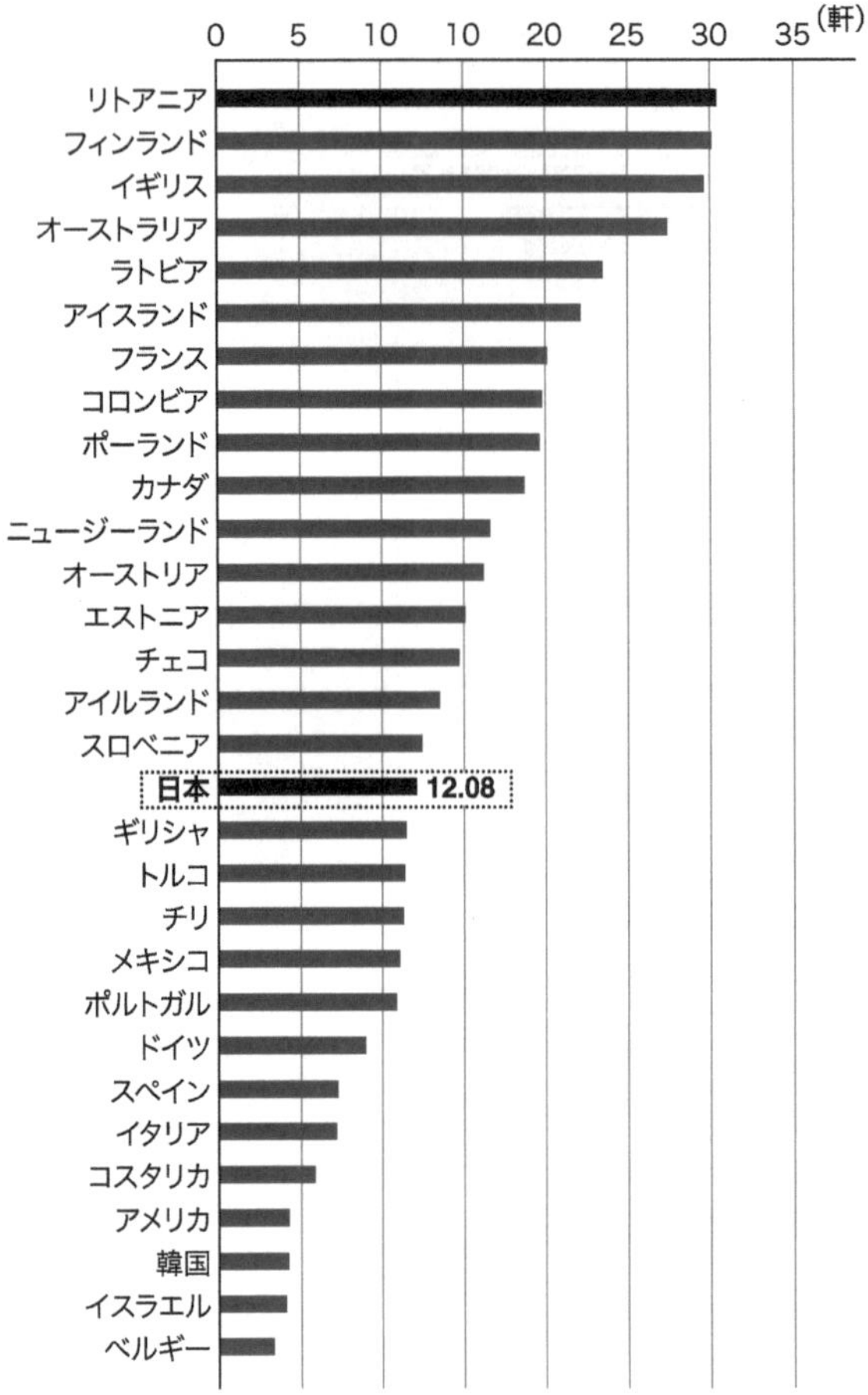

図4-15　人口100万人あたりの公的病院数の各国比較（2019年）

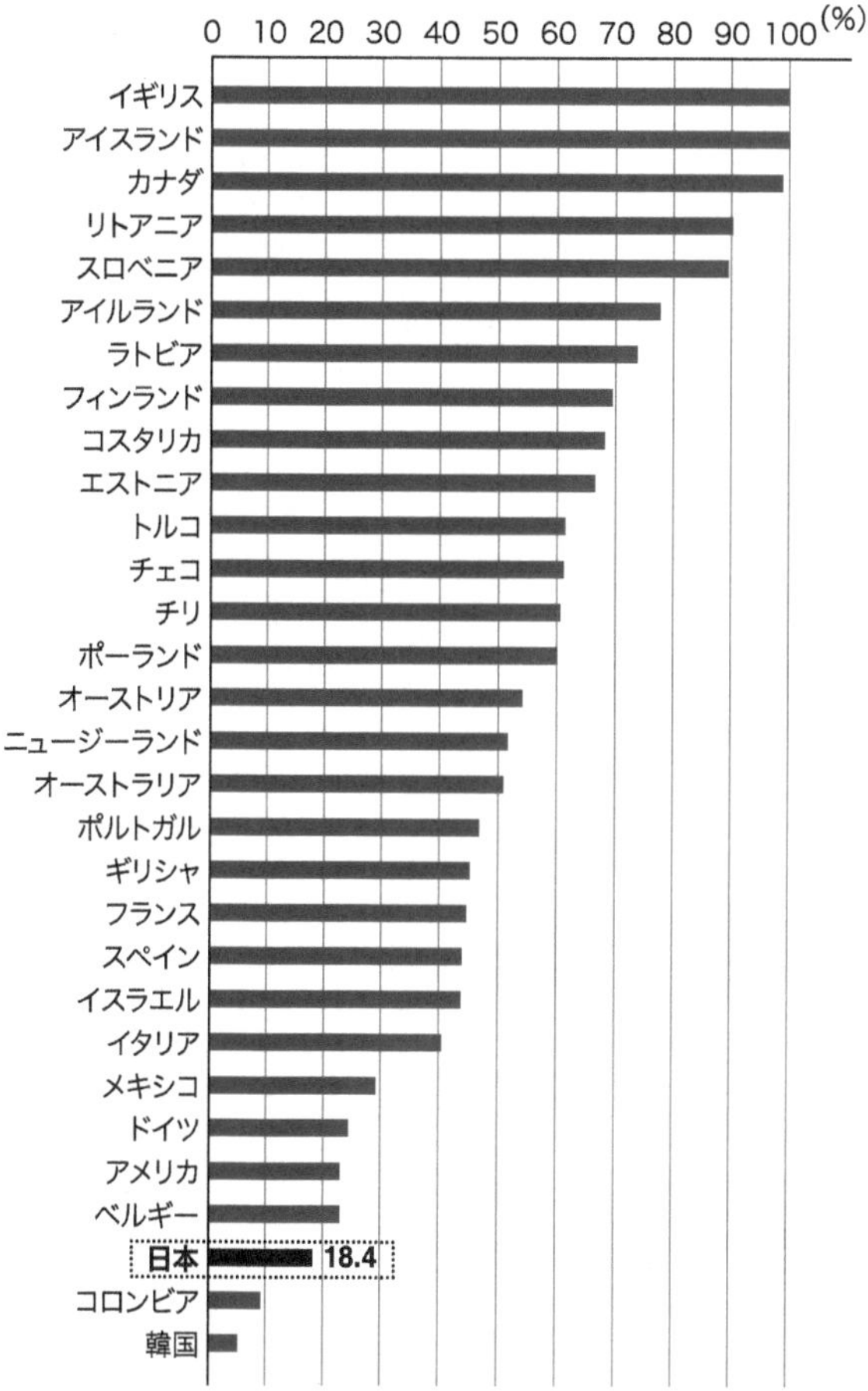

図4-16　公的病院の割合の各国比較（2019年）

低いです。日本の病院の約8割は民間病院であり、公的病院は2割程度しかありません。

これはコロナのような感染症が急拡大する状況では非常に不利です。病院の枠を超えて戦力を集中することができないからです。民間病院が約8割を占める状況でそんなことをしたら多くの病院が潰《つぶ》れてしまいます。また、民間病院は普段患者を取り合うライバル関係にあるとも言えますので、連携も取りづらいでしょう。

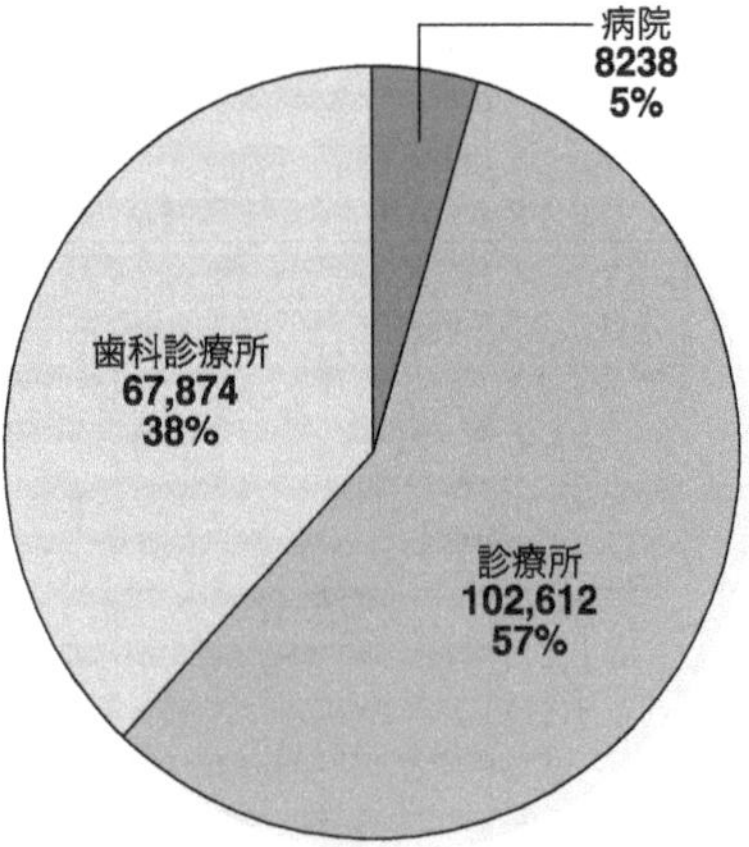

図4-17　病院、診療所、歯科診療所の割合（2020年）

ところで、日本の「病院」とは、病床20床以上の医療施設のことであり、それ未満の医療施設は「診療所」と呼ばれます。医療施設の内訳は次のとおりです（図4－17）。

施設数の割合だけで見ると、病院は5％に過ぎず、一般診療所が57％、歯科診療所が38％

を占めます。

一方、勤務する医師の割合で見ると、病院勤務が67％、診療所勤務が33％です。病院勤務の方が倍くらいありますが、ただでさえ少ない医師の約3割が規模の小さな診療所に勤務しているという点が重要です（図4－18）。

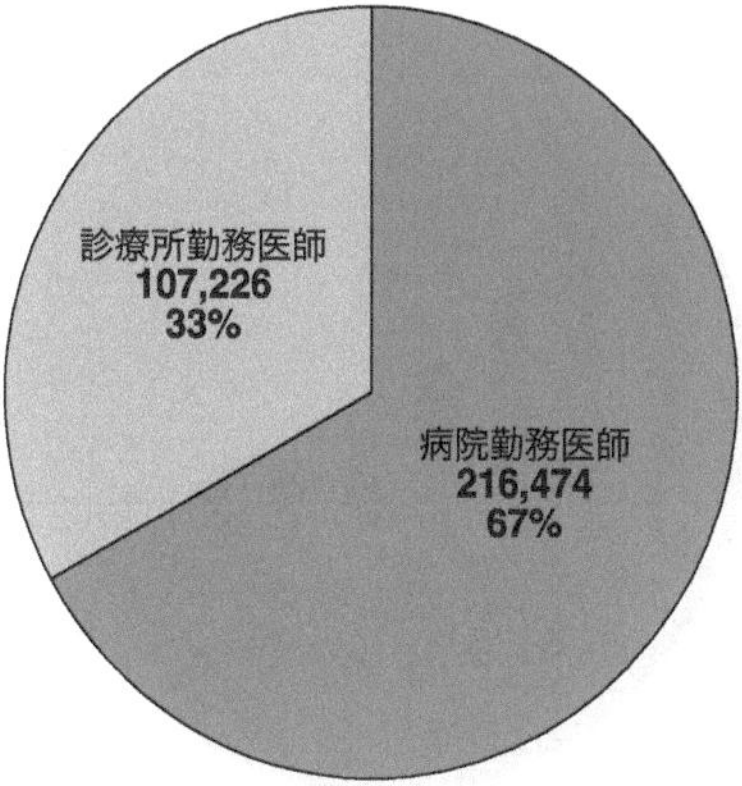

図4-18　医師の勤務先の割合(2020年)

なお、医療施設に従事している医師32万3700人のうち、主たる診療科が感染症内科の医師は594人で、全体の0・18％、救急科の医師は3950人であり、全体の1・22％しかいません。

では、病院の規模はどうでしょうか。こちらも2020年で揃えたいのですが、データが無いので代わりに21年で代用します（図4－19）。

割合で一番多いのは50～99床の病院で、全体の4分の1を占めています。

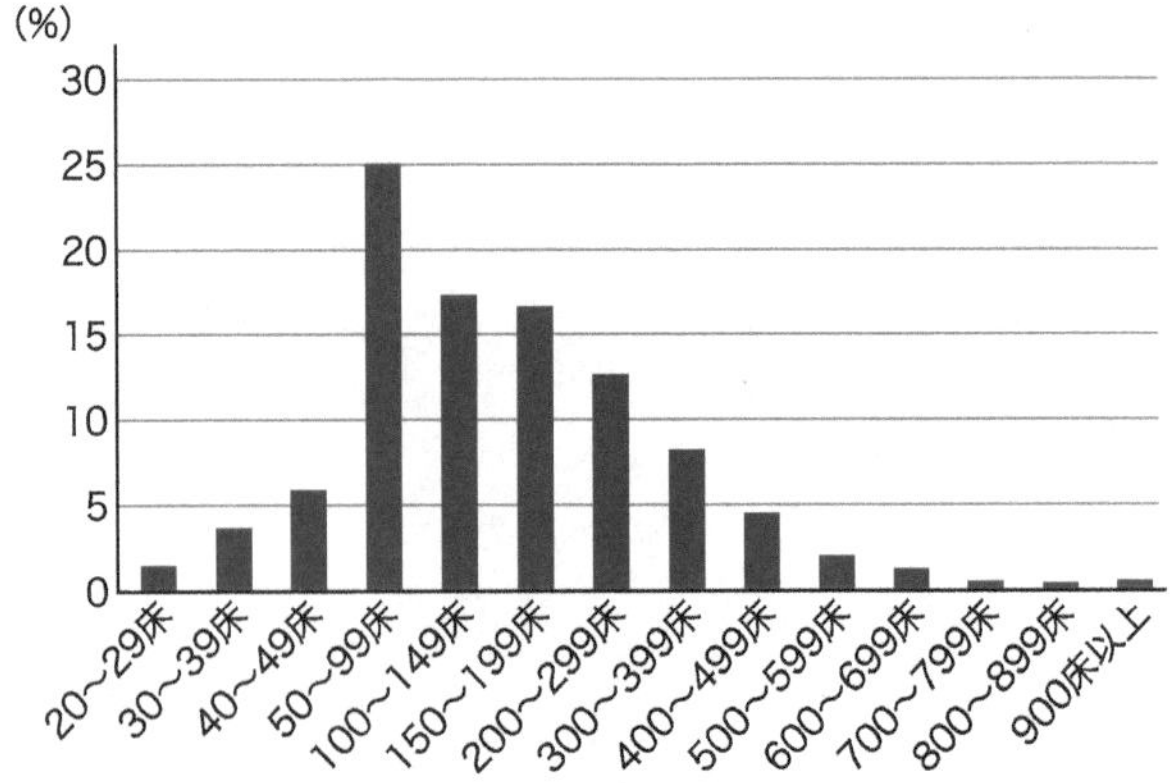

図4-19　病院の規模別の割合（2021年）

ここで、厚生労働省の「受療行動調査」[9]では、大病院を500床以上、中病院を100～499床、小病院を20～99床と定義しています。

この定義に従って上記の割合を振り分けなおすと次の円グラフになります（図4－20）。

このように、小病院36・1％、中病院59・2％、大病院は4・8％となります。小と中を合わせると95・3％であり、日本の病院のほとんどが中小病院ということです。

これはコロナに対応するには非常に不利な状況と言えます。個々の病院における物的・人的な余裕が少ないからです。

コロナの感染力は異常ですから、外来対応する場合、コロナ疑い患者とそれ以外の患者の動線を分けて距離を取れるようにしなければならず、それだけの広さが必要となります。また、診療の手引き[10]には、「当該患者について、他の患者や利用者が空間を共用することのないよう、個室での療養を原則とする。トイレも専用とすることが望ましい」とあります。

　他方で、感染者同士であれば同部屋でも可能とされており、専用病棟は不要とされていますが、いずれにせよ、コロナ患者専用の病室を用意できるだけの余裕がなければなりません。

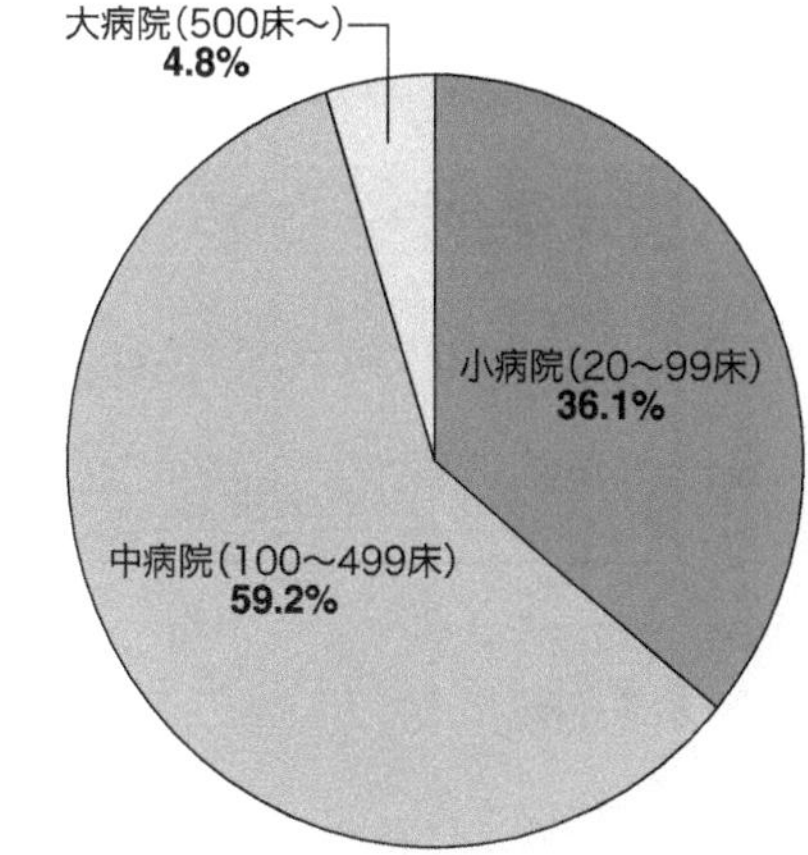

図4-20　病院の規模別の割合

　このような物的余裕だけではなく、人的余裕も必要です。感染力が強力なため、コロナ対応するスタッフは、コロナ専門にせざるを得ないでしょう。

　しかし、ほとんどが民間中小病院である日本では、物的・人的余裕に乏しい病院が多いと思われるため、コロナ患者の受け入れは非常に困難となります。

　また、経営的にも余裕がありません。日本病院会、全日本病院協会及び日本医

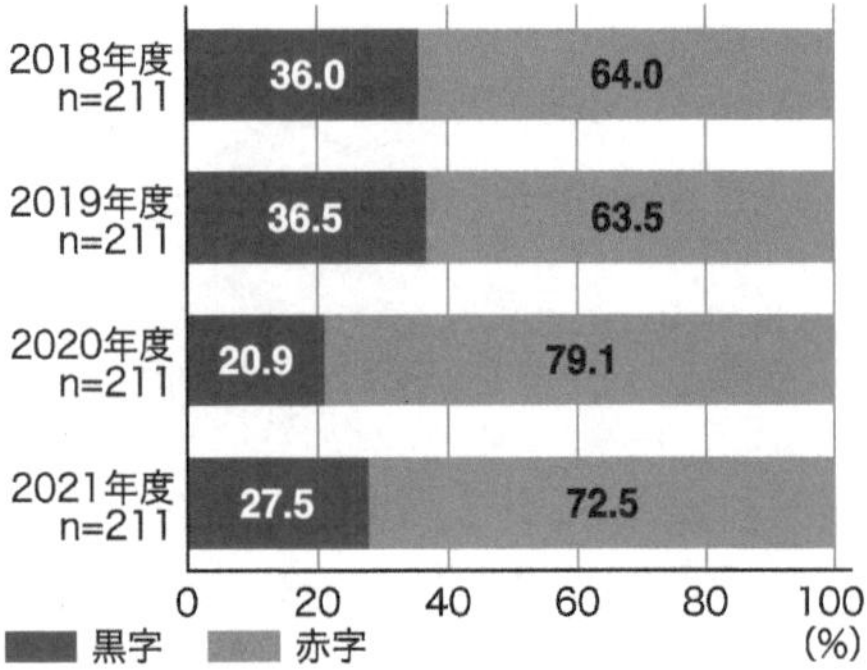

図4-21　医業利益

療法人協会の３団体による、２０２２年度病院経営定期調査を見ると、医業利益が赤字の病院の割合は、コロナ前の18年度の段階で64％です。20年度はコロナの影響で80％近くにまで悪化しました（図４－21）。

ただ、コロナ補助金の影響で、経常利益の方はむしろ改善し、コロナ前は赤字の病院が50％近い割合だったのが、21年度には20％程度まで減っています（図４－22）。

この数字も、コロナ補助金を除くと、やはり大きく悪化しており、20年度は赤字病院の割合が65・９％にまで達しました（図４－23）。

コロナ補助金でむしろ経常利益が改善したのは皮肉ですが、それが無ければ赤字病院の割合の方が多いですし、コロナ前の医業利益赤字病院の割合は６割を優に超えていたわけですから、日本の民間病院の経営がかなり苦しいものであることは理解できるでしょう。つまり、経営的な余裕も乏しいということです。このように、物的・人的・経営的余裕のない日本の中小民間病院が、コロナ患者を積極的に受け入れることを期待するには無理があります。

令和3（2021）年1月10日までのコロナ患者の受け入れ実績等についてまとめた厚労省の調査[11]がありますのでそれを引用しましょう（図4－24）。

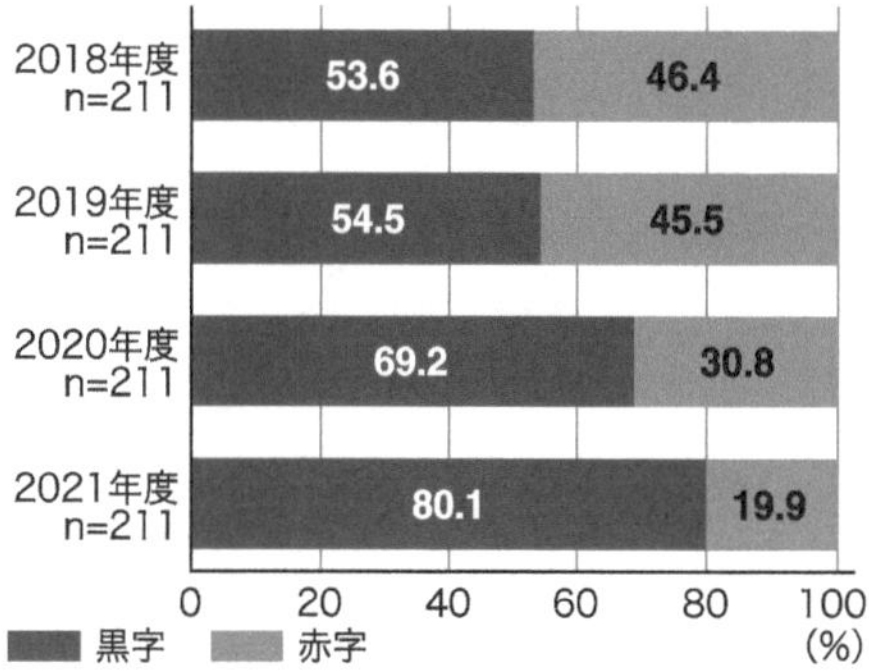

図4-22　経常利益

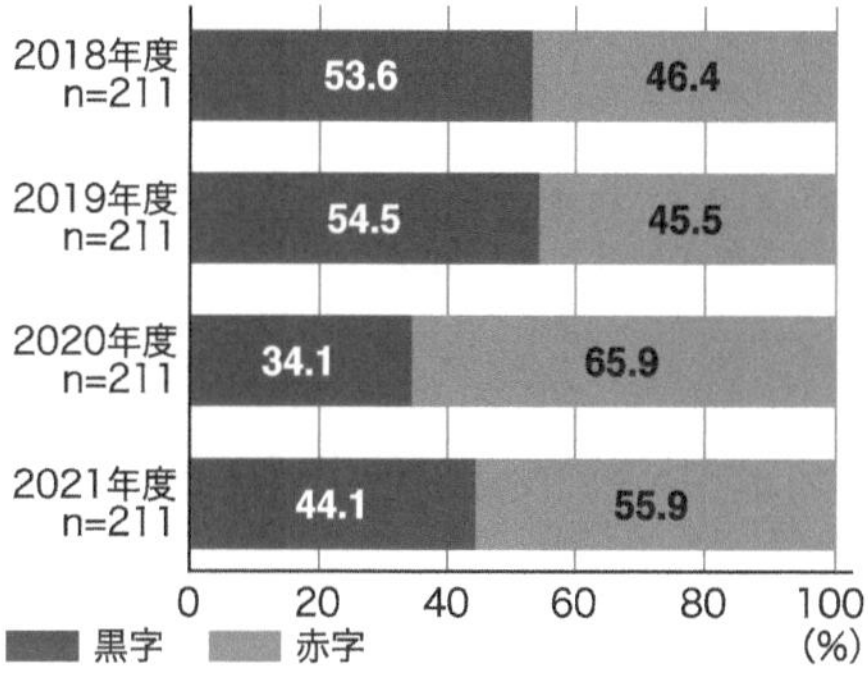

図4-23　経常利益（コロナ補助金除く）

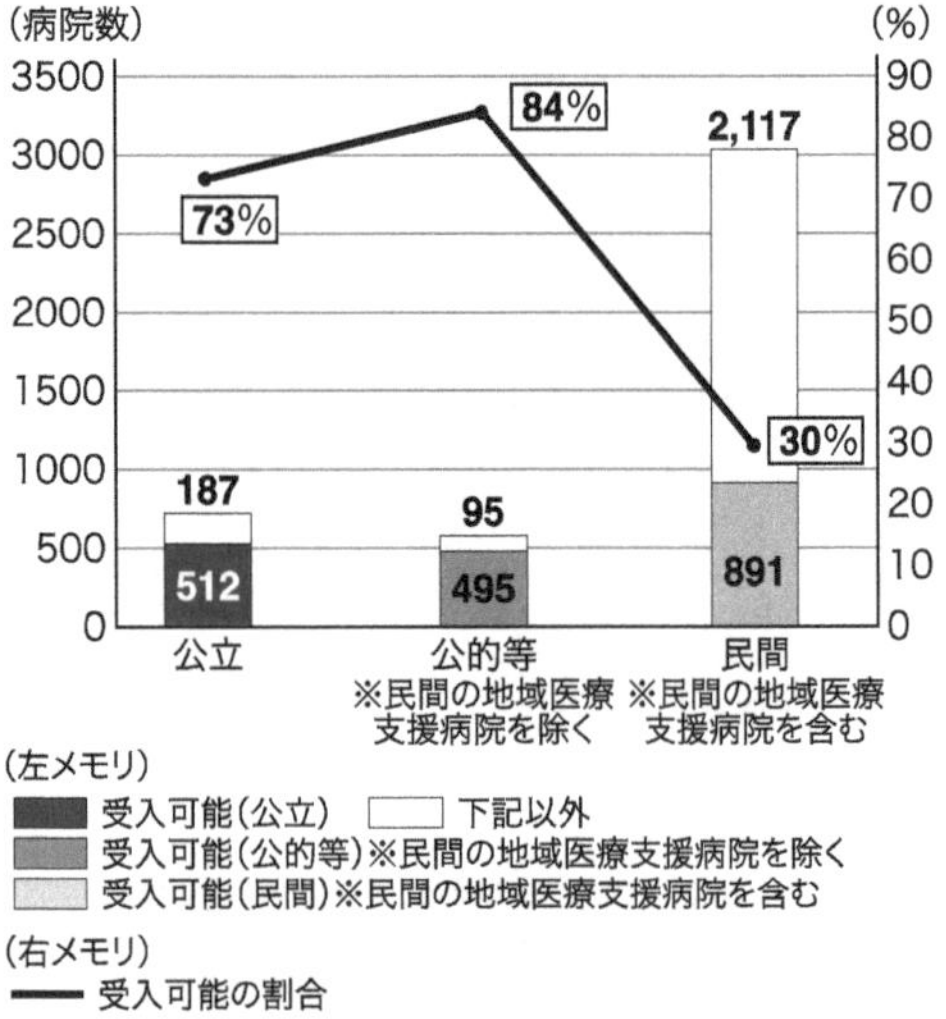

図4-24　公立・公的等・民間別の新型コロナ患者受け入れ可能医療機関数および割合

これを見ると、受け入れ可能医療機関の割合について、公立医療機関が73％、公的等医療機関が84％であるのに対し、民間は30％しかありません。これは令和3（2021）年1月10日までの調査ですので、この後どれくらい改善したのかは不明ですが、著しく低いことは間違いないでしょう。

次は公立、公的等、民間医療機関別の入院患者数の推移を見てみましょう（図4－25）。

このうち、一番新しい2021年1月6日のコロナ入院患者数は1万1446人ですが、そのうち民間病院は3196人であり、全体の27・9％を占めるに過ぎません。数の上では一番多い民間病院が、受け入れ患者数では最も低い数字を記録していま

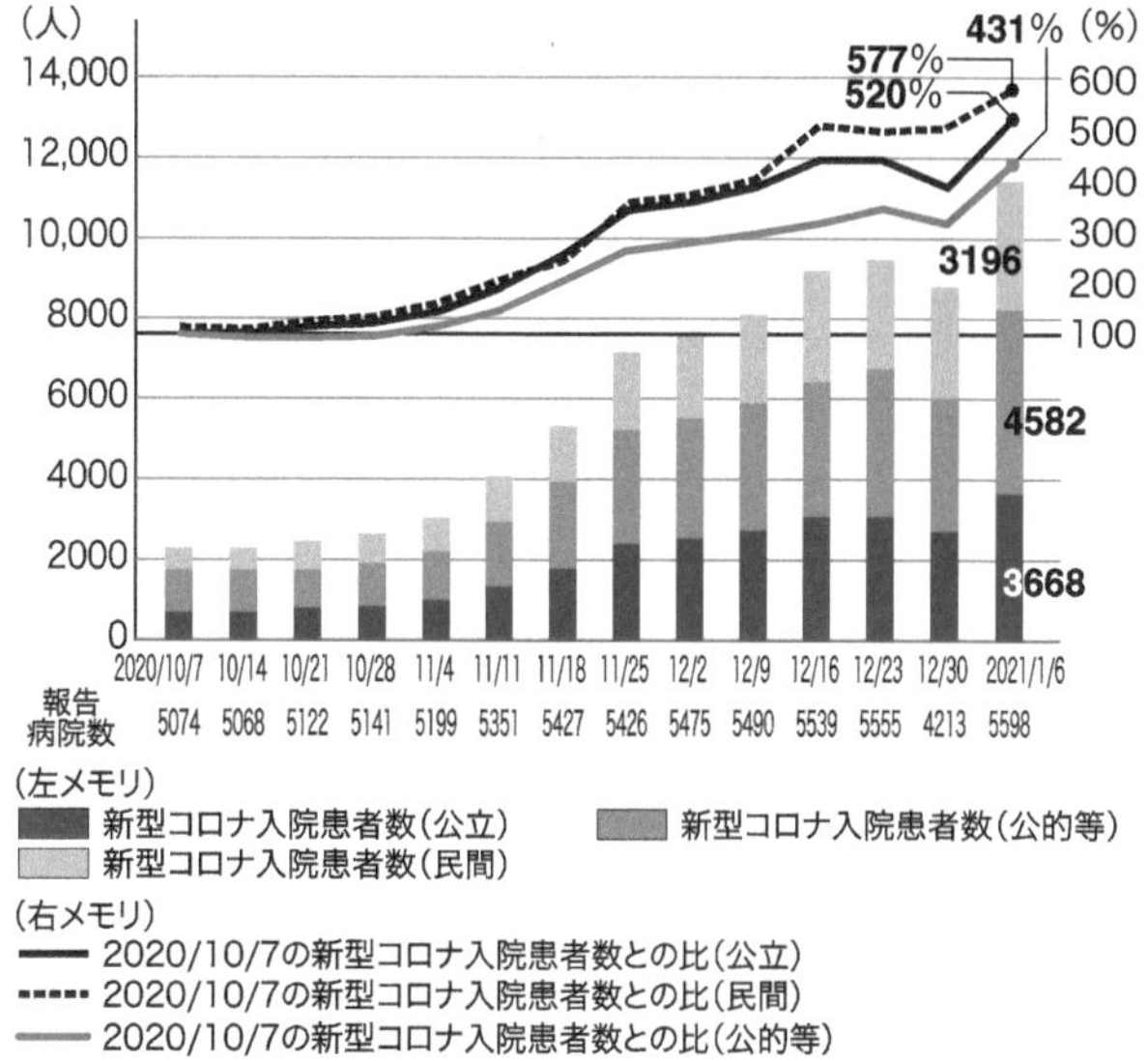

図4-25　公立・公的等・民間別の新型コロナ入院患者数の推移

す。

　ここで民間病院を責めても仕方がありません。規模が小さい上に医業利益赤字の病院が多数を占め、もともと余裕のない状況だったのですから、経営リスクを冒してコロナ患者を受け入れることを期待するには限界があります。余裕を生まない医療体制を確立してしまった先人達に責任があります。

　ここまで分析してきたことをまとめると次のとおりです。

・ただでさえ戦力（医師）が少ない上に、分散している。

・分散した戦力を集中しようとしても、民間病院が8割のため、病院の枠を超えた戦力の集中が著しく困難であり、連携も取りづらい。
・人的、物的、経営的に余裕の無い民間病院が多数を占めるので、コロナ患者を受け入れる能力のある病院が限られる。

これでは医療崩壊が起きるのも当然でしょう。もともとコロナの前から救急医療はひっ迫状態でした。コロナ前18年間で救急車の現場到着所要時間及び病院収容所要時間がいずれも約1・4倍に伸びていたことがそれを示しています。

医師は急には増えませんし、民間病院を廃して公的病院へ統合していくこともできないでしょう。その一方、仮にコロナが無かったとしても、高齢人口の増大により、救急医療への需要は増していきます。今後もますます医療はひっ迫していくでしょう。

4　他の国ではどうか

では、他の国ではどうでしょうか。産業医科大学の松田《まつだ》晋哉《しんや》教授らによる「新型コロナウイルス感染症に対応する各国の医療提供体制の国際比較研究」（厚生労働科学特別研究事業[12]）

から引用します。

アメリカやフランスでは我が国の10倍以上の感染爆発が生じたのに「医療崩壊」は生じなかった。

●いずれの国も柔軟に人的資源・物的資源を増やすことができた（サージキャパシティが大きかった）

●アメリカの場合、その理由は（ＧＨＣアキ吉川《よしかわ》氏の調査による）

・１９９０年代から始まり、既に地域ごとに構築されていた病院のネットワーク化と連携

・それに伴う機能分化（例えばＩＣＵの集約化）と患者の集約化（ＣＯＶＩＤでも患者の集約化が行われていた）

・核になる病院の超急性期化（e.g.. ＩＣＵのキャパシティ）

・米国における病院当たり、病床当たりのマンパワーの豊富さ

・医師以外の医療職（ナース・プラクティショナーや呼吸療法士（Respiratory therapists, RT）などが果たした医師の代替としての役割

フランスの場合は…

・地域医療計画に基づいて医療機関の機能分化と連携（地域病院グループGHT）が進んだ。

・健康危機管理に備えて、各医療機関がホワイトプランという危機管理時の段取りをあらかじめ定めていた。また、les reserves publique という医療版予備役制度があり、平時からその訓練が行われていた。

・そもそも医療職の労働時間が短いため（週35時間労働制）、緊急時には、ホワイトプランに基づいて個々の医療職の労働時間を例外的に伸ばすことができる。

いずれの国もプライマリケアの役割が大きかった

・無症状者や軽症患者は原則、在宅で隔離。その医学的管理を担ったのは診療所の医師と開業看護師、地区看護師

・イギリスではほぼすべての家庭医（GP）、フランスでもほぼすべてのかかりつけ医、そしてドイツでも90％の家庭医がコロナ患者の診療に対応→プライマリケアでの対応力を確保することで、入院医療の負荷を軽減

・いずれの国もオンライン診療を積極的に活用

──・その結果、２２００万人の感染者が生じたフランスでは、入院患者のピークは１日当たり３万人強に抑えられた。

短くまとめると、患者を受け入れる余力があり、連携も取れ、かつ、受け入れる患者を適切に絞ることができたから医療崩壊が起きなかった、ということでしょう。

また、諸外国の情報共有について次のようにまとめられています。

──・入院の可否を含めて、臨床的な判断は国レベルで合意された基準（知見の集積に従って適宜改定）に従って、臨床現場が判断

・その上で、公衆衛生行政上必要な情報が、電子カルテと連動する形で、行政に転送される。

・行政側は、そのデータをほぼリアルタイムで分析し、施策に反映させる。

さらに、同研究は国際比較から示唆される日本の状況について次のようにまとめています。

──●日本は病院規模が小さく、病床当たりのスタッフ数が少ないために、新型コロナウイル

ス感染症などの流行に際して柔軟な対応がしにくかった（＝現場力が発揮しにくい構造がある）
・このままでは大規模流行が生じた場合の対応は難しい。
・診療報酬の在り方も含めて、病院に医師が残る仕組みの検討が必要
・病院マネジメントに柔軟性がない（＝ニーズの変化への対応力の弱さ）
・地域医療計画が機能していない
・救急体制の基盤が弱い
・ＩＴ化の圧倒的な遅れ（ネットワーク化を前提としていない蛸壺《たこつぼ》的なＩＴ化。ＩＴ化の標準仕様が確立していないためにベンダーロックインの弊害が大きい。また、行政側のＩＴ対応力が弱い）

戦力が少なく、分散している上、それを柔軟に配置換えすることもできず、情報共有も不十分であり連携が取れない、という状況であることが分かります。

ここまで見てみると、日本は圧倒的に酷い状況のように見えますが、ちょっとまた視点を変えてみましょう。第二章の各地域との比較を思い出してみてください。南北アメリカとヨーロッパの死者数は日本とは比較にならないレベルでした。

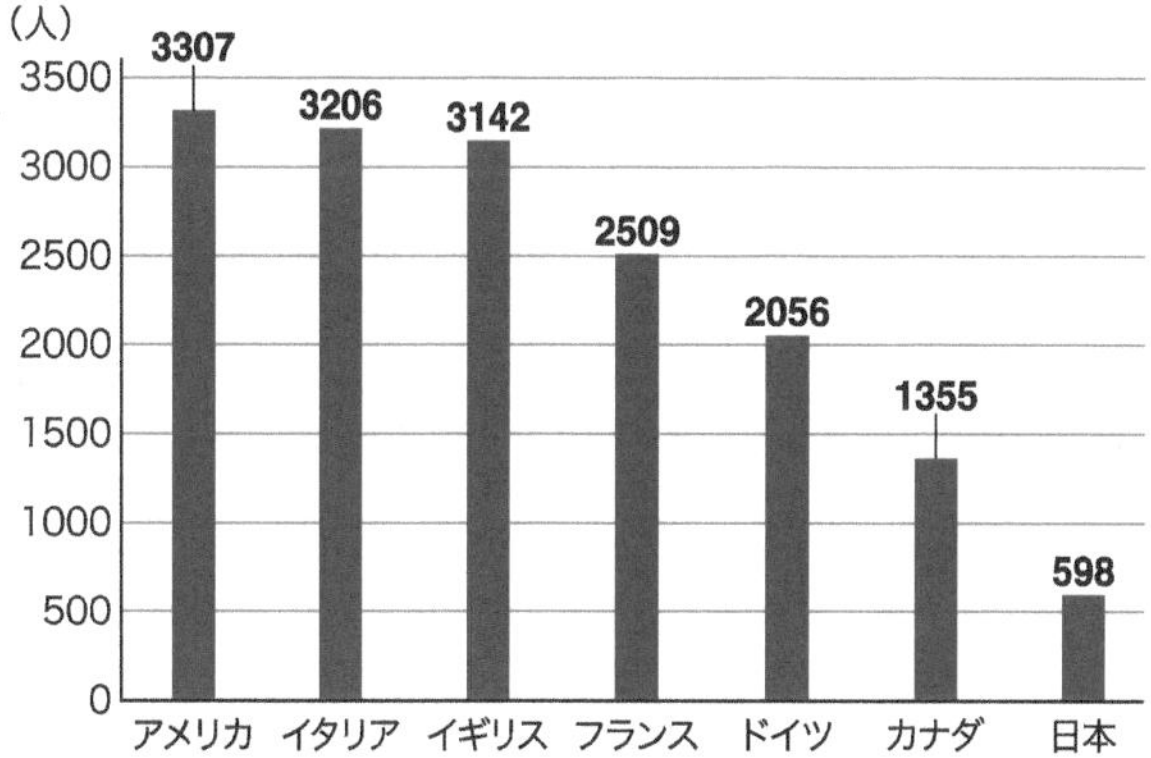

図4-26　人口100万人あたりの死者数の各国別の比較（2023年4月12日時点の累積）

では、この研究が優れた例として挙げたアメリカやフランス、さらにその他の先進国はどうだったのでしょうか。Ｇ７各国との２０２３年４月12日時点までの１００万人あたり累計死者数を比較してみましょう（図４－26）。

見てのとおり、日本は比較にならないぐらい死者数が少ないです。日本の次に少ないのがカナダですが、１００万人あたり１３５５人であり、同５９８人である日本の倍以上あります。日本だけ１桁少ないです。アメリカは日本の約５・５倍、フランスは約４・２倍もあります。

これに対しては「日本はＰＣＲ検査実施回数が少ないから死者数は実態を反映していない」という反論があるでしょう。

そこで、ごまかしのきかない平均寿命で見てみましょう。こちらについては２０２１年まで

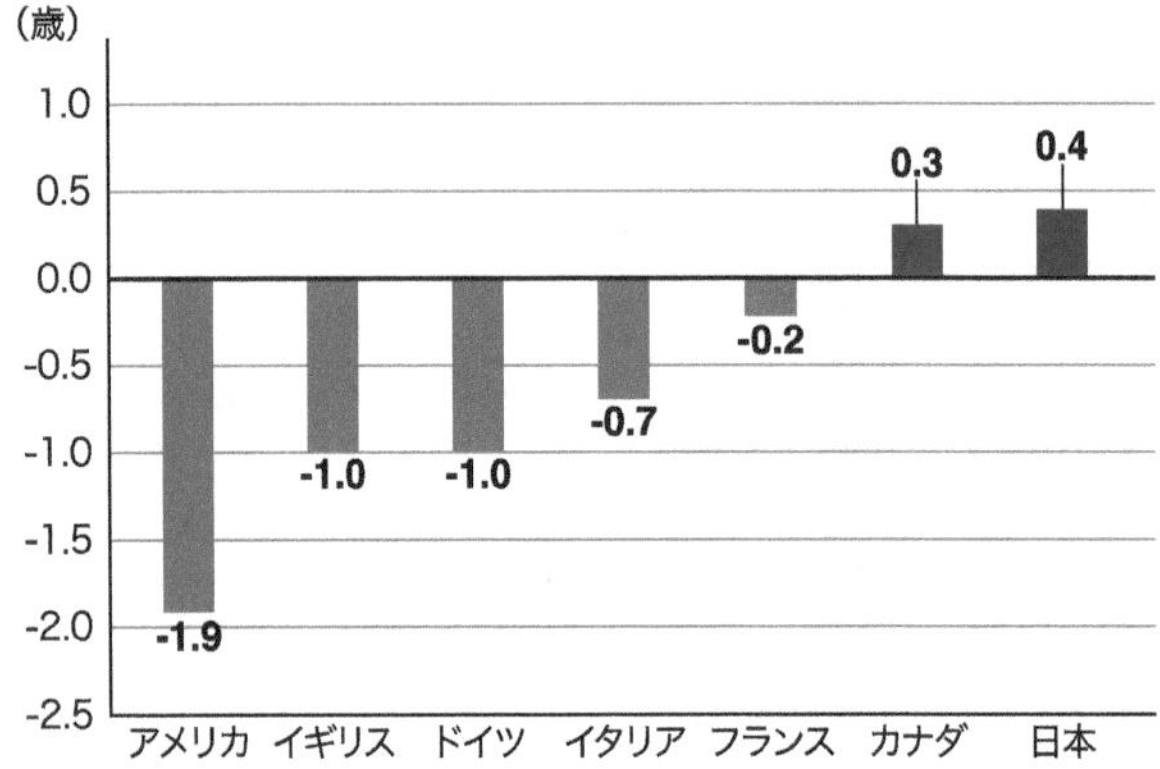

図4-27　2021年と2019年の平均寿命の差

のデータしかないので、それで比較してみます。

次のグラフは、21年の各国の平均寿命から、19年の平均寿命を引いた値を並べたものです（図4－27）。

このように、G7の中において、コロナ禍の2年間で平均寿命を伸ばすことができたのはカナダと日本のみであり、日本が0・4歳でトップです。ワースト1位はおよそ2歳も平均寿命を縮めたアメリカです。フランスも0・2歳縮んでいます。コロナによる死者数増が影響したことは明らかでしょう。

このように、平均寿命も最も伸びているのですから、日本の100万人あたりコロナ死者数がG7の中で本当に一番少なかったことは間違いないでしょう。

つまり、「結果」で判断すれば、医療崩壊を起こしたはずの日本が一番良い成績を残しているのです。先ほどの研究で例に挙げられたアメリカやフランスが医療崩壊を起こさなかったのは、受け入れ患者を絞ったことが大きく影響しているのでしょう。医療崩壊しなかった＝被害を抑えることができた、というわけではないのです。

こうやって分析してみると、日本で医療崩壊が起きた根本的かつ単純な原因を見落としているのではないかと感じました。それは「コロナの感染力が凄すぎる」という事実です。これほど感染力の強いウイルスに対して、医療関係者に万全の対応を求めるのは無い物ねだりではないかと思ってしまいます。

結果を見れば、現状、少なくともＧ７の中で日本は最も優秀な実績を残しています。色々なことにみんなで耐え忍んだあの日々は無駄ではなかったのです。

5　5類変更で何が変わるか

２０２３年5月8日から、コロナウイルスは新型インフルエンザ等感染症から、感染症法の5類に引き下げられました。これによって何が変わったでしょうか。

以前は、感染した場合、患者は最大７日間、濃厚接触者は最大5日間の待機期間があり、入院勧告・指示も可能であり、緊急事態宣言も出すことができましたが、これらが全てできなくなります。つまり、感染拡大を防ぐ手段の大部分が失われます。

さらに、感染者数の全数把握は終わり、指定された医療機関における定点把握になります。[13]また、死者数については、都道府県ごとの死者数の報告と公表は原則として終了し、「人口動態統計」により推移を把握する方法へ変わります。この方法だと、コロナ以外の全ての死者数を公表するまでに2カ月程度、死因別死者数の公表までには5カ月程度もかかることになります。[14]

また、[15]入院については感染症指定医療機関及び都道府県が認めた医療機関に限定され、外来患者については発熱外来を設置した医療機関に限られていましたが、5類移行後はそういった制限がなくなります。医療機関への報酬加算も無くなります。制限がなくなることにより受け入れる医療機関が増えるかと言えば、私はそうは思いません。コロナの感染力は異常に強いため、もともと受け入れ能力のある医療施設は限られています。そういった能力の無い施設が、5類に移行したからといって患者を受け入れ始めるとは思えません。

また、従前は受け入れていた医療施設も、診療報酬の加算が無くなれば、リスクを取る理由がなくなるので、受け入れを止めるところが増えるのではと思います。

加えて、従前は行われていた保健所による入院調整も無くなります。

ワクチン接種については公費負担をしばらく続けるようですが、ＰＣＲ検査は自己負担です。その他も、従前は全額公費負担とされていたものが、通常の保険診療に移行しました。

まとめるとこういうことです。

・感染拡大を防ぐ手段が消失。
・感染状況把握手段も弱体化。
・患者を受け入れる医療施設が増えるとは思えない（逆に減る可能性も）。
・病院間の連携も取りにくくなる。
・全額公費だったのが一部自己負担になる。

間違いなく感染は拡大しますが、それを把握する手段が弱体化しますし、報道も下火になるでしょうから、感染拡大状況の可視化は期待できないでしょう。そして、いざ感染して病院に行こうと思っても受け入れてもらえない、という事態が頻発するのではと予想します。「かかったら家でおとなしくするしかない」という状況です。

第一章で分析したとおり、今までおおむね年に2～3回波が来ていますので、それが今後も続くとすれば、年に2〜3回ぐらいの頻度で、多くの人がコロナに感染し、学校や会社に行けなくなり、社会活動が著しく停滞することが繰り返されるかもしれません。

そして死亡率こそ以前より下がっていますが、後遺症については未知数ですので全く楽観視できません。

なお、「医師には応召義務があるのだから、患者を受け入れなければならないのではないか」と思った方もいるかもしれません。厚生労働省は、[16] この点について「患者が発熱や上気道症状を有している又はコロナにり患している若しくはその疑いがあるということのみを理由に、当該患者の診療を拒否することは、応招義務を定めた医師法（昭和23年法律第201号）第19条第1項及び歯科医師法（昭和23年法律第202号）第19条第1項における診療を拒否する「正当な事由」に該当しないため、発熱等の症状を有する患者を受け入れるための適切な準備を行うこととし、それでもなお診療が困難な場合には、少なくとも診療可能な医療機関への受診を適切に勧奨しましょう」と医療機関向けにアナウンスしています。

応召義務違反に刑事罰はありませんし、応召義務違反を理由とした医師法上の行政処分が下された例もありません。したがって、応召義務があるからといって、医師が診察を断れないかというと、実際はそうではないでしょう。それは非難すべきものだとも思いません。

今まで述べてきたとおり、コロナは、特にオミクロン以降、異常な感染力をもっているため、院内感染を防ぎ得る能力の無い病院に無理やり診察させるべきではないからです。今後、コロナを診察するつもりのない医療機関は、右記厚労省のアナウンスに従い、他の医療機関を紹介する、という対応を取るのではないかと思います。

5類への移行を見ると、コロナの凄まじい感染力を前に、「見たくないものは見ない、信じたくないものは信じない」という姿勢にシフトしたのかなと感じます。それは日本だけではないでしょう。私もそんな気分になっていますので、批判する気はもう起きません。このウイルスは人類の想像をはるかに超えていました。

第五章　コロナ予算

1　2020年度決算の規模と上昇率は1950年度以降で最大

では、日本がコロナ対策でどれくらいお金を使ったのか見てみましょう。

国家財政については予算がいつも注目されますが、実際いくら使ったのかが表れるのは決算です。このグラフは、1950年度以降の一般会計決算の推移です（図5－1）。なお、これより前は、戦後のインフレが影響しており、上昇率が異常ですので、比較対象として適切ではありません。1950年度以降は、朝鮮特需の影響でインフレが落ち着きましたので、比較対象としても良いかと思います。

コロナの発生で一気に決算の額が増大したことが一目瞭然です。リーマンショック後に毎年度100兆円程度になりましたが、コロナ後は一気に140兆円を突破しました。次に前

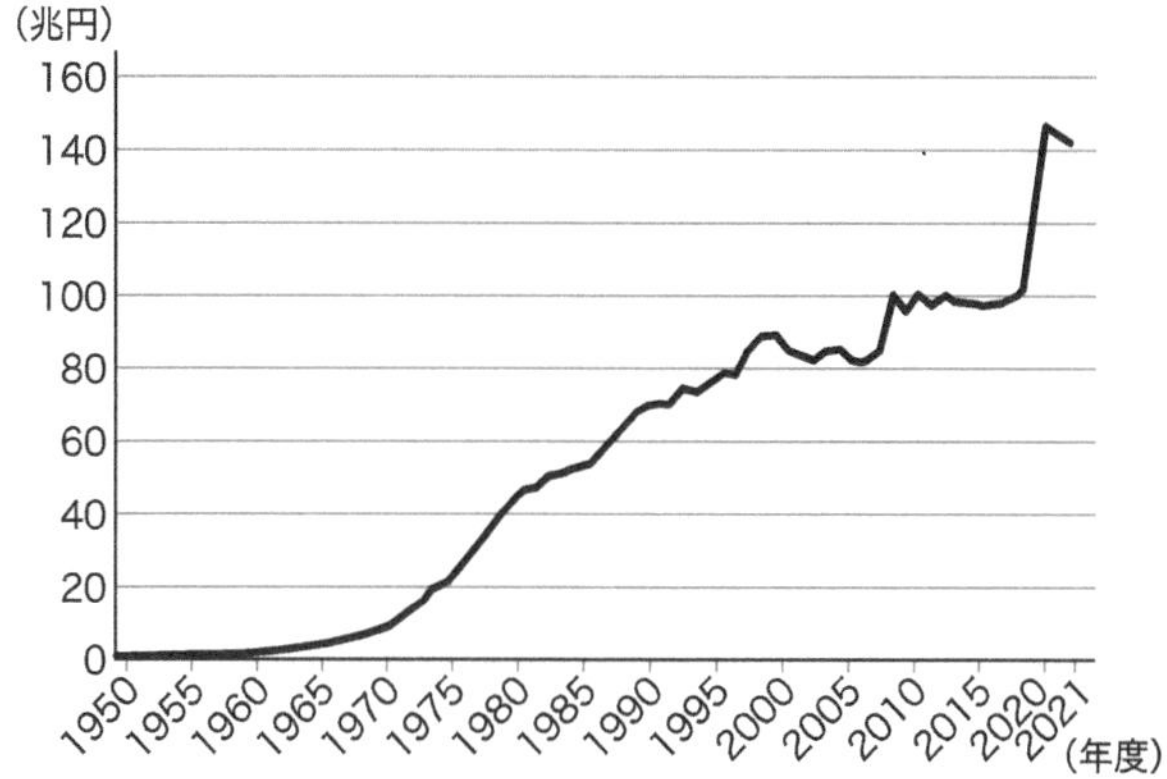

図5-1　一般会計歳出決算(1950年度～2021年度)

年度比上昇率を見てみましょう(図5－2)。

これを見ても突出していることが分かります。1950年度以降、前年度比上昇率は、30％すら超えることがありませんでしたが、2020年度は一気に45％を超えました。決算額が約1・5倍になったということです。

物価が上昇すると、財政支出もそれに合わせて増やす必要がありますから、経済成長に伴う物価上昇が大きかった昔の方が、決算の上昇率も高いです。

近年になるほど物価があまり上昇していませんから、1981年度からは、リーマンショックに対する経済対策で支出を増やした2009年度を除き、上昇率が2桁に達することすらありませんでした。そうすると、一気に45・6％になった上昇率がいかに異常なものであるかがよく分かるで

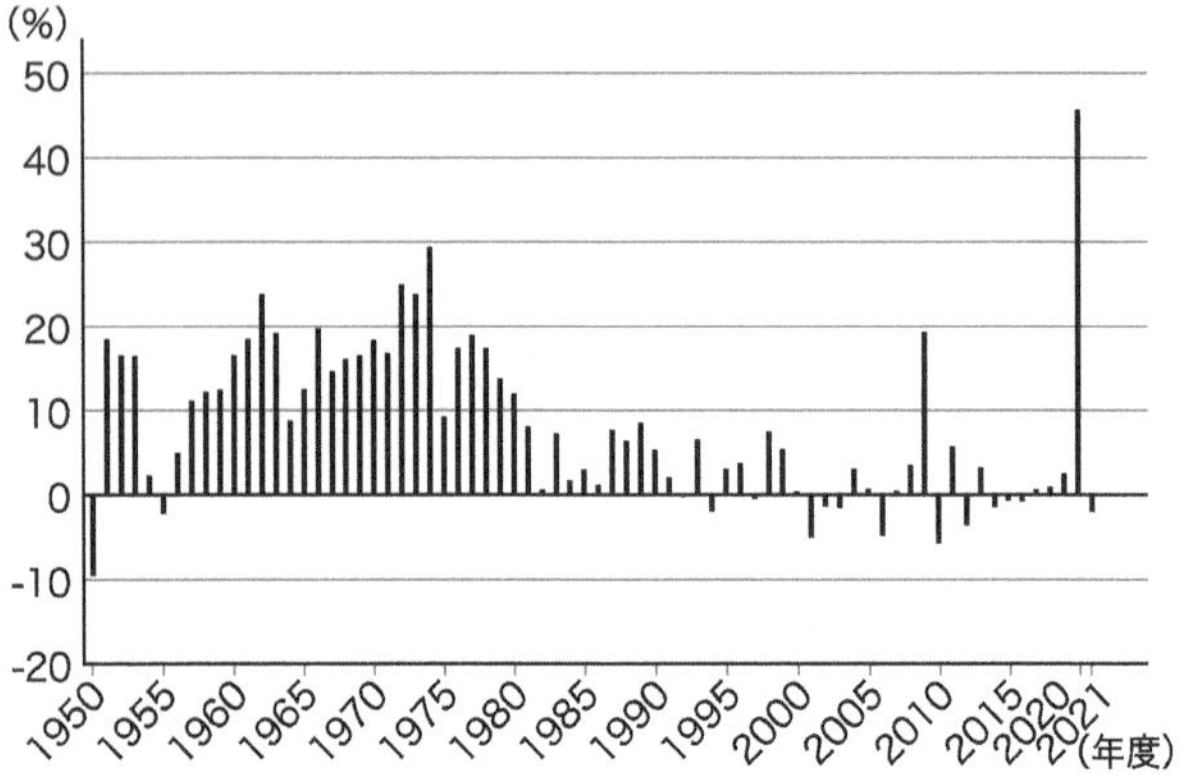

図5-2　一般会計歳出決算、前年度比の増加率（1950年度～2021年度）

しょう。史上空前の規模でお金が投入されたのです。

　ではこの日本の財政規模が国際的に見てどれくらいのものなのか。一般政府総支出対ＧＤＰ比で見てみましょう。[1]２０２０～22年の各年について、多い順に並べ替えたグラフを示します（図５－３、５－４、５－５）。

　ＩＭＦのデータで「先進国」とされている41か国の中で見てみますと、日本は２０２０年に44・６％で30位、21年に42・８％で26位、22年に44％で20位となっています。中の下くらいといったところでしょうか。多いとは言えませんが少ないとも言えません。史上空前の規模で日本はお金を使いましたが、世界を見渡すと、日本以上にお金を使った国がたくさんあるということです。

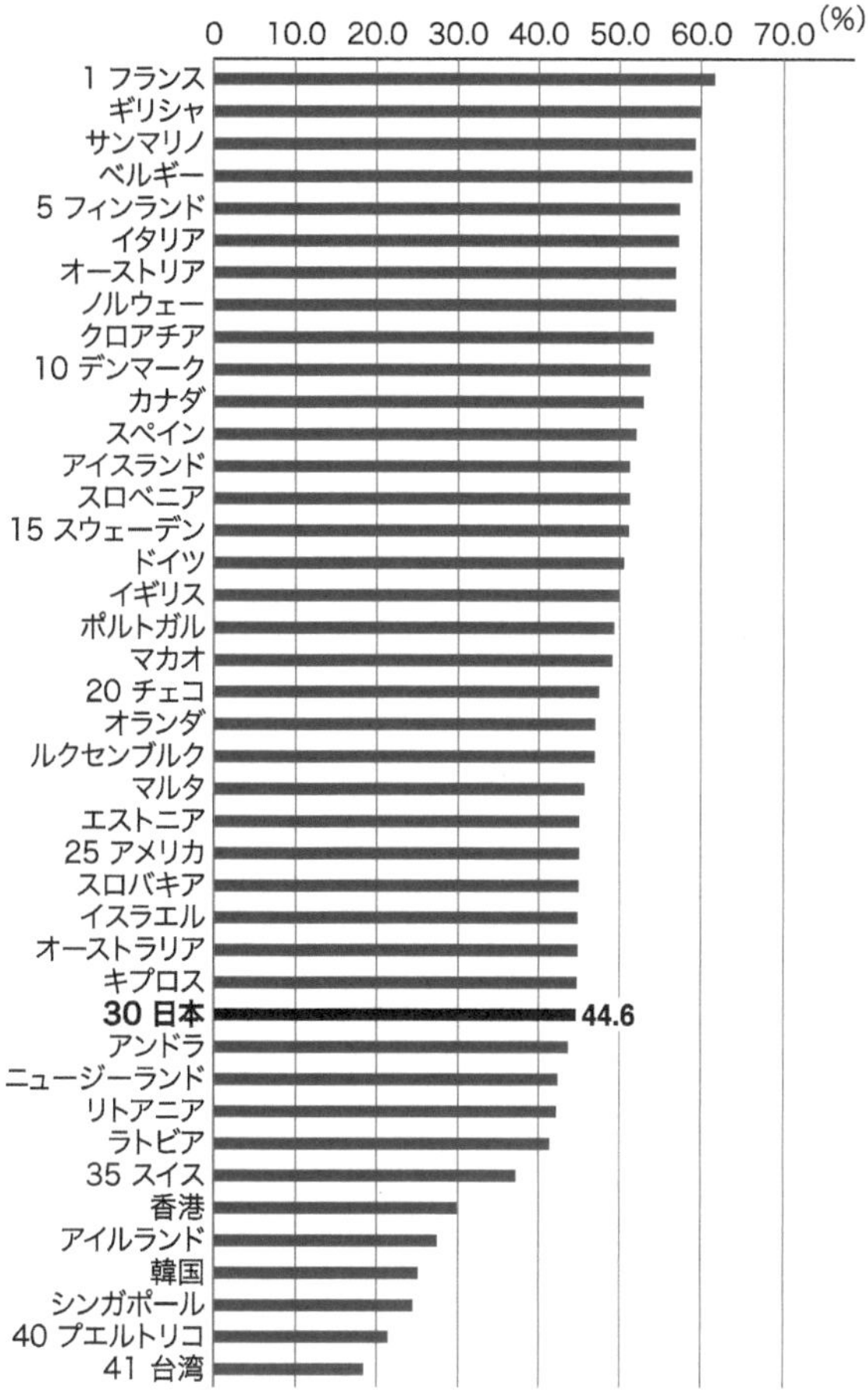

図5-3　一般政府総支出対GDP比の各国比較（2020年）

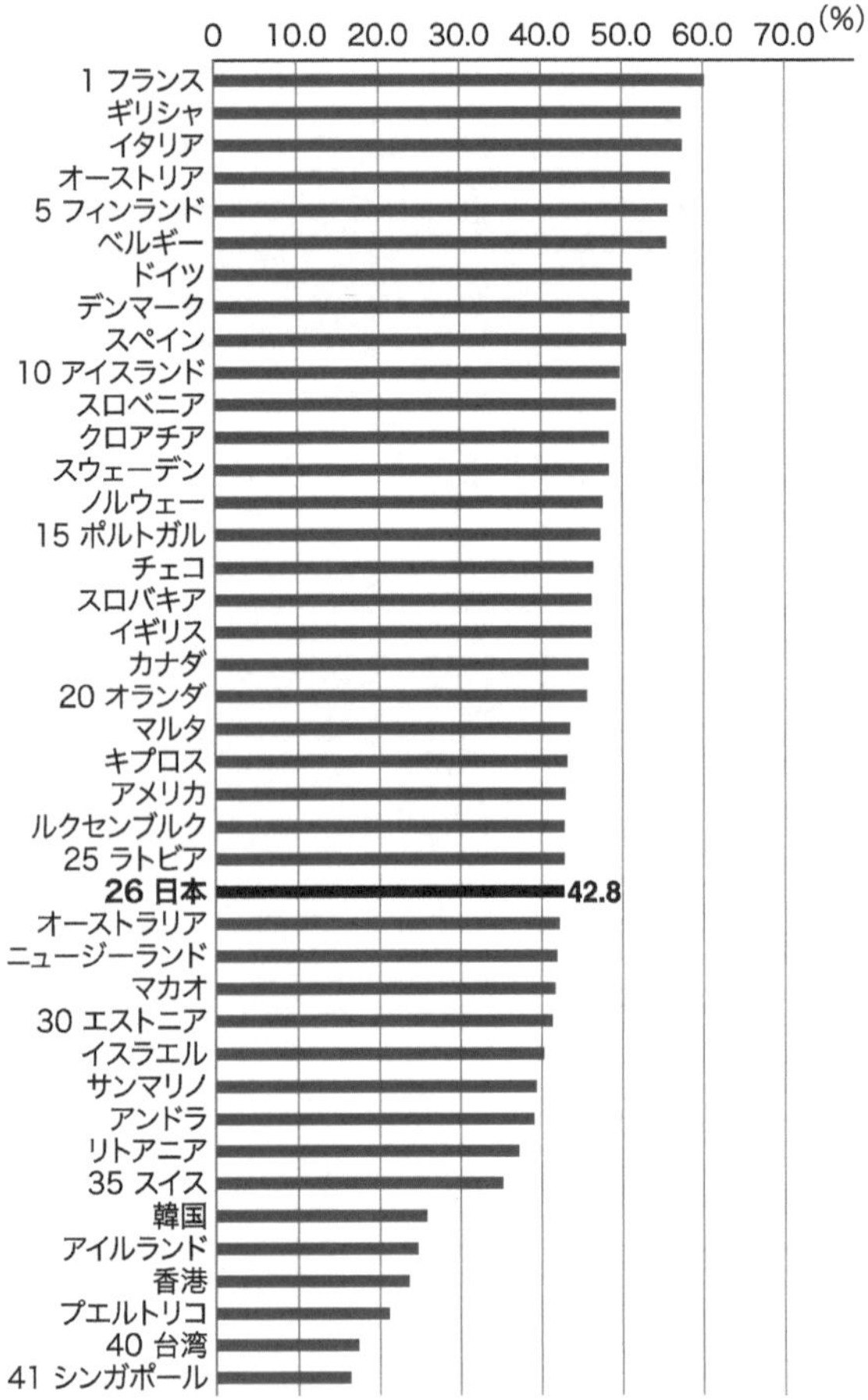

図5-4　一般政府総支出対GDP比の各国比較（2021年）

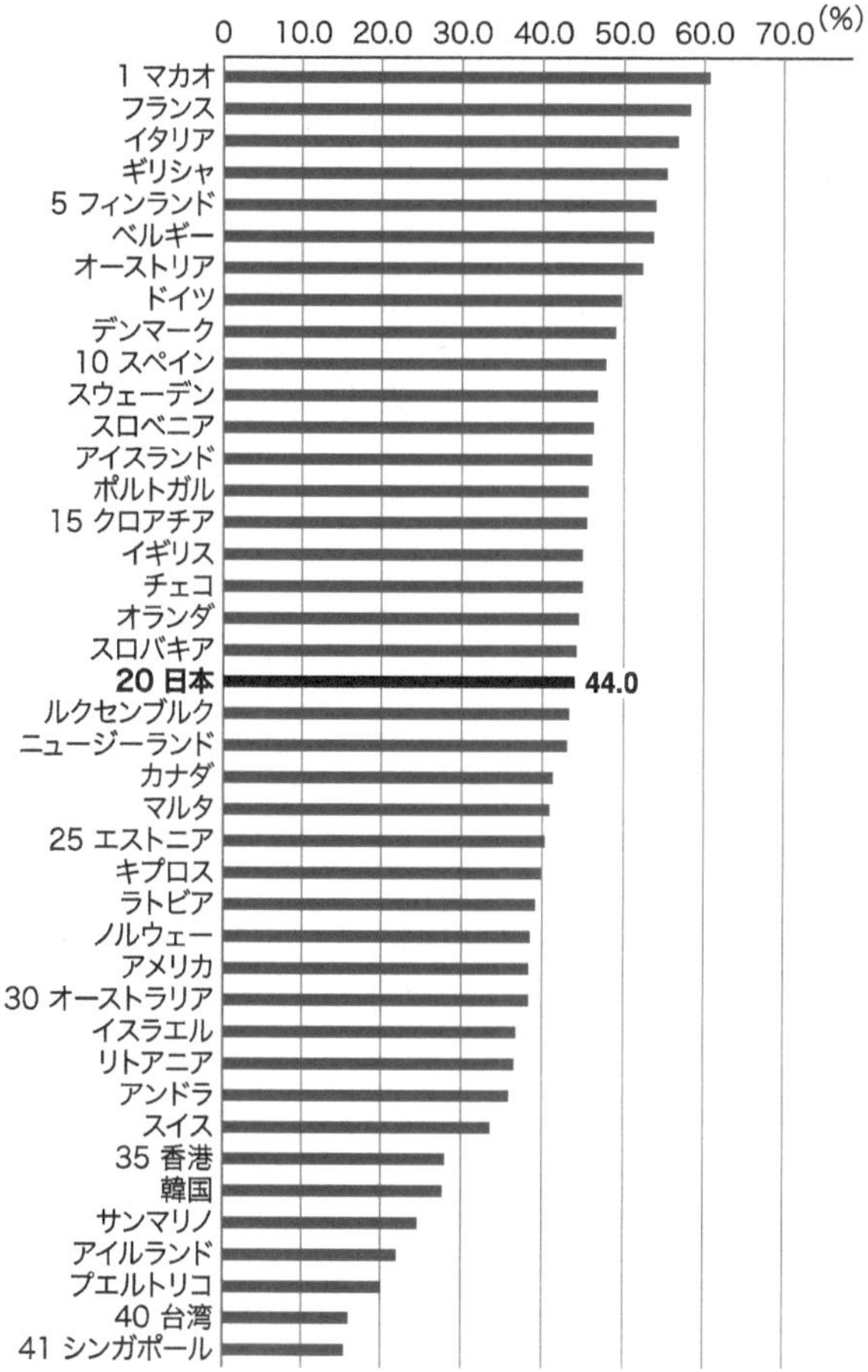

図5-5　一般政府総支出対GDP比の各国比較（2022年）

このお金を税金で賄うことは不可能ですから、どの国も借金をして調達しました。２０２１年12月15日付のＩＭＦの記事では「過去最高の２２６兆ドルに達した世界債務」というタイトルで次の事実を指摘しています[2]（太字は引用者）。

２０２０年、世界の債務は第二次世界大戦以降最大の年間増加額を記録し、世界的な健康危機と深刻な景気後退に伴って、**債務残高も過去最高の２２６兆ドル**に達する状況を目の当たりにした。債務残高は以前から危機的な水準にあったが、各国政府は現在、記録的水準にある公的・民間債務、新型コロナウイルスの変異株、そしてインフレ率上昇に対峙《たいじ》することを余儀なくされている。

ＩＭＦの世界債務データベースの最新情報によれば、**２０２０年の世界債務は対ＧＤＰ比で28％ポイント増の２５６％であった。**

政府の借入額が債務増加額に占める比率は全体の半分を僅《わず》かに超える水準にあり、世界の公的債務は対ＧＤＰ比で過去最高の99％に跳ね上がった。非金融企業と家計の民間債務もまた最高の水準に達した。

債務拡大は特に先進国で顕著であり、公的債務の対GDP比が2007年の約70%から、2020年には124%まで上がった。他方で、民間債務の拡大ペースは比較的緩やかで、同時期の対GDP比は164%から178%に推移した。

現在、公的債務は世界債務総額の約40%を占め、1960年代中頃以降で最高の比率となっている。2007年以降に公的債務が累積した主な原因は、**各国政府が直面したふたつの主要な経済危機、すなわち世界金融危機と新型コロナウイルスのパンデミック**である。

このように、特に先進国において、コロナ対策のためたくさん借金をして財政支出をした結果、債務が大きく膨らんだことが指摘されています。これで多くの人が救われたことは間違いないものの、新たなリスクを生み出すことになります。この点については次章で詳しく述べます。コロナは人体への後遺症も怖いですが、世界経済へ与えた後遺症はもっと怖いと言えるかもしれません。

2　何に使われたのか

（1）執行率を算定できたのは8割、その中で使われたのは8割

では、日本の話に戻りましょう。この巨額のお金は何に使われたのでしょうか。その前に、先ほど見た決算額は、特別会計を除き、国が使ったお金の全額を示すものです。コロナに使われたのはその一部です。

コロナにいくら使われたのかについては、会計検査院がまとめたもの[3]があります。私がこの本を執筆している時点で令和３（２０２１）年度までの分が出ていますが、これによると、コロナ対策に関係する予算額の合計は次のとおりです（図５－６）。

３年間で合計１１４兆１１２９億円ですが、令和２（２０２０）年度と令和３（２０２１）年度が大半を占めており、**この２年間だけ合計すると１１３兆６５６３億円**。１年分の一般会計予算を超える超巨大な規模です。

ただ、これは予算です。実際にこのうちいくら使われたのでしょうか。会計検査院によると、「15府省等の計１５２９事業を特定したところ、１３６７事業については予算の執行を区分して管理されていた」とのことであり、さらにこれが項目別に分類されて執行率が算出されています。

１５２９事業のうちの１３６７事業ですから、使った額を特定できた事業が89・４％ということでしょうか。次の表は、会計検査院が作成した表から、大分類、小分類、予算総額、支出済額、執行率を抜き出したものです（図５－７）。

令和元 (2019) 年度	4564億円
令和2 (2020) 年度	76兆6974億円
令和3 (2021) 年度	36兆9589億円
合計	114兆1129億円※

※各年度の額は四捨五入しているので合計額は微妙にずれます

図5-6　新型コロナ対策に関係する予算額の合計

これを見ますと、会計検査院が執行率を算定できた１３６７事業の予算総額は約94兆４９２０億円です。先ほど見た１１４兆１１２９億円に対する比率で言うと、82・８％。つまり、金額で言えば、「コロナ予算」の約２割程度は、会計検査院も使途を追いきることができなかった、ということでしょう。

そして、執行率を算定できたこの約94兆４９２０億円のうち、実際に支出されたのは約76兆４９２２億円。執行率は80・９％です。特定できた予算のうち２割近くは使いきれなかった、ということになります。

さらに、その使いきれなかったお金のうち、令和４（２０２２）年度に繰り越されることもなかった不用額は４兆６７４４億円であり、不用率は４・９％にも

大分類	小分類	予算総額（百万円）	支出総額（百万円）	執行率
新型コロナウイルス感染症防止策	マスク・消毒液確保等関係経費	706,633	532,034	75.2%
	検査体制整備等関係経費	1,195,564	1,059,883	88.6%
	医療提供体制整備等関係経費	10,056,426	8,745,935	86.9%
	治療薬・ワクチン開発等関係経費	6,283,857	5,351,552	85.1%
	帰国者受入れ等関係経費	9,642	6,664	69.1%
	情報発信等関係経費	33,506	25,813	77.0%
	学校臨時休業等関係経費	370,815	163,671	44.1%
	小計	18,656,443	15,885,552	85.1%
経済・雇用対策	雇用対策等関係経費	3,202,784	2,601,078	81.2%
	資金繰り対策等関係経費	17,124,655	15,405,706	89.9%
	中小事業者支援等関係経費	11,358,572	8,403,392	73.9%
	生活困窮者支援等関係経費	22,726,381	21,170,311	93.1%
	観光業 文化芸術事業支援等関係経費	2,649,446	1,306,411	49.3%
	地域経済活性化等関係経費	1,520,466	414,842	27.2%
	サプライチェーン改革等関係経費	575,386	561,413	97.5%
	農林水産業支援等関係経費	468,490	384,759	82.1%
	デジタル・トランスフォーメーション等関係経費	644,882	532,881	82.6%
	小計	60,271,062	50,780,793	84.2%
国際協力	国際協力等関係経費	388,364	388,337	99.9%
新型コロナウイルス感染症対応地方創生臨時交付金		15,176,155	9,437,510	62.1%
総合計		94,492,024	76,492,192	80.9%

図5-7　使った額を特定できた事業のうち、大分類、小分類、予算総額、支出総額、執行率（会計検査院作成）

なります。かなり過大な予算を計上していたことが分かります。

とてもざっくり言うと、コロナ予算114・1兆円のうち、執行率を算定できたのはその約8割の約94・5兆円で、使われたのはさらにその約8割の76・5兆円ということです。

予算が余りそうになると、人間が一体どういう行動をとるか想像してみましょう。「せっかく予算がついたのだから、使いきらなければもったいない」と思うのではないでしょうか。つまり、無駄遣いされるのではないかと思います。それでもこれだけ余ったのです。

（2）地方にばらまかれたお金

個別に見てみますと、気になる項目があります。「新型コロナウイルス感染症対応地方創生臨時交付金」です。支出額が9・4兆円であり、全体の12・3％を占めています。これは一体何でしょう。

このお金は、会計検査院の説明によると「新型コロナウイルスの感染拡大の防止及び感染拡大の影響を受けている地域経済や住民生活の支援等を通じた地方創生に資するために、地方公共団体に交付金を交付するもの」だそうです。

これについて、特定非営利活動法人Ｔａｎｓａが興味深い調査結果を公表しています。

一部を引用します。(4)

交付金の特徴は、使い道が自由なことです。各自治体は、自分たちで使い道の計画を立てます。政策の指揮をとる内閣府は、この自由度を大々的にアピールしました。

政策が始まる2020年春、地方創生推進事務局の村上敬亮《むらかみけいすけ》審議官は会見でこんな発言をしています。

「コロナ対策であればまったく制限はない」

「計画書はぶっちゃけ大雑把でいい」

「細かく審査しないで数千万や1億を使うことになるが、自治体を信じている」

その言葉通り、国は使い道を検証しないまま補正予算や閣議決定で合計8回予算を積み増しています。しかし、原資は税金です。こんな気前がよくていいのでしょうか。

Tansaが交付金の使われた約6万5000事業をデータベース化したところ、コロナに乗じた無駄遣いが全国で横行していたことがわかりました。使い道は着ぐるみづくりや現金ばらまき、婚活支援や五輪聖火リレーなど、「なんでもあり」の様相です。なぜこんな無茶苦茶なことが起きているのでしょう。

さらに取材を進めると、2014年から当時の安倍政権下で進められた「地方創生」が政権維持に利用され、都会の大企業がその利権に群がり、地方は活性化の処方箋《しょほうせん》を持たないまま税金が浪費されるという構図が浮かび上がりました。

この間、巨額の税金をつぎ込んでおきながら東京への一極集中は進み、地方はさらに衰退しています。この責任は、一体誰がとるのでしょうか。シリーズを通して、地方創生の虚構を暴きます。

Ｔａｎｓａは１７９４自治体の６万５０００事業、総額３兆円をチェックし、全国の無駄遣い１００事業を選んでいます。非常に興味深い内容ですので、是非見てみることをお勧めします。

１００個全部挙げると多すぎますので、私の独断で気になったものを厳選して挙げます。

・北海道　３０００万円　五輪聖火リレーのＰＲ事業
・北海道興部《おこっぺ》町　２２０万円　花火の打ち上げ
・北海道湧別《ゆうべつ》町　２００万円　着ぐるみの作成
・岩手県　８９２万円　五輪聖火の展示
・山形県舟形《ふながた》町　７２７万円　国宝の陶製レプリカ作成

・新潟県村上《むらかみ》市　173万円　駅前歓迎塔のライトアップ
・群馬県沼田《ぬまた》市　419万円　オリジナル風呂《ふろ》敷《しき》の販売
・埼玉県上尾《あげお》市　410万円　婚姻届提出者に花きのクーポン券配布
・東京都千代田《ちよだ》区　81億5340万円　全区民に一律12万円の給付金
・東京都八丈《はちじょう》町　3億5000万円　全町民の水道料金を全額補助
・東京都清瀬《きよせ》市　6988万円　全世帯にごみ収集袋を配布
・東京都港《みなと》区　1億5500万円　来街者の施設店舗利用の費用に応じてポイント還元
・石川県能登《のと》町　3000万円　イカモニュメントの制作
・福井県　1億8043万円　ハッピーマリッジ応援事業
・長野県小《お》川《がわ》村　2420万円　全村民に1万円
・長野県豊丘《とよおか》村　3054万円　LED街路灯の整備
・岐阜県養老《ようろう》町　1750万円　公園と農地での花火の打ち上げ
・愛知県　18億6784万円　県立高トイレの整備
・兵庫県姫路《ひめじ》市　3000万円　姫路城のライトアップ
・和歌山県和歌山市　472万円　公園の除草、遊具の点検
・香川県　3024万円　「全国年明けうどん大会」の開催

・愛媛県今治《いまばり》市　７９９９万円　スポーツ用自転車やヘルメットの購入費
・高知県東洋《とうよう》町　５２６万円　スポーツトラクターの購入
・高知県室戸《むろと》市　３３００万円　海洋深層水を貯水する１００トンタンクを増設
・福岡県　７２８９万円　「出会い応援団体」の活動援助
・福岡県筑前《ちくぜん》町　５１０万円　巨大わらかがしの制作と花火の打ち上げ
・長崎県川棚《かわたな》町　３８５万円　町幹部用の公用車を購入
・鹿児島県南九州《みなみきゅうしゅう》市　１０３０万円　小中学校に給茶機を設置
・鹿児島県出水《いずみ》市　３８０万円　ツルの越冬地入域調整実証実験事業
・沖縄県大宜味《おおぎみ》村　１００万円　機運醸成のための花火打ち上げ

全然コロナに関係ない事業ばかりのように見えるのですが、気のせいでしょうか。まさにどさくさ紛れの無駄遣いです。

ただ、これだけ無駄遣いをしても予算を使い切ることができず、約15・1兆円計上された予算のうち、執行されたのはその62・1％である9・4兆円にとどまりました。これは必要だったのでしょうか。

（3）コロナ防止策に使われたお金

次に、大分類の「新型コロナウイルス感染症防止策」について見てみましょう。この大分類のうち、小分類の項目を、金額の大きい順に並べたものが次のグラフです（図5－8）。

一番大きいのは、8・7兆円が使われた医療提供体制整備等関係経費、次が5・4兆円の治療薬・ワクチン開発等関係経費であり、金額的にはこの2つが突出しています。次に続くのが検査体制整備等関係経費の1・1兆円、そしてマスク・消毒液確保等関係経費0・5兆円です。

最大の支出項目である医療提供体制整備等関係経費に含まれると思われるのが、厚生労働省の病床確保事業です。コロナ患者を受け入れるために、空床や休止病床とした病床について交付金を配るものです。会計検査院は、この事業について、交付金の過大交付があったことを次のとおり指摘しています。

・患者が入院していて病床確保事業の対象とならない入院期間中の病床数を延べ病床数に計上していたため、交付金が過大に交付されていた。
　→9都道府県　32医療機関　24億866万円
・病床区分を誤って1日1床あたりの単価がより高額な病床区分（HCU病床）の病床確

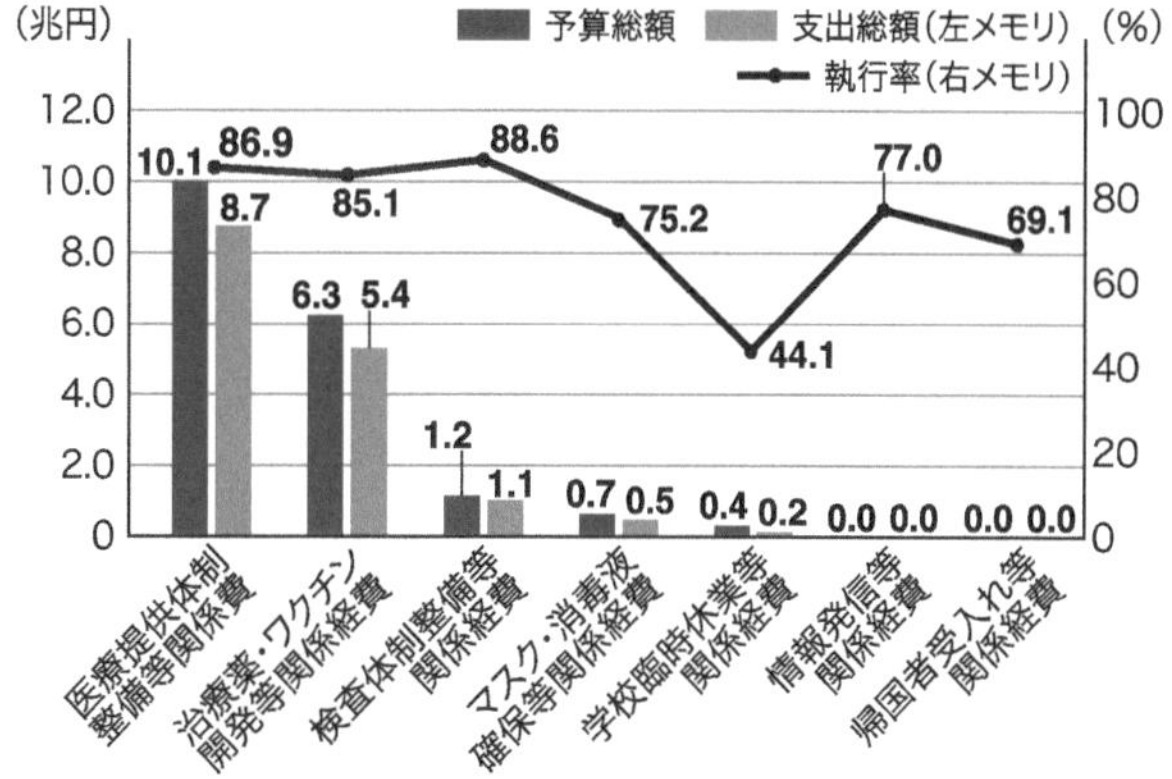

図5-8　新型コロナウイルス感染症防止策関係の執行状況

保料を適用したため、交付金が過大に交付されていた。

↓3都県　4医療機関　31億52万円

これらを合計すると55億918万円であり、指摘を受けた医療機関の数は36です。会計検査院が調査対象とした医療機関の数が106ですから、およそ3割の医療機関に過大交付があったことになります。

すべての医療機関を調査対象としたわけではないでしょうから、これは氷山の一角でしょう。

さらに、病床確保事業も、医療機関への支援事業の一つに過ぎません。第四章において指摘したとおり、コロナ補助金の影響により、経常利益が改善し、コロナ前は赤字の病院が50%近い割合だったのが、2021年度には20%程度まで減りましたが、これはたくさんのお金が医療機関に流れたことを示しています。そのうち、この病床確保事業で指摘された過大交付のような無駄なお金はいったいどれくらいあったのでしょう。

ところで、マスク・消毒液確保等関係経費0・5兆円にはいわゆるアベノマスクも含まれています。２０２３年４月８日付朝日新聞の記事(5)によると、２０２０年３～６月、国は業者17社と計32件の随意契約を結び、３億枚超のマスクを約４４２億円で調達したとのことです。既に指摘したとおり、素材が布である上、非常に小さいので、感染予防効果は著しく低いものでした。

この単価については、政府から公表されないため、神戸学院大の上脇博之《かみわきひろし》教授が訴訟を提起して国に開示を求めました。国はこれを争いましたが、敗訴したため、開示に応じました。同記事によると、単価（税抜き）は62・6～１５０円、枚数は６００万～４５１４万枚で、最多の約１億１０００万枚を調達した総合商社の単価は、５件の契約すべてが１３０円。２番目に多い約７２００万枚を調達した別の総合商社は、契約を重ねた末、単価が１１９円から１２６・８円に上がっていたとのことです。

国は訴訟において「今後マスクを調達する際交渉で不利になる」と反論したようですが、裁判所に一蹴《いっしゅう》されました。

アマゾンでアベノマスクと同じガーゼマスクがいくらで買えるのか調べてみたところ、5枚入りのものが300円で売られていました。1枚60円です。これと比べるとアベノマスクの調達費用は倍くらいありますので、高いとは言えるでしょう。

このマスクについて必要だったと擁護する声もありますが、本当に政府自身がこれを必要だと判断し、調達価格についても何ら後ろめたいところが無いのであれば、最初から単価を開示していたはずです。訴訟で敗訴するまで隠そうとしていた事実は、政府自身、無駄だったし高過ぎたと思っていたことを示しているように見えます。

(4) 経済・雇用対策

次に、大分類の「経済・雇用対策」について見てみましょう(図5－9)。

最大の支出は生活困窮者支援等関係経費であり、約21・2兆円です。その半分を占めるのは、国民1人あたり10万円の特別定額給付金でしょう。

2020年11月30日付日経新聞の記事[6]によると、消費の押し上げ効果は、第一生命経済研究所の熊野《くまの》英生《ひでお》首席エコノミストの試算で2割程度、三菱総合研究所が5000人を対象に給付金の使途を尋ねた調査で3割程度とのことです。

「一律」であり、審査が必要ないので迅速性は確保されますが、別に困窮していない人にまで行きわたってしまいます。お金に困っていない人にまで一律に金を配るのは無駄ですし、1回こっきりですから、お金に困った人にとっても一時しのぎにしかなりません。必要なのはすぐに使い終わってしまうような金額を1回だけ支給するのではなく、継続的な支援でしょう。

捕捉《ほそく》率が2割しかない生活保護をもっと積極的に政府が宣伝して利用を勧めた方が良かったのではないかと私は思います。

また、この中には、コロナの影響で収入が減った方々へ国が200万円を上限に無利子でお金を貸す「特例貸付」のお金も含まれていると思います。2023年3月30日付NHKの記事[7]によると、利用件数は約382万件、金額は約1兆4431億円です。23年1月から返済が始まったものの、実際に返済できている人は2割以下にとどまっているとのことです。ほとんどの方が返済できなくなるであろうことは予想できたはずです。そうであれば、貸付ではなく給付の方が良かったのでは、という見方もあるでしょう。

その次が資金繰り対策等関係経費で約15・4兆円、そして中小事業者支援等関係経費約8・4兆円と続きます。あわせて23・8兆円であり、雇用・経済対策の約半分を占めます。これらは主として中小企業の支援を目的としたものと言えるでしょう。

資金繰り対策等関係経費の大半は、いわゆるゼロゼロ融資に関するものでしょう。これは、

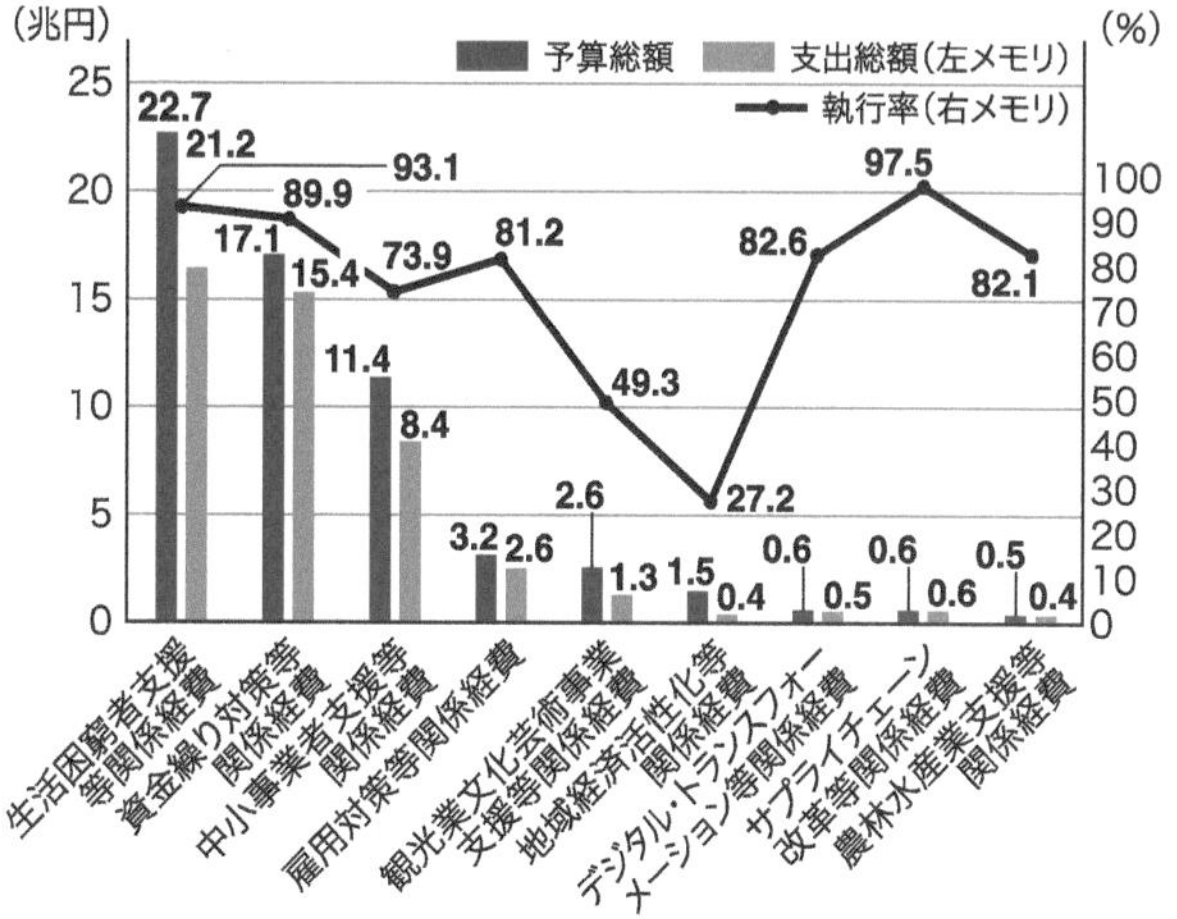

図5-9　経済・雇用対策関係の執行状況

コロナで売り上げが減った中小企業を対象に、金融機関が担保なしでお金を貸し出す制度です。本来は借り手が金融機関に支払う利子を3年間、国や都道府県が負担し、返済できない場合の保証もついています。

コロナの感染拡大初期は日本政策金融公庫や商工組合中央金庫等の政府系金融機関だけが手掛けていました。日本政策金融公庫の場合、条件を満たせば零細企業や個人事業主なら最大6000万円、中小企業は最大3億円を実質無利子で借りることができました。返済が滞っても、元本の8割か全額を政府の財源を裏付けとした信用保証協会が肩代わりします。

ここで、政府系金融機関の貸付の原資となるのは、政府が財投債を発行して調達したお金です。それが資金繰り対策等関係経費に計上されているのでしょう。財投債の発行額[8]を見ると、令和元（2019）年度は12兆5500億円だったのが、令和2（2020）年度には一気に39兆751億円に拡大しています。ここから政府系金融機関の貸出原資にお金が回っていったのだと思います。

政府系金融機関だけでは間に合わないので、令和2（2020）年5月からは民間金融機関も手掛けるようになりました。民間も含めた融資実績は令和4（22）年12月末時点で249万件、合計43兆円もあります。これがコロナ禍で資金繰りに窮した多くの中小企業を助けました。このゼロゼロ融資の返済開始は令和5（23）年7月〜翌令和6（24）年4月に集中します。多くの企業が返済困難でしょうから、コロナが経済に与えたダメージがここで顕在化するでしょう。

2022（令和4）年10月1日付朝日新聞の記事[9]は、このゼロゼロ融資に不正があったことを伝えていますので引用します。

愛知県を地盤とする中日信用金庫（名古屋市）は30日、コロナ禍の経済対策として政府が用意した実質無利子・無担保の「ゼロゼロ融資」の取り扱いで、計79件の不正があったと発表した。取引先の業績を偽って申請し、60社に計約15億円を不正に融資していた。財

務省東海財務局はこの日、過度な営業の推進などの問題があったとして、中日信金に業務改善命令を出した。「ゼロゼロ融資」の不正をめぐる行政処分は全国で初めてという。

これは氷山の一角でしょう。もともとコロナに関係なく事業継続が困難だった多くの「ゾンビ企業」が、この貸し付けによって延命されたと思います。

次に、中小事業者支援等関係経費について見てみましょう。これは企業への各種給付金に使われたお金のことだと思います。給付金は持続化給付金、家賃支援給付金、一時支援金、月次支援金、事業復活支援金と5種類ありました。多い順に並べたものが上のグラフです（図5－10）。

持続化給付金が5・5兆円でトップ、事

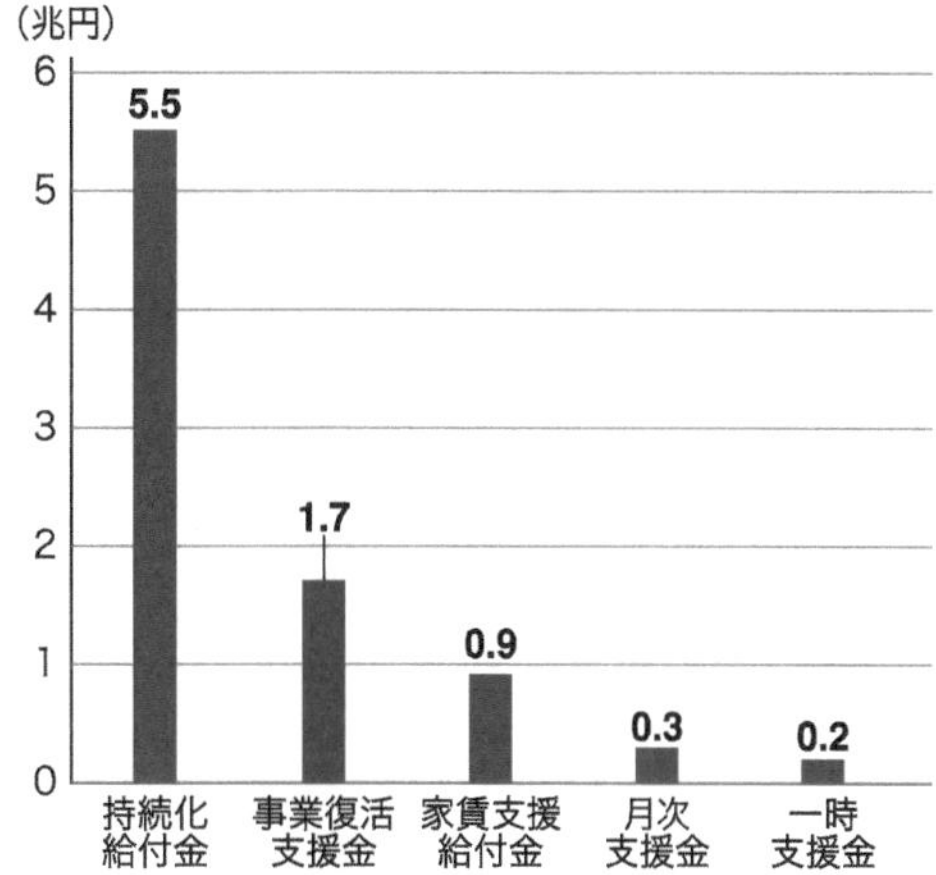

図5-10　中小事業者支援等関係経費5種類の金額

業復活支援金が1・7兆円で続きます。5つを合計すると8・6兆円です（なお、令和4〈2022〉年度も含む金額なので、会計検査院が特定した令和3〈2021〉年度までの支出済み額〈8・4兆円〉より多くなっています）。

各種給付金については、不正受給額と自主返還額も公表されています。まずは不正受給から見ますが、事業復活支援金の不正受給額は本稿を書いている時点でまだ公表されていません。次の表のとおりです（図5-11）。

不正受給者は実名も公表されています。これも氷山の一角であり、バレないで逃げおおせた者が多数いるのでしょう。

次に自主返還額も見てみましょう（図5-12）。

不正受給と認定された額よりもはるかに多く、持続化給付金については自主返還額が不正受給認定額のおよそ10倍になっています。

おそらく、不正受給を指摘し、それでも返還に応じなかった者のみを、不正受給として認定したのでしょう。どさくさ紛れにお金をもらおうとした者がこれだけいたということです。

不正受給と返還済み金額の合計が全体に対して何%あるのか、ざっくり計算してみると、持続化給付金、月次支援金、一時支援金はいずれも約0・4%、事業復活支援金は約0・03%、家賃支援給付金は0・15%です。バレずに逃げおおせたものを含めた「真実」の割合は

	不正受給額(円)	不正受給認定者数(人)
持続化給付金	19億651万4210	1880
家賃支援給付金	2億6274万2616	96
一時支援金	165万750	6
月次支援金	100万0000	10

図5-11　不正受給額

	返還済み金額(円)	返還済み件数(件)
持続化給付金	189億2900万	19,020
家賃支援給付金	10億7800万	1231
一時支援金	7億4800万	1788
月次支援金	11億5600万	8609
事業復活支援金	5億2400万	1021

図5-12　自主返還額

一体何%になるのでしょう。それは永遠に分かりません。

持続化給付金については「中抜き」も指摘されています。2020年6月1日付東京新聞の記事を引用します（太字は引用者）。[10]

国の持続化給付金事業を担う一般社団法人サービスデザイン推進協議会が設立から四年で、同事業を含め十四事業を計千五百七十六億円で経済産業省から委託されていた。うち九件を、広告大手の電通や人材派遣のパソナなどに再委託していたことも判明。残りの五件でも事業の大半を外注していた例があり、法人本体の実体の乏しさがより浮き彫りになった。（森本智之）

過去の再委託の事例は経産省が国会議員に示した資料で明らかとなった。法人が再委託をした事業九件のうち、電通グループに七件、パソナには二件と法人の設立に関与した企業を中心に事業を回していた。

法人の不透明さが発覚する発端となった持続化給付金では、委託費の97%に当たる七百四十九億円が再委託費として電通に流れている。電通が設立に関与した法人から電通に事業が再委託される経緯について、両者はこれまで「回答を控える」としている。経産省は現時点で、持続化給付金以外の事業に関しては再委託費を明らかにしていない。

ただ、税金の使い道を検証する政府の行政事業レビューによると、電通など五法人が再委託を受けた中小企業などへのＩＴ導入支援事業（二〇一七年度）では、四百九十九億円の予算から、法人にひとまず入った金額の96％に当たる三十七億円が外部に流れていた。過去の再委託でも同様に、法人が事業の大部分を外部に回す手法が目立つ。

さらに「再委託先はない」と経産省が説明する五件でも、レビューによると法人が事業を外注していた例があった。例えば外注割合はおもてなし規格の事業（一六年度）で68％相当、ＩＴ導入補助金（一七年度）では96％に上った。

再委託と外注は契約形態が違うが、法人が自前で業務の大半を行わず外部に任せるという点では同じ。過去の事業でも法人が税金から得た金額が問題視されそうだ。

〈持続化給付金事業の再委託〉　経済産業省中小企業庁は中小企業などに最大２００万円を給付する持続化給付金で、一般社団法人サービスデザイン推進協議会に７６９億円で事業を委託。この法人はサービス業の生産性向上を図る目的で２０１６年５月、電通、パソナ、トランスコスモス、日本生産性本部などによって設立された。委託費の97％に当たる７４９億円が、法人からの再委託で電通に流れることが判明。実質的な給付事業は電通が担っているといえ、法人の実体の乏しさが鮮明となった。一方、法人の代表理事は６月８

一日付で辞職するとしている。

この「一般社団法人サービスデザイン推進協議会」のホームページ[11]には、社員・会員（全て法人）の一覧があるので引用します（図5－13）。

特に電通とパソナについてはよく見かける名前ですね。なんでこんな社団法人をわざわざ設立するのかと言えば、この法人を直接の受託業者としておけば、国の監督はその法人までしか及ばず、その先にいる実質的受託者が自由にふるまえるからでしょう。また、中抜きの実態を国民から隠すこともできます。現に、こうやって報道されるまではこの中抜きスキームは知られていませんでした。

「一般社団法人サービスデザイン推進協議会」から電通などに事務が再委託され、さらにその下へ再委託が繰り返されます。そのたびに「中抜き」が発生しますが、それは無駄な費用と言うべきでしょう。これもまた氷山の一角であり、様々なところでこのような中抜きが行われているでしょう。

次に「雇用対策等関係経費」について見てみましょう。これには、雇用調整助成金が含まれていると思います。

このお金は、コロナによって事業活動の縮小を余儀なくされた場合の、雇用を維持するため、労使間の協定に基づき、雇用調整（休業）を実施する事業主に対して、休業手当等の一部を助成するものです。また、よく似た名前のものとして「緊急雇用安定助成金」もあります。これは、雇用保険被保険者以外の人向けの休業手当に対して支給する助成金です。

社員・会員	法人名
社員	大日本印刷株式会社
社員	株式会社テー・オー・ダブリュー
社員	株式会社電通
社員	株式会社電通国際情報サービス
社員	株式会社電通ライブ
社員	トランスコスモス株式会社
社員	株式会社パソナ
会員	株式会社セールスフォース・ドットコム
会員	株式会社みずほ銀行

図5-13　一般社団法人サービスデザイン推進協議会の社員・会員

2つの助成金の支給実績は、令和4（2022）年度末までの累計で約6兆3507億円となっています。[12] そのうち約5兆8708億円が雇用調整助成金です。

こちらも不正受給があり、2023年1月25日付朝日新聞の記事[13]によると、2022年12月末時点で1221件、総額187億8000万円に達したとのことです。

これもまた氷山の一角でしょう。

(5) 予備費の行方

2022年4月22日付日経新聞の記事[14]によると、コロナ予備費12兆円のうち、同社の分析によって具体的な使途を特定できたのは6・5%の8000億円強にとどまり、9割以上はどう使われたのか追いきれません。なお、予備費とは、不測の事態に備え、使途をあらかじめ定めずに計上する費用です。同記事によると、予備費は2020~22年度の3年間で合計20兆円弱計上され、そのうち実際に執行されたのが12兆3077億円です。

この「特定」の意味ですが、大まかな使い道までは特定できたようです。同記事には、政府が国会に事後報告したものから目的物に分類した表が掲載されているので引用します(図5-14)。

このように大まかなレベルまでは追えますが、それ以上になると無理のようです。これと、今まで見てきた会計検査院による報告はどのような関係になるのでしょう。会計検査院は令和2(2020)年度の報告において次のように説明しています[15](太字は引用者)。

一 5対策等は、主に補正予算又は予備費の使用決定により財源措置がなされているものの、予算執行については、補正予算成立後又は予備費使用決定後は、**予算科目ごとに当初予算等の予算と一体として執行されるため**、**基本的に財源別に予算の執行状況を把握できない。**

目的別の分類と主な項目	金額(兆円)	比率(%)
■医療・検疫体制確保 ・医療提供体制の確保 ・ワクチン購入、接種促進 ・病床確保の支援	4.08	33.2
■地方創生臨時交付金	3.87	31.5
■個人向け給付金・貸し付け ・緊急小口資金など特例貸付 ・18歳以下への10万円給付	2.08	16.9
■中小・雇用対策 ・持続化給付金 ・雇調金の特例措置	1.74	14.1
■GoToトラベル	0.31	2.5
■その他 ・供給網対策や文化芸術支援	0.20	1.7
合計	12.3	100

(注)国会に事後報告した21年11月分までを分類。合計値は端数処理の関係で各項目の合算と一致せず

図5-14　コロナ予備費のうち使い道を特定できたものを目的別に分類したもの(日経新聞2022年4月22日)

執行の段階で他の予算と混じってしまうので、個別の事業において、予備費が何にいくら使われたのか分からない、ということでしょう。

2つの蛇口から水が出てきて1つのバケツに入るところを想像してください。いったんバケツに水が入ったら、どちらの蛇口から出てきた水なのか、区別がつかなくなりますね。それと同じことです。今まで見てきた会計検査院の執行率の分析は、予備費とそれ以外の予算が入り混じったものということでしょう。

それでも会計検査院は何とか予備費を追いかけていて、予備費の使用決定がされた予算科目を分析しています。それによると、予備費使用額以上の繰越額を計上していた予算科目は、令和元（2019）年度で9目、令和2（2020）年度で19目もあり、予備費使用額以上の不用額を計上していた予算科目数は、令和元年度で17目、令和2年度で3目ありました。端的に言えばそれだけ余ったということでしょう。

いろいろ述べてきましたが、ざっくりまとめると、「どさくさ紛れに膨大な無駄遣いがされているようだが、金額が巨大すぎるため、それを追いきることは不可能」ということです。

（6）効果は？

莫大《ばくだい》なお金が使われましたが、効果はどうだったのでしょうか。

医療関係については、今まで見てきたとおり、100万人あたり死者数でみれば世界トップクラスの少なさですので、効果はあったと言われても私はある程度納得できます。

では経済面についてはどうでしょうか。東京商工リサーチのデータから、倒産件数と負債総額の推移を見てみましょう（図5－15）。

2020～21年、倒産件数はむしろ減っています。ゼロゼロ融資と給付金、雇用調整助成金等の支援が効いたのでしょう。22年は前年より倒産件数が増えましたが、まだコロナ前の

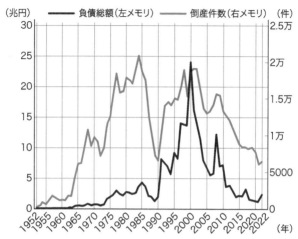

図5-15　倒産件数および負債総額の推移

19年より下です。ゼロゼロ融資の返済が始まる23年からが正念場となるでしょう。地獄の釜《かま》の蓋が開くような事態になるかもしれません。

なお、帝国データバンクの調査[16]によると、20年の飲食店の倒産件数は過去最多の７８０件を記録しましたが、21年は５６９件となり、16年以来の５００件台となりました。20年12月に開始された飲食店への協力金給付が効果を発揮したのではないかと分析されています。

次に失業率を見てみましょう（図５－16）。

２０２０年と21年は2年連続で増加していますが、約３％であり、17年と同程度の水準です。リーマンショックの際は５％を

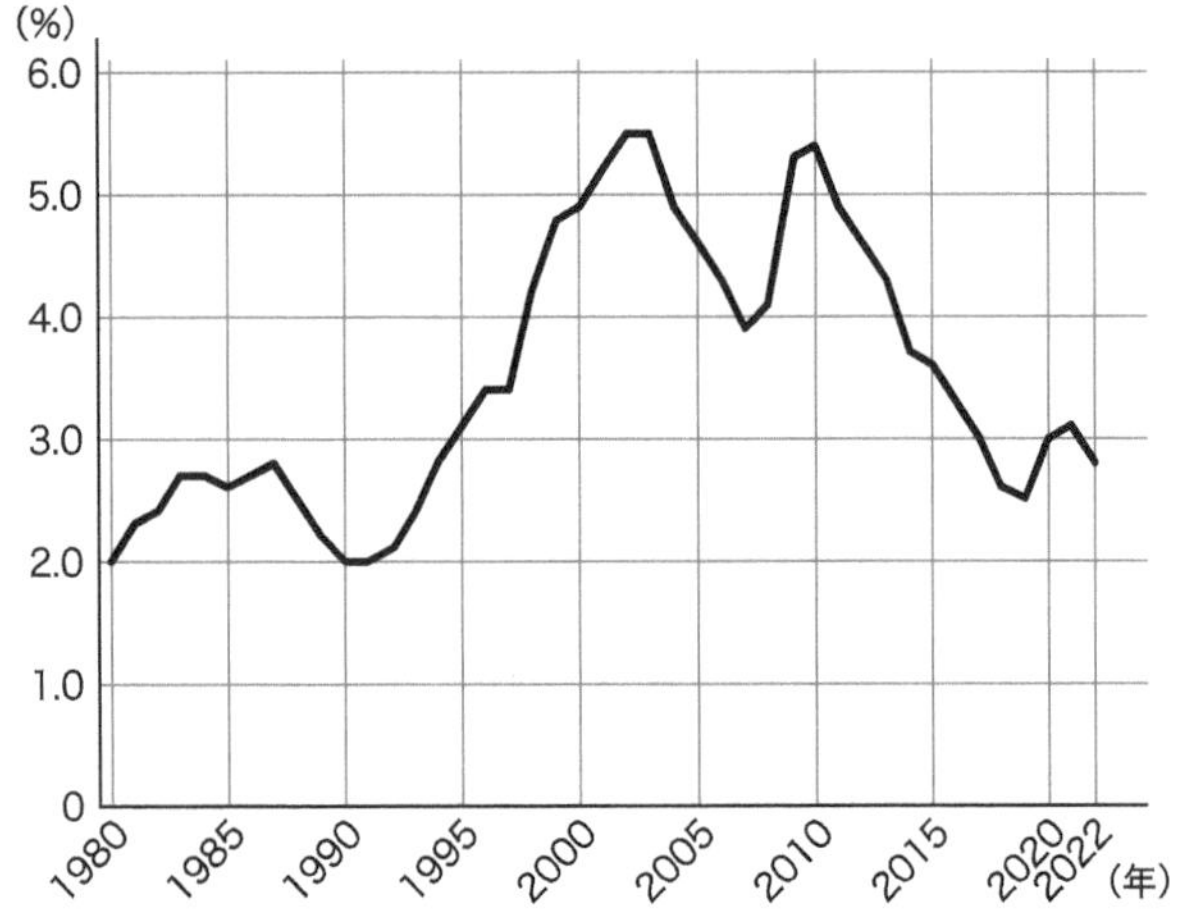

図5-16　失業率の推移

超えましたから、それに比べればよく抑え込んだと言えるでしょう。企業の倒産が抑え込まれたので、失業率も上がらなかったのだと思います。

では、他国と比べてどうでしょうか。まずはコロナの影響によるGDPの低下をどれだけ抑え込めたか、という視点で分析します。ここでは購買力平価による実質GDPを使い、19年からの下落率を比較します。次の表はIMFで「先進国」に分類された41か国の下落率を低い順に並べたものです(図5－17)。

日本は2020年こそ21位で真ん中あたりですが、その後は33位、38位と順位を落としています。特に22年は、41か国中36か国が19年と比べてプラスに転じた中で、未《いま》だにマイナスとなっており、下から4番目という低順位です。19年の水準に戻っていません。これは悪い成績です。

では失業率についてはどうでしょうか。これも低い順に並べた表を見てみます（図5－18）。

こちらについては3位↓2位↓5位であり、世界トップクラスですから、極めて優秀な成績です。他国に比べて経済回復は遅れているが雇用は守れたと言えるでしょう。ただ、日本の失業率はもともと世界的に見て極めて低く、それは賃金が低いことが大きく影響していることも見逃してはいけません。雇用条件が悪いのと引き換えに失業率が低いということです。

3　膨大な「使い残し」

コロナ予算とその用途・効果について見てきましたが、今一度、一般会計「全体」の決算に戻ってみましょう。

この章の冒頭で見たグラフは「歳出」決算です。決算には「歳入」決算もあります。実際にいくら国の財布にお金が入ったのかを表すのが歳入決算です。

２０２０年度の歳出決算は約１４７・６兆円でしたが、歳入決算の方は約１８４・６兆円

		2022年−2019年
1	アイルランド	35.0
2	イスラエル	13.5
3	台湾	12.8
4	クロアチア	9.9
5	マルタ	9.2
6	スロベニア	9.1
7	シンガポール	8.5
8	リトアニア	8.0
9	キプロス	7.7
10	オーストラリア	7.1
11	ニュージーランド	7.1
12	デンマーク	6.5
13	韓国	6.1
14	エストニア	6.0
15	ノルウェー	5.9
16	ルクセンブルク	5.9
17	スウェーデン	5.8
18	サンマリノ	5.7
19	オランダ	5.3
20	アンドラ	5.2
21	アメリカ	5.1
22	ギリシャ	4.5
23	ラトビア	3.8
24	スイス	3.8
25	ベルギー	3.5
26	ポルトガル	3.3
27	カナダ	3.1
28	アイスランド	3.0
29	フィンランド	2.7
30	オーストリア	2.7
31	スロバキア	1.2
32	イタリア	1.0
33	フランス	0.9
34	ドイツ	0.6
35	プエルトリコ	0.4
36	チェコ	0.2
37	イギリス	−0.4
38	**日本**	**−1.2**
39	スペイン	−1.3
40	香港	−4.0
41	マカオ	−60.0

		2020年−2019年
1	アイルランド	6.2
2	台湾	3.4
3	リトアニア	−0.0
4	エストニア	−0.6
5	韓国	−0.7
6	ルクセンブルク	−0.8
7	ノルウェー	−1.3
8	ニュージーランド	−1.5
9	オーストラリア	−1.8
10	イスラエル	−1.9
11	デンマーク	−2.0
12	スウェーデン	−2.2
13	ラトビア	−2.2
14	フィンランド	−2.4
15	スイス	−2.5
16	アメリカ	−2.8
17	スロバキア	−3.4
18	ドイツ	−3.7
19	シンガポール	−3.9
20	オランダ	−3.9
21	**日本**	**−4.3**
22	スロベニア	−4.3
23	プエルトリコ	−4.4
24	キプロス	−4.4
25	カナダ	−5.1
26	ベルギー	−5.4
27	チェコ	−5.5
28	オーストリア	−5.5
29	香港	−6.5
30	サンマリノ	−6.7
31	アイスランド	−7.2
32	フランス	−7.9
33	ポルトガル	−8.3
34	クロアチア	−8.6
35	マルタ	−8.6
36	イタリア	−9.0
37	ギリシャ	−9.0
38	イギリス	−11.0
39	アンドラ	−11.2
40	スペイン	−11.3
41	マカオ	−54.2

		2021年−2019年
1	アイルランド	20.6
2	台湾	10.1
3	エストニア	7.4
4	イスラエル	6.6
5	リトアニア	6.0
6	シンガポール	4.6
7	ニュージーランド	4.5
8	ルクセンブルク	4.3
9	スロベニア	3.5
10	韓国	3.4
11	クロアチア	3.4
12	オーストラリア	3.3
13	スウェーデン	3.1
14	アメリカ	3.0
15	デンマーク	2.8
16	ノルウェー	2.6
17	マルタ	2.2
18	キプロス	2.0
19	ラトビア	1.8
20	スイス	1.6
21	サンマリノ	1.1
22	オランダ	0.8
23	フィンランド	0.6
24	ベルギー	0.4
25	カナダ	−0.3
26	スロバキア	−0.5
27	香港	−0.5
28	ドイツ	−1.2
29	ギリシャ	−1.3
30	フランス	−1.7
31	チェコ	−2.1
32	オーストリア	−2.2
33	**日本**	**−2.2**
34	イタリア	−2.6
35	アンドラ	−3.2
36	アイスランド	−3.2
37	ポルトガル	−3.3
38	プエルトリコ	−4.2
39	イギリス	−4.3
40	スペイン	−6.4
41	マカオ	−45.4

図5-17　GDPの下落率の各国比較

		2022年
1	アンドラ	2.0
2	シンガポール	2.1
3	スイス	2.2
4	チェコ	2.3
5	**日本**	**2.6**
6	韓国	2.9
7	マルタ	2.9
8	マカオ	3.0
9	ドイツ	3.1
10	ノルウェー	3.3
11	ニュージーランド	3.3
12	オランダ	3.5
13	アメリカ	3.6
14	台湾	3.7
15	イギリス	3.7
16	オーストラリア	3.7
17	アイスランド	3.8
18	イスラエル	3.8
19	スロベニア	4.0
20	香港	4.2
21	デンマーク	4.5
22	アイルランド	4.5
23	オーストリア	4.8
24	ルクセンブルク	4.8
25	カナダ	5.3
26	サンマリノ	5.5
27	ベルギー	5.5
28	エストニア	5.6
29	リトアニア	5.9
30	プエルトリコ	6.0
31	ポルトガル	6.0
32	スロバキア	6.1
33	キプロス	6.7
34	フィンランド	6.8
35	クロアチア	6.8
36	ラトビア	6.9
37	フランス	7.3
38	スウェーデン	7.5
39	イタリア	8.1
40	ギリシャ	12.2
41	スペイン	12.9

		2020年
1	チェコ	2.5
2	マカオ	2.6
3	**日本**	**2.8**
4	アンドラ	2.9
5	シンガポール	3.0
6	スイス	3.2
7	ドイツ	3.6
8	台湾	3.9
9	韓国	3.9
10	イスラエル	4.3
11	マルタ	4.4
12	イギリス	4.6
13	ノルウェー	4.6
14	ニュージーランド	4.6
15	オランダ	4.9
16	スロベニア	5.0
17	オーストリア	5.5
18	ベルギー	5.6
19	デンマーク	5.6
20	香港	5.8
21	アイルランド	5.9
22	ルクセンブルク	6.4
23	アイスランド	6.4
24	オーストラリア	6.5
25	スロバキア	6.6
26	エストニア	6.8
27	ポルトガル	7.1
28	サンマリノ	7.3
29	キプロス	7.6
30	フィンランド	7.8
31	フランス	8.0
32	アメリカ	8.1
33	ラトビア	8.1
34	リトアニア	8.5
35	スウェーデン	8.5
36	プエルトリコ	8.8
37	クロアチア	9.0
38	イタリア	9.3
39	カナダ	9.7
40	スペイン	15.5
41	ギリシャ	16.3

		2021年
1	シンガポール	2.7
2	**日本**	**2.8**
3	チェコ	2.8
4	アンドラ	2.9
5	マカオ	3.0
6	スイス	3.0
7	マルタ	3.4
8	ドイツ	3.6
9	韓国	3.7
10	ニュージーランド	3.8
11	台湾	4.0
12	オランダ	4.2
13	ノルウェー	4.4
14	イギリス	4.5
15	スロベニア	4.7
16	イスラエル	5.0
17	デンマーク	5.1
18	オーストラリア	5.1
19	香港	5.2
20	アメリカ	5.4
21	ルクセンブルク	5.7
22	サンマリノ	5.8
23	アイスランド	6.0
24	オーストリア	6.2
25	エストニア	6.2
26	アイルランド	6.3
27	ベルギー	6.3
28	ポルトガル	6.6
29	スロバキア	6.8
30	リトアニア	7.1
31	キプロス	7.5
32	カナダ	7.5
33	ラトビア	7.6
34	フィンランド	7.6
35	フランス	7.9
36	クロアチア	8.1
37	プエルトリコ	8.1
38	スウェーデン	8.8
39	イタリア	9.5
40	ギリシャ	14.8
41	スペイン	14.8

図5-18　失業率の各国比較

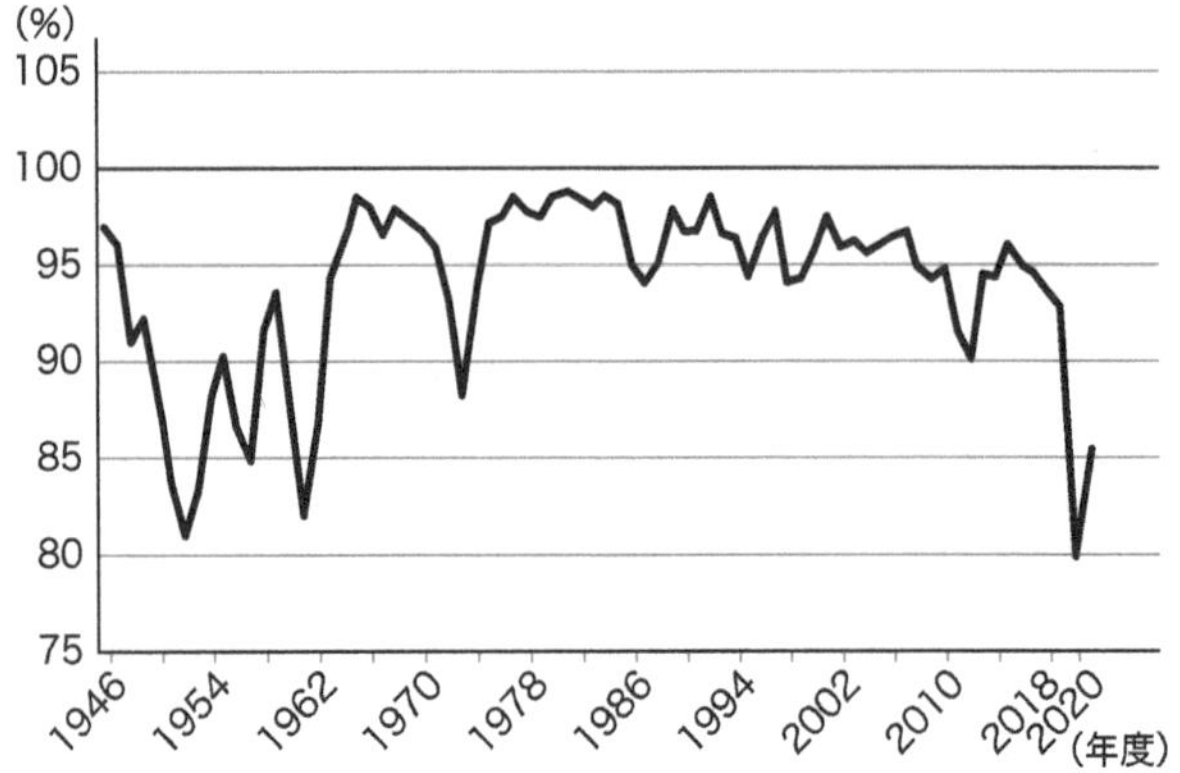

図5-19　一般会計歳入決算に対する同歳出決算の割合

であり、その差は約37兆円もありました。予算をたくさん計上して、その分たくさん借金をしたわけですが、結局約37兆円も使いきれなかったのです。歳入決算に対する歳出決算の割合を出してみると、約80％しかありません。

これがどれだけ異常なことか、戦後（1946年度以降）の一般会計歳入決算に対する、同歳出決算の割合の推移を見てみましょう（図5－19）。

このように、2020年度の「80％」という数字は、戦後最低なのです。つまり、戦後最も使い残しをしてしまったのが20年度でした。使い残したお金の大半は翌年度に繰り越されましたが、翌21年度もまた使いきれなかったため、85・4％という極めて低い数字を記録しました。ここで余ったお金の大半はさらに22年度へ繰り越されるのでしょう。なお、1946年度～2021年度を単純平均すると93・9％です。20年度と21年度の数字がいかに異常なものであるかがよく分かるでしょう。

１９５０年代や60年代に80％台を記録した年度がありますが、これは、経済成長で想定以上の税収が入ったからではないかと思います。２０２０年度と２０２１年度は過大な借金をした結果、異常に低い数字となっていますから、同列に考えることはできません。

気になるのは今後です。空前の規模で日本はお金を使いましたが、どさくさ紛れの無駄遣いもたくさんありました。きっとそれは日本だけではないでしょう。そして、そんなにたくさんのお金を税金で捻出《ねんしゅつ》するのは不可能ですから、どの国も莫大な借金をしました。

コロナは人体に対する後遺症も厄介ですが、経済に対する後遺症も極めて深刻です。世界で進行するインフレ、米国で相次ぐ銀行破綻《はたん》、そして日本の円安はコロナの後遺症と言えます。次章はそれについて見ていきましょう。

第六章　経済へのコロナ後遺症

1　日本の資金繰り

(1) 日本の貸借対照表（バランスシート）

2020年度の一般会計決算は前年度の約1・5倍でしたが、この大量のお金のほとんどは国債発行すなわち借金によって調達されました。そんなに借金して大丈夫なのかと誰もが思うでしょう。そこでまずは日本の資金繰りがどうなっているのか説明します。令和2（2020）年度末の日本政府の貸借対照表[1]を見てみましょう（図6－1）。

資産合計が720・8兆円、負債の合計が1376兆円ですので、負債の額が資産を655・2兆円上回る債務超過となっています。

ところで、「国の借金を語るなら、資産を差し引け」と主張する人達がいます。資産を差

	2019年度末	2020年度末	増▲減		2019年度末	2020年度末	増▲減
〈資産の部〉				**〈負債の部〉**			
現金・預金	46.1	69.5	23.4	未収金等	12.1	12.1	0.1
有価証券	126.5	119.7	▲6.8	政府短期証券	77.5	92.8	15.3
たな卸資産	4.3	4.1	▲0.1	公債	998.8	1,083.9	85.1
未収金等	11.7	12.7	0.9	借入金	32.4	32.9	0.5
前払費用	4.2	3.7	▲0.5	預託金	5.9	7.1	1.2
貸付金	107.2	120.1	12.9	責任準備金	9.5	9.5	▲0.0
運用寄託金	113.2	112.6	▲0.7	公的年金預り金	121.2	121.8	0.6
その他の債権等	4.3	5.2	0.9	退職給付引当金等	6.3	6.1	▲0.2
貸倒引当金	▲1.4	▲1.6	▲0.2	その他の負債	9.4	9.8	0.4
有形固定資産	188.7	191.3	2.6				
無形固定資産	0.3	0.4	0.0	**負債合計**	1,273.1	1,376.0	102.9
出資金	76.3	83.4	7.1	〈資産・負債差額の部〉			
				資産・負債差額	▲591.8	▲655.2	▲63.4
			（単位：兆円）	負債及び資産・負債差額合計	681.3	720.8	39.5
資産合計	681.3	720.8	39.5				

図6-1　2020年度末の日本政府の賃借対照表

し引けば大したことは無いと言うのです。差し引いても655・2兆円も残りますが、それはさておき、資産を差し引くということは、いざとなったら全部売るということでしょう。

まず、資産を全て売り払った国家など、人類の歴史上存在しません。当たり前でしょう。国の資産を売り払ってしまえば、国の運営ができません。例えば、国の資産には自衛隊の基地や武器も当然入るわけですし、皇居も入ります。それを全部売ると言うのでしょうか。文字通り売国になりますが、不可能なのは明白です。

このように深く考えなくても異常なことを言っているのが分かりますが、個別に見ていきましょう。

まず、最も金額が大きいのは有形固定資産です。これは道路や橋、堤防等です。これを売りに出してもいったい誰が買うのでしょう。そして、買った人はどうやって元を取るのでしょう。

例えば道路を買った人は、当然通行料で元を取ろうとするでしょう。そうすると、日本中が料金所だらけになって、少し移動するだけでお金がかかるような状況になってしまいます。また、ここにはさっき指摘した自衛隊の基地や武器、皇居も入っていますし、国会議事堂や最高裁判所も入っています。これを全部売るなんて無理です。

そもそも、ここに記載されている額はあくまで財務省の評価額であり、市場価格ではありません。仮に百歩譲って売るとなっても、非常に安く買いたたかれるでしょう。すなわち、莫大な売却損がでます。

次に有価証券。これが120兆円ほどありますが、大半を占めるのは米国債です。これは一見売れそうに見えますが、現実的には全部売るなんてできません。これを一気に売ろうとしたら、米国債が大暴落し、米国金利が急上昇して、米国の財政がとんでもないことになります。そうなったら、世界経済が大混乱となり、日本も当然ダメージを負います。また、暴落した値段で売らざるを得なくなるので、莫大な売却損が出るでしょう。つまり、仮に全部売ったとしても、120兆円には達しません。

次は貸付金で、これが約120兆円あります。これは、財投債で調達したお金を、政策金融公庫等に貸し付けているものです。これも、いきなり返済を迫って返って来るわけがありません。無理に返済させようとすれば、史上空前の貸しはがしの連鎖が起き、多くの公的機関が倒産し、民間企業も潰れるでしょう。

これを債権譲渡するにしても、普通の金融機関であれば実現不可能な低金利で貸し出しているお金ですから、安く買いたたかれてしまうでしょう。つまり、膨大な債権の売却損が出ます。

次に運用寄託金です。約112・6兆円ですが、これはGPIF（年金積立金管理運用独立行政法人）に預けられているお金です。GPIFの運用金はほぼ全て株か債券に姿を変えています。

したがって、急にこれを返せというと、GPIFは保有している株・債券を売却しなければいけません。世界最大の機関投資家と言われるGPIFがいきなり全財産を売却するのですから、市場は大混乱になるでしょう。国内外の株・債券が暴落し、経済に大ダメージを与えます。

他には出資金が約83・4兆円ありますが、これは一体どうするのでしょう。出資金は売買の対象にできるものではありません。売れないのであれば、出資先に対し、返せというのでしょうか。そうしたら、いくつもの独立行政法人が潰れてしまい、失業者が大量に生まれ、日本経済に大ダメージを与えるでしょう。

最後に現預金が約69・5兆円ありますが、これは何かの支払いのためにたまたま期末の時点で保有されている額でしょう。これを借金返済に回してしまえば、公務員の給料が払えなかったり、必要な物を調達できなくなったりして、国の資金繰りがつかなくなってしまいます。

このように、詳細に見ても、およそ売れないものばかりです。一部は売れるかもしれませんが、ほんの一部です。「日本の借金は大したものではない」と思い込みたいがために、このような言説を信じてしまうのです。

(2) 60年償還ルール

話を元に戻します。一般的に「国の借金」と言われる場合、この負債のうち、政府短期証券、公債(国債)、借入金の合計額を指します。この貸借対照表で言うと1209・6兆円です。このうち、約9割を占めるのが公債(国債)の1083・9兆円です。令和2(2020)年度末の発行残高1083・9兆円の内訳を見ると、建設国債が290・2兆円、特例国債が635・3兆円、財投債その他で158・4兆円となっています。[2]

まずは建設国債から説明します。これは、次の財政法4条を根拠に発行される国債のことです。

第4条　国の歳出は、公債又は借入金以外の歳入を以て、その財源としなければならない。但し、公共事業費、出資金及び貸付金の財源については、国会の議決を経た金額の範囲内で、公債を発行し又は借入金をなすことができる。

要するに、原則として借金を禁止していますが、例外として、但し書き以下にある「公共事業費、出資金及び貸付金の財源については、国会の議決を経た金額の範囲内で、公債を発行し又は借入金をなすことができる」としています。ここでいう「公共事業費」のために、発行されるのが建設国債です。建設国債の発行が許されている理由は、建設国債で調達したお金が、道路や橋、建物の建設に使用され、後世の国民の役に立つからです。

次に特例国債です。この発行の根拠となる条文は財政法に存在せず、特例法を作って発行しています。昔は毎年特例法を作って発行していましたが、今では何年かまとめて発行できる特例法を作っています。この特例国債で調達されたお金は、その年に必要なことに使われて、後世には何も残りません。例えば、年金・医療費・介護費・生活保護費などの社会保障費に使われています。

最後に財投債です。これは「財政投融資特別会計国債」の略であり、これを発行する根拠となっているのは、特別会計に関する法律第62条１項です。この財投債は、財政投融資のために発行されています。財政投融資とは、国がお金を借りて、それを財投機関と呼ばれる機関に貸すものです。政府系金融機関によるゼロゼロ融資の原資も財投債で調達されています。これは、民間の金融機関だけだとお金が回らないような分野にも、低い金利でお金がいきわたるようにするためにある仕組みです。

建設国債で調達されたお金は道路や建物に姿を変え、財投債で調達されたお金は貸付金等に姿を変えて国の資産として残ります。しかし、特例債で調達されたお金は何も残りません。そして、建設国債と特例国債は「普通国債」と呼ばれ、その返済には「60年償還ルール」が適用されています。これは、借り換えを繰り返して60年かけて返済するというものです。

一番ポピュラーな10年国債の例で考えてみましょう。単純化のため利息は省きます。

６００円の10年国債を発行したとします。10年後、そのうちの１００円だけ返して、残りは５００円の借換債を発行して借り換えます。さらに10年たつと１００円を返して、残る４００円を借り換える……これを繰り返して、60年で返しているのです。財務省の説明図[3]を引用します（図６－２）。

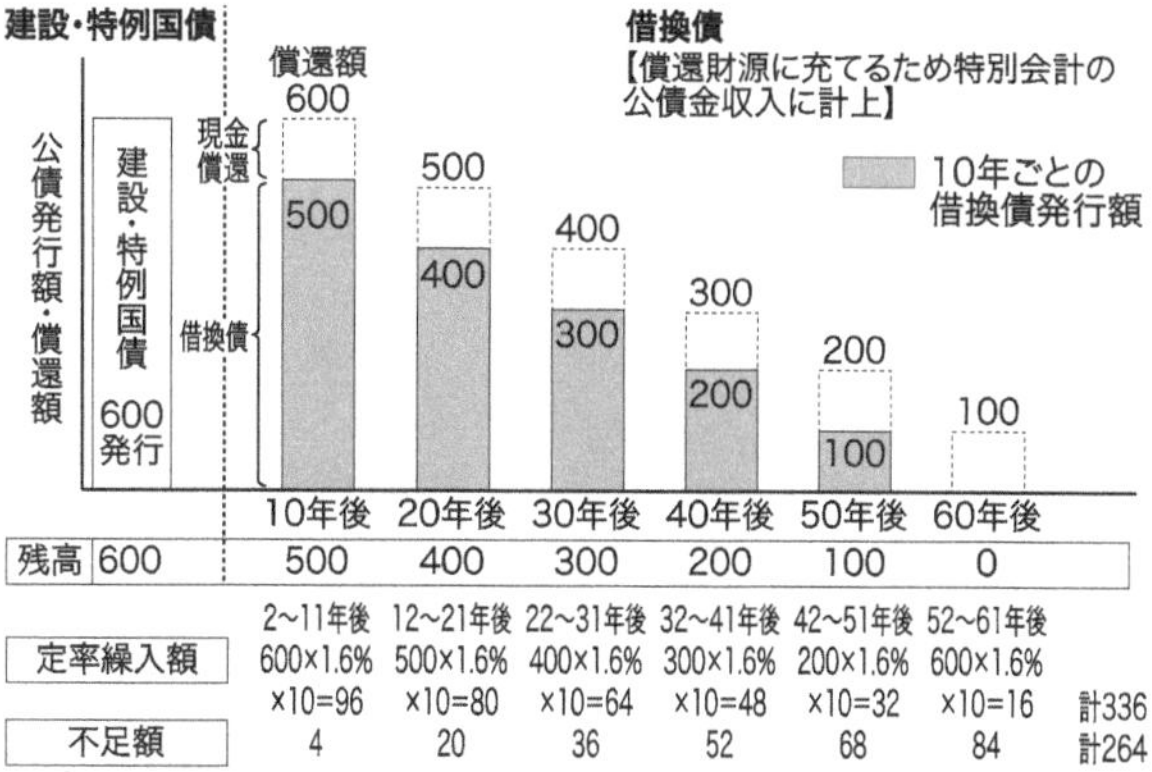

図6-2　借款債による公債償還の仕組み「60年償還ルール」

10年国債だと、10年ごとに6分の1ずつ返していくことになります。これでは元本が全然減らない上に、支払う利息も大きくなっていきます。

ここで、令和4（2022）年度一般会計歳出・歳入の構成[4]を見てみましょう（図6-3）。

歳出の22・6%を占める約24・3兆円が「国債費」であり、これが要するに借金返済ですが、このうち、利払費は約8・3兆円、債務償還費が約16兆円です。

つまり、借金返済額のうち、約34%を利払費に取られているのです。元本は約16兆円しか減りませんが、歳入の方を見ますと、新しく公債金つまり国債を約37兆円発行していますので、差し引きすると結局約21兆円借金が増えます。

こういうことを毎年度繰り返していますので、借金が減ることは無く、増えるばかりです。

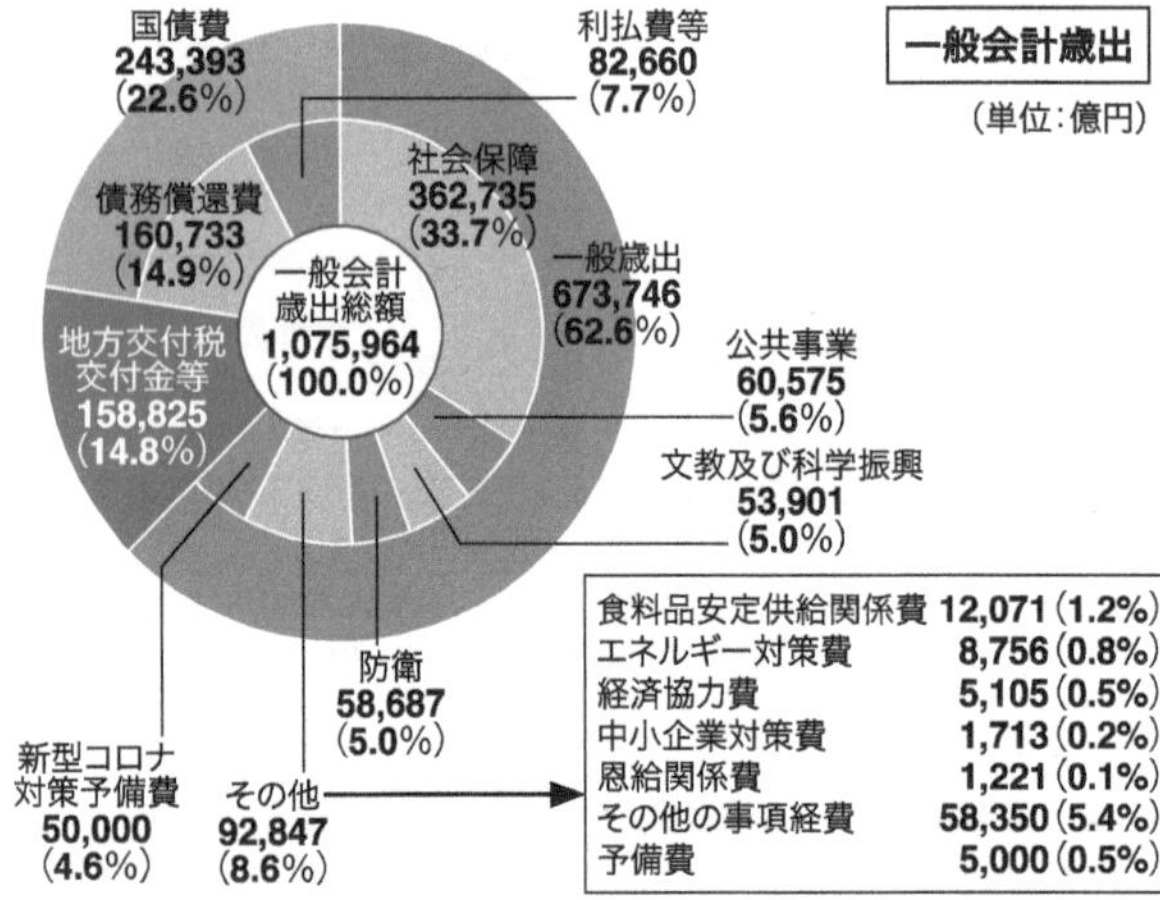

食料品安定供給関係費	12,071（1.2%）
エネルギー対策費	8,756（0.8%）
経済協力費	5,105（0.5%）
中小企業対策費	1,713（0.2%）
恩給関係費	1,221（0.1%）
その他の事項経費	58,350（5.4%）
予備費	5,000（0.5%）

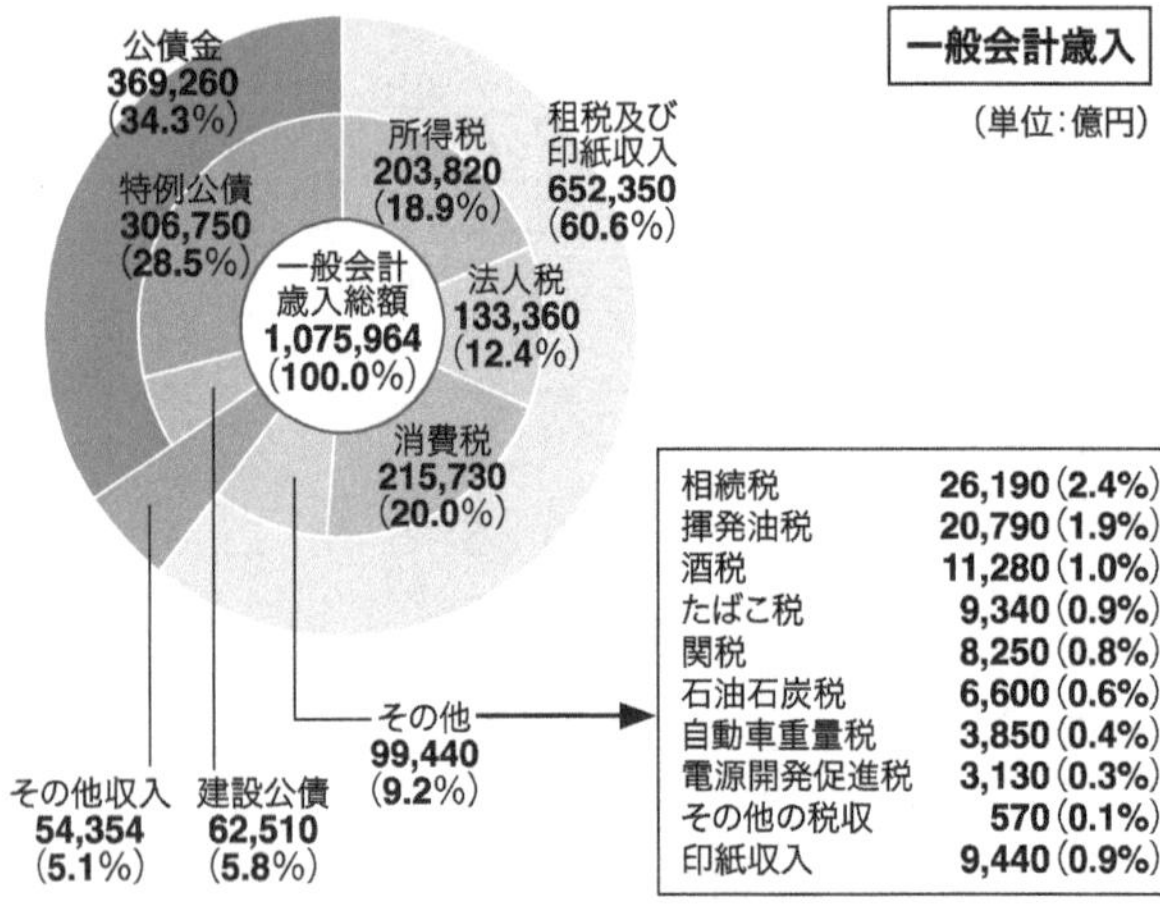

相続税	26,190（2.4%）
揮発油税	20,790（1.9%）
酒税	11,280（1.0%）
たばこ税	9,340（0.9%）
関税	8,250（0.8%）
石油石炭税	6,600（0.6%）
自動車重量税	3,850（0.4%）
電源開発促進税	3,130（0.3%）
その他の税収	570（0.1%）
印紙収入	9,440（0.9%）

図6-3　2022年度一般会計歳出・歳入の構成

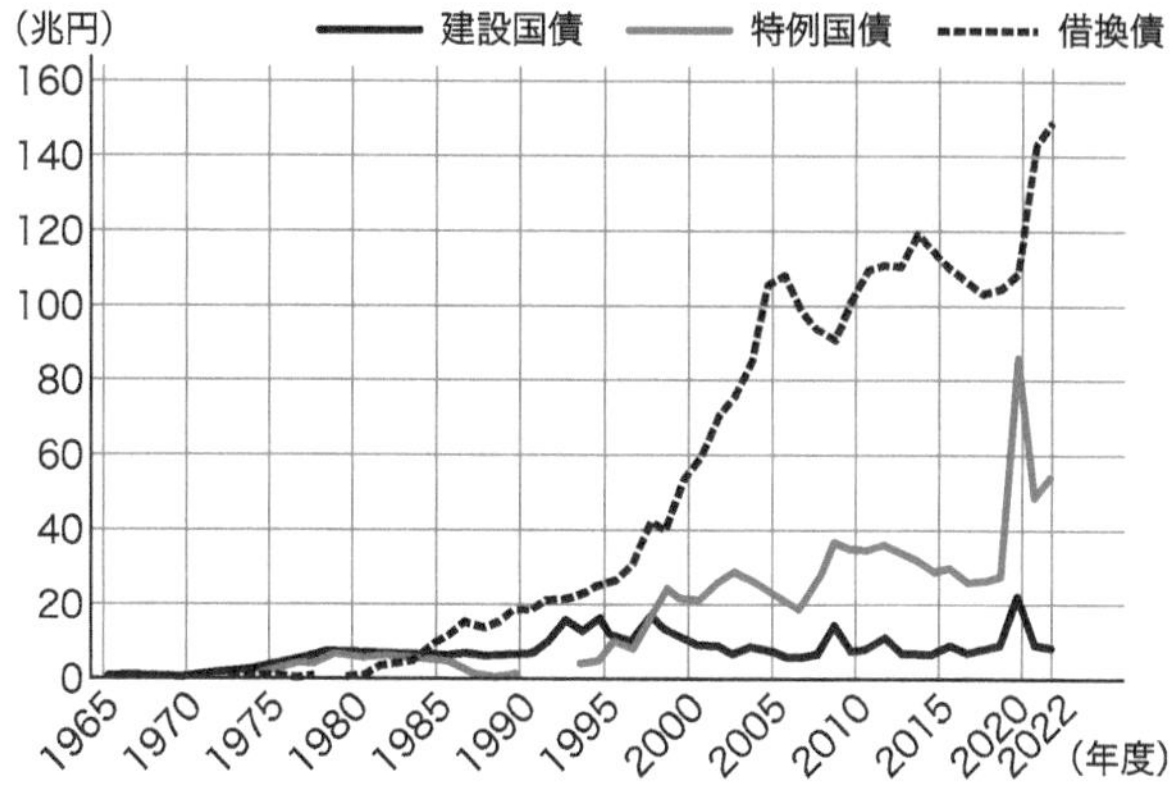

図6-4　建設国債、特例国債、借換債

(3) ポンジスキーム財政

元本返済に充てられるお金は約16兆円ですが、国債の発行残高は1000兆円超えですので、計算上、毎年元本の約1・6%しか返済していないことになります。この1・6%というのは、分数にすると約60分の1です。「60年償還ルール」がここに反映されています。この金額を超える償還額については、全て借り換えているのです。この借り換えのために発行されるのが「借換債」です。

建設国債、特例国債、借換債の発行額の推移を見てみましょう（図6－4）。

このように、借換債の発行額が圧倒的に多いのです。2010年度以降はずっと100兆円超えで、2022年度の発行額は約150兆円です。

コロナで跳ね上がっているのがよく分かると思い

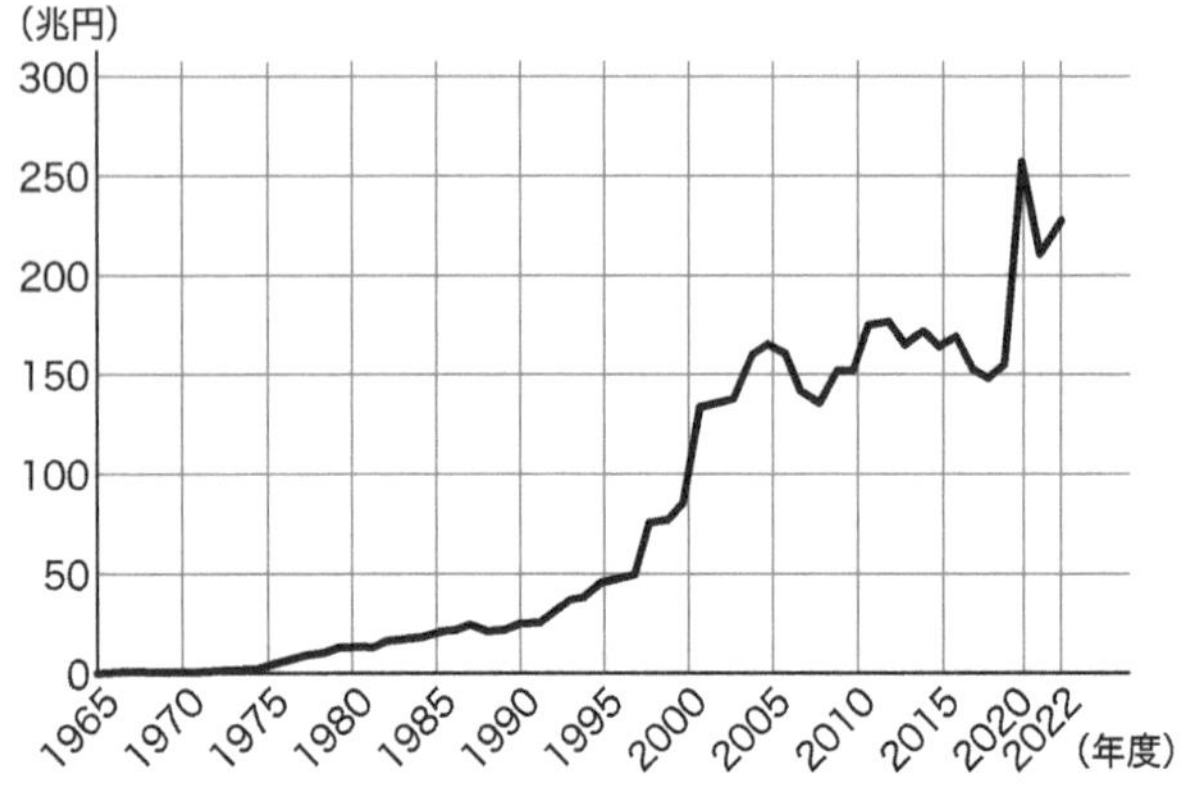

図6-5　国債総発行額

ます。

次に、この３つを合計した総発行額の推移を見てみましょう（図６－５）。

借換債を含む国債総発行額のかつてのピークは２０１２年度の１７７兆円でした。これは東日本大震災で大きく支出を増やしたからです。そして、２０２０年度はコロナの影響で支出を増やし、一気に２５０兆円を突破しました。その後、３年度連続で２００兆円を超えています。

日本の資金繰りは、「ポンジスキーム」という詐欺と全く同じです。この詐欺は、「何かに投資してその利益を分配すると謳《うた》ってお金を集めるが、実は集めたお金を配りなおしているだけ」というものです。

私は消費者被害（詐欺被害）の民事事件を数多く経験していますが、そこでよく目にする詐欺手法です。投資の対象にされるのは健康器具、牛、エビ、ヘリコプター等、たくさんありますが、実際は投資していません。集めたお金を配りなおせば、出資した方から見れば、「投資で得た利益を分配しているのだ」と錯覚します。これは、出資が尽きない限りばれません。しかし、配当に足りるだけの出資を得られないと、詐欺であることがバレて一気に破綻します。

日本は毎年元本の約1・6％しか返済せず、あとは借り換えているだけですから、「借りた金を借りた金で返している」状態です。「投資家から集めたお金を配りなおすだけ」というポンジスキームそのものです。

このポンジスキーム財政を支えるのが借換債ですが、これは、一般会計を見ているだけでは出てきません。

（4）国債整理基金特別会計

国の会計には大きく分けて一般会計と特別会計の2つがあります。一般会計は、国の「メインの財布」で、特別会計は「サブの財布」です。

メインの財布である一般会計は、入ってきたお金が色々なところに使われますが、サブの財布である特別会計は違います。特別な目的のためにお金が集められて、使われます。

例えば、東日本大震災復興特別会計は、東日本大震災からの復興のために、復興債等を発行してお金を集め、復興のためにお金を使い、それ以外のことには使われません。だから、メインの財布と区別されています。その方が分かりやすいからです。

そして、特別会計は合計で13個あり、そのうちの一つが国債整理基金特別会計です。これは、国の借金返済をまとめて行うために存在するものであり、借金返済に使われるお金はいったんここに集められて、そこから返済に充てられます。借換債はこの会計に出てきます。では国債整理基金特別会計を見てみましょう[5]（図６－６）。

この表のうち、「公債金」の約１４９兆円が、普通国債の借換債のことです。そして、復興償還公債金約４兆円は、普通国債とは別に、東日本大震災復興のために発行された復興債の借換債のことであり、合わせて１５３兆円です。

国債整理基金特別会計の規模は約２４６兆円であり、特別会計の中でも最大であって、一般会計の倍以上もあります。しかし、その存在はあまり知られていません。

この会計の歳入項目に「一般会計より受入」として約24・３兆円が計上されています。これが、先ほどみた一般会計の「国債費」のことです。こうやっていったん国債整理基金特別会計に組み入れられ、そこから返済に回されるのです。

こんなポンジスキーム財政がどうして継続できているのか、それはアベノミクスの存在が

歳入		歳出	
他合計より受入	92,333,090	国債整理支出	241,735,989
一般会計より受入	24,338,490	公債等償還	231,897,311
交付税及び譲与税配布金持別会計等より受入	67,994,599	公債利子等支払	9,788,439
東日本大震災復興他会計より受入	20,368	公債等償還及び発行諸費等	50,238
東日本大震災復興特別会計より受入	20,368	復興債整理支出	4,055,493
租税	112,600	復興債償還	4,030,808
公債金	149,081,480	復興債利子等支払	20,228
復興償還公債金	3,858,901	復興債償還及び発行諸費等	4,457
東日本大震災復興株式売払収入	172,107		
東日本大震災復興配当金収入	3,972		
運用収入	29,864		
東日本大震災復興運用収入	121		
雑収入	178,954		
東日本大震災復興雑収入	21		
計	**245,791,482**	計	**245,791,482**

(単位:百万円)

※百万円未満切り捨てのため、合計が一致しないことがある

図6-6　国債整理基金特別会計

大きく影響しています。今度はそれについて説明しましょう。まずはアベノミクスがどのように失敗したのかを説明した後で、財政との関係を説明します。

2　アベノミクスとは

(1) ほぼ金融緩和しかやっていない

アベノミクスというのは、左記の「3本の矢」を柱とする政策です。

1. 大胆な金融政策
2. 機動的な財政政策
3. 民間投資を喚起する成長戦略

「第1の矢」の大胆な金融政策というのは、日本銀行（日銀）が民間銀行にたくさんお金を供給してデフレを脱却するというものです。日銀は通貨を発行する機関で、その主な役割の1つが、世の中に行き渡るお金の量を調節することです。

デフレとは「デフレーション（収縮）」の略であり、物の値段がどんどん下がっていく現象を意味しています。デフレになると、物の値段が下がる⇓企業の利益が下がる⇓労働者の賃金が下がる⇓下がった賃金に合わせないと物が売れないので物の値段がさらに下がる⇓企業の利益が下がる⇓さらに労働者の賃金が下がる……という悪循環（デフレ・スパイラル）が起きて、経済が悪くなると言われています。

デフレの逆は「インフレーション（拡張）」、略してインフレといい、物の値段が上がっていく現象を指します。デフレスパイラルとは逆の現象が起きると言われています。つまり、物の値段が上がる⇓企業の利益が上がる⇓労働者の賃金が上がる⇓上がった賃金に合わせて物の値段も上がる⇓さらに企業の利益が上がる⇓さらに労働者の賃金が上がる……という好循環が起きると言われているのです。

ただ、インフレもあまり急激なものになると悪影響です。極端な例でいうと、物価が一気に100倍になれば、賃金が追い付きませんし、貯めた預金の価値も100分の1になってしまいます。通貨を発行し過ぎるとこのような現象が起きますので、通貨発行機関である日銀が適切に通貨の供給量を調節する役割を果たしています。

アベノミクスは、当初は2年以内に前年比2％の「緩やかな」物価上昇を目指すことを目標にしていました。重要なのは、「前年比」2％という点であり、アベノミクス開始から2％ではないということです。しかも、その2％には増税の影響を含みません。多くの人がこの点を勘違いしているため、「日本の物価は上昇していない」と思い込んでいるように見えます。これは後で詳しく説明します。

さて、第1の矢で緩やかなインフレを達成すると共に、第2の矢である公共投資をして、政府が国民にお金を供給します。政府がお金を使うことを財政政策と言います。政府がお金の使い道を作るということです。政府が道路を造ったり橋を造ったりすれば、そのために支出した費用は、最終的には国民の懐に入ります。国民の懐に入ったそのお金が飲み食いとか旅行とか家電を買うとか色々使われたら、世の中にお金が行き渡っていって景気が良くなる……こんな考え方のもとに財政政策は行われます。

第1の矢である金融緩和も結局は世の中に流通するお金を増やすことになりますから、第1の矢、第2の矢共に「お金を増やす」結果になることは共通しています。

次に第3の矢です。これは法律の規制を緩めること等によって、もっと企業が儲《もう》かりやすい環境を作ることです。

第2の矢である財政支出については、確かに民主党時代よりは支出を増やしましたが、これまでを振り返ると、大した規模にはなっていません。第3の成長戦略を進めるための規制緩和については、労働基準法の改悪（高度プロフェッショナル制度の導入等）など、余計なことはしたものの、こちらも大したことはしていません。つまり、3本の矢と言いながら、事実上第1の矢に尽きるのがアベノミクスの実態です。したがって、ここからは第1の矢の内容とその結果を中心に説明していきます。

(2) 金融緩和とは

第1の矢は「異次元の金融緩和」と呼ばれていますが、この「金融緩和」というのは、非常に簡単に言えば、日銀が民間銀行にたくさんお金を供給することです。これはお金を借りやすくする状況を作るためにやります。

例えばあなたが何か画期的な新製品を発明し、それをたくさん製造して売ろうとする場面を想像してみてください。原材料費、人件費、広告宣伝費、工場建設費など、様々なお金が必要です。あなたがそれらの費用を賄うための自己資金を持っていなければ、誰かから借りるしかありません。

そのような時にお金を貸してくれるのが銀行等の金融機関です。そして、銀行はお金を貸す際に利息を付けます。利息はお金のレンタル料と考えれば良いでしょう。利息は金利とも呼ばれます。例えば100万円を返済期限1年、金利10%で借りると、あなたは1年後に100万円と、利息10万円の合計110万円を返済する必要があります。

さて、ここで金利が1%になったとしましょう。そうすると、返済の時につける利息が1

万円に減ります。あなたにとってはお金が返しやすくなりますから、その分、お金を借りやすくなると言えるでしょう。

このように、金利を下げれば下げるほど、お金が借りやすくなります。ここで、銀行等が貸出しの際にどういうことをしているのか具体的に考えてみましょう。まず、銀行は貸出先に、自行の口座を作らせます。例えば、1000万円を貸す場合は、その口座に1000万円入れたという預金記録を作ります。つまり、お金を貸すというのは、預金記録を作るということであり、貸せば貸すほど預金が増えていくということです。そして、この預金は振込決済等、通貨と同じ役割を果たすので、「預金通貨」などと呼ばれます。貸し出しによって預金通貨が増えていく現象を「信用創造」と言います。

個人や法人がもっている預金通貨と現金通貨（紙幣や硬貨）を全部合わせたものをマネーストックといいます。金利を下げて貸し出しが増えれば、預金通貨が増えるということですから、マネーストックが増えます。マネーストックが増えれば、経済が活性化すると考えられますから、不景気の際は、金利を下げてお金を借りやすくするのです。

しかし、銀行等は無制限にお金を貸し出せるわけではありません。預金が増えると、その分、引き出されるお金や、他の銀行へ送金するお金も増えるからです。そのような引き出しや、他行への送金に備える「元手」が必要になります。この「元手」に当たるのが、マネタリーベースです。「お金の素」と言ってもよいでしょう。これは日銀が直接供給するお金のことで、現金通貨（紙幣と硬貨）と日銀当座預金（民間銀行が日銀に預けているお金）を合わせたものです。現金通貨は預金の引き出しに応じるために必要になります。そして、日銀当座預金は他行への送金の際に必要になります。

銀行等はみな日銀に当座を持っています。ここで、例えばあなたが通販会社から10万円の商品を買い、その支払いとして、A銀行の自分の口座から、通販会社名義のB銀行の口座に振り込むとしましょう。この場合、非常に簡略化すると、A銀行の日銀当座預金で10万円減少し、B銀行の日銀当座預金が10万円増えることにより、送金が完了します。

このように、引き出しや送金に備えてマネタリーベースが必要になります。しかし、個人や会社が持っている預金のうち、引き出しや送金に使われるのはごく一部です。ほとんどの預金は「預けっぱなし」です。だから、銀行はマネタリーベースをはるかに上回るお金を貸し出すことが可能になります。

具体的にマネタリーベースとマネーストックの関係をグラフで確認しましょう。矢印で示した部分が信用創造で増えた部分です（図6－7）。

より分かり易いように、マネーストックをマネタリーベースで割ったグラフも見てみましょう（図6－8）。

一番多い時で、マネーストックはマネタリーベースの11倍以上になっています。近年になって大きく下がっていますが、それは後述する日銀の買いオペによるものです。

あまりに貸し出し過ぎると、それだけ引き出しや送金需要も増えますので、マネタリーベースが足りなくなります。また、「あの銀行が危ない」と思われて一気に預金が引き出されるような事態になると、やはりマネタリーベースが不足し、引き出しや送金需要に応じられなくなり、銀行等は破綻します。2023年になって相次いだアメリカの銀行破綻はそれが原因です。

したがって、マネタリーベースとマネーストックは無関係ではありません。銀行等は、引き出しや送金需要に応じられるだけのマネタリーベースを常に確保しておく必要があります。なお、預金者からの引き出しに備えるため、準備預金制度というものがあり、現在は、預金の種類と保有している預金の規模ごとに、0・05〜1・3%の準備預金率が定められています。また、バーゼル規制というものがあり、貸付金や債券等に対する自己資本の割合が、国際的に活動する銀行では8%、と定められています。自己資本というのは要するに返済義務のない自分のお金のことです。

こういう規制があるので、野放図に貸し出しを増やすことはできないようになっています。これは後で説明しますが、「貸し過ぎ」によるバブル発生を防ぐためとも言えます。

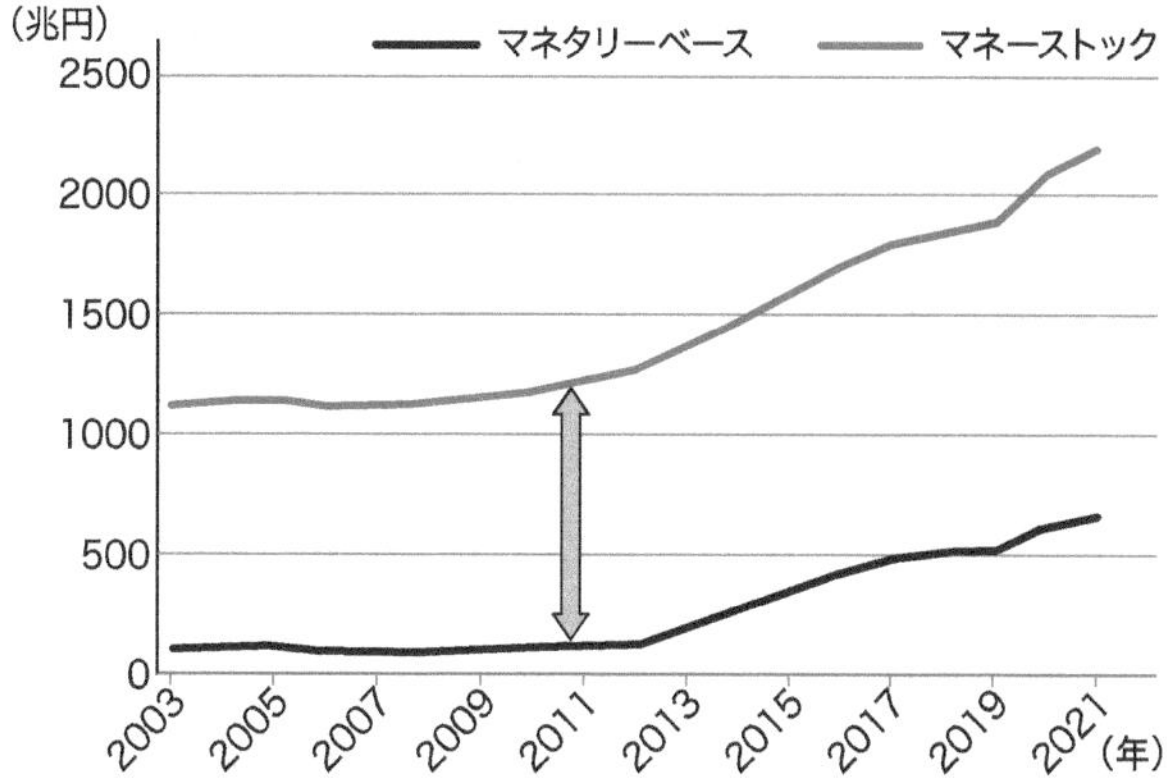

図6-7　マネタリーベースとマネーストック

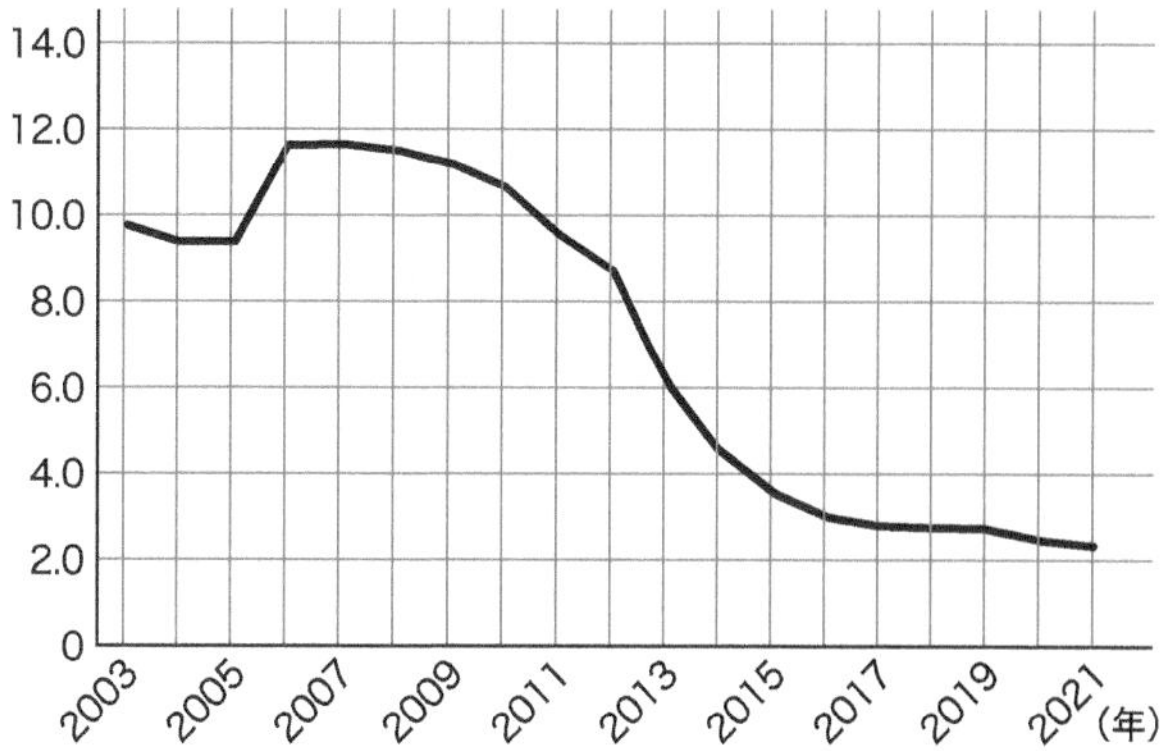

図6-8　マネーストック／マネタリーベース

銀行等が、自分の持っているマネタリーベースが不足した場合にどういう対応をするのかというと、他の銀行等から借りるのが通常です。銀行等はお互いにマネタリーベースの貸し借りをしているのです。そして、全体のマネタリーベースが少ない場合、それだけお金の希少性が増すので、金利は上がります。逆に、全体のマネタリーベースが多い場合、希少性が減りますので、金利は下がります。要するに、マネタリーベースが減れば金利が上がり、増えれば金利が下がります。

そして日銀はこのマネタリーベースの量の増減を通じて金利を調節しています。具体的には、マネタリーベースを増やしたい時には、銀行等が大量に持っている日本国債を買い入れてその売却代金を日銀当座預金に入れます。逆にマネタリーベースの量を減らしたい時は、銀行等に日本国債を売り、その売却代金分を日銀当座預金から減らします。日銀が銀行等から国債を買い、マネタリーベースを増やすことを買いオペ、逆に売ってマネタリーベースを減らすことを売りオペといいます。かつては、日銀が銀行等に金を貸し出す際の金利である公定歩合の上下を通じて金利を調整していましたが、今は買いオペ、売りオペで調整しています。

しかし、金利を下げるとは言っても、マイナスにはできません。アベノミクス開始の前の時点で、既に日本の金利はほとんどゼロになっていました。ところが、「予想物価上昇率を上げれば、実質金利はマイナスにできる」と言い出す人達がいました。実質金利とは、物価変動を考慮した金利のことです。これに対し、物価変動を考慮しない、見たままの金利を名目金利といいます。実質金利の計算式は、次のとおりです。

実質金利＝名目金利－予想物価上昇率

例えば、名目金利が0だとしても、予想物価上昇率が10％だとしましょう。この場合、実質金利はマイナス10％になります。つまり、返済するときのお金が実質的にみると10％減っているということです。返すお金が減るのだから、借りる方からすれば大変お得ですね。

実質金利をマイナスにするためには、予想物価上昇率を上げる必要があります。ここで、お金は増えれば増えるほど価値が下がり、その反面、物価が上がります。極端な例で考えてみましょう。国民1人あたり1000万円配ったら、物価はそのままでしょうか。違いますね。みんなが持っているお金が一気に増えるわけですから、物価が上がってもモノを買ってもらえるでしょう。

そこで、日銀が大量に国債を買い入れる「買いオペ」を行えば、お金の素である「マネタリーベース」が増えますので、お金の価値が下がり、みんなが「物価が上がる」と予想する、と考えられたのです。

そうやって予想物価上昇率が上がれば、名目金利がゼロでも、実質金利はマイナスになり、よりお金を借りやすい状況が生まれます。お金の借り入れが増えれば、預金通貨が増える、つまり、世の中に実際に出回っているお金である「マネーストック」が増えます。それは個人や会社が持っているお金が増えるということですから、景気が良くなる、と考えられたのです。

なお、このように、積極的な金融緩和をして物価を上げていけば景気が上がると提唱する人達は「リフレ派」と言われています。「リフレ」というのは「リフレーション（再膨張）」の略です。

さらに、「物価が上がる」とみんなが予想すると、「物価が上がる前にモノを買おう」と考えるので、消費も伸びる、と考えられました。

日銀が大規模な「買いオペ」によって起きると考えられる現象を2つにまとめると次のとおりです。

①実質金利が下がり、借り入れが増えるので、マネーストックが増え、景気が良くなる。

②物価が上がる前にみんなモノを買おうとするので、消費が伸びる。

２０１３年4月4日、日銀は、マネタリーベースを年間60兆〜70兆円で増加させることを決定しました。さらに、２０１４年10月31日、日銀は、この増加ペースをさらに加速させ、年間80兆円のペースでマネタリーベースを増加させることを決定しました。この増加方法は、先ほど説明した「買いオペ」です。国債を買いまくってマネタリーベースを増やすのです。それによって、「(増税の影響を除いて）前年比２％の物価上昇」を達成することを目指しました。

これがどれくらい異常な規模なのか、米国のマネタリーベースと比べてみましょう。ただし、米国と日本の経済規模は全然違うので、そのままマネタリーベースを比べるのは不適切です。身長１８０センチの人と身長１５０センチの人について、身長を無視して体重だけを比べるようなものです。身長を考慮しなければ、太っているのか痩《や》せているのか分かりません。

このような場合、対ＧＤＰ比で比較するのが最も適切です。

ＧＤＰ（Gross Domestic Product　国内総生産）とは、一定期間内（ここでは1年）に国内で生み出された付加価値の総額です。例えば１００円で原材料を仕入れてそれを１５０円で売

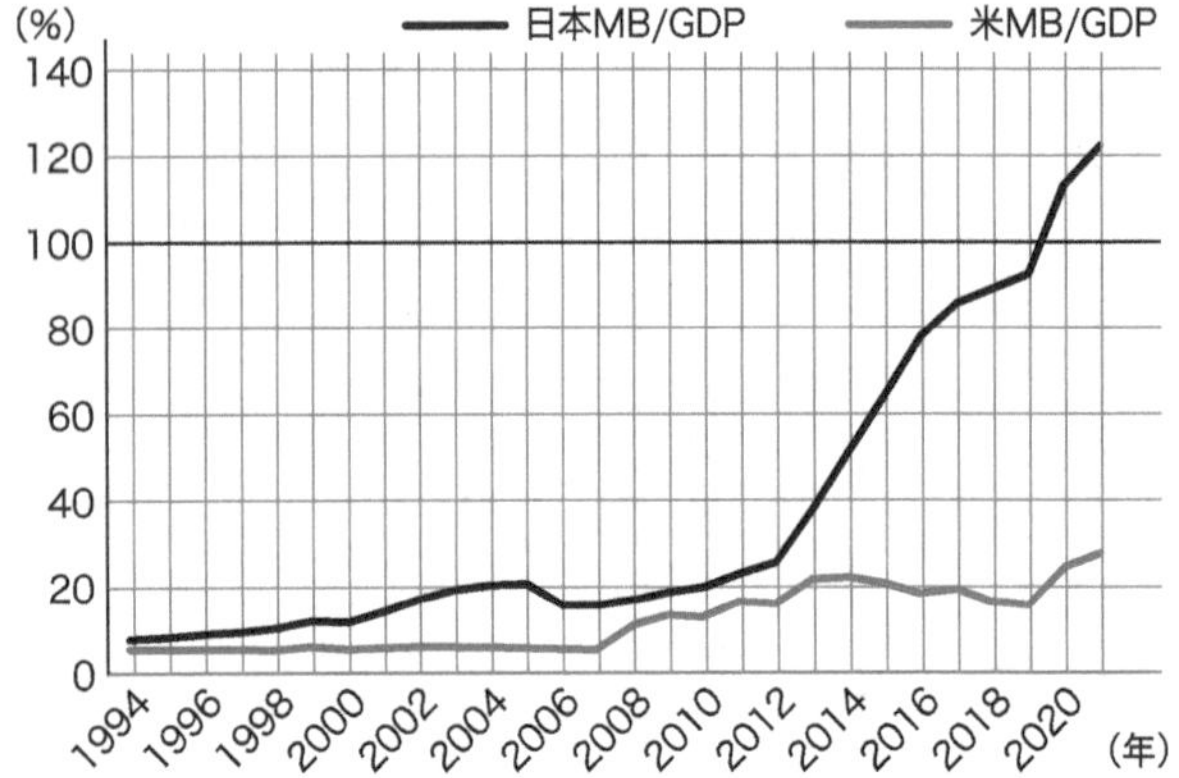

図6-9　日本とアメリカの、マネタリーベースとGDPの比

ったとしましょう。差額の50円が付加価値です。それを全部合計したものがＧＤＰであり、その国の経済規模を表します。

そして、マネタリーベース対ＧＤＰ比は、その国の経済規模に対して、どれくらいのマネタリーベースがあるのかを示すものです。

ではグラフを見てみましょう（図６－９）。

アメリカも凄まじい規模の金融緩和をしましたが、対ＧＤＰ比で見ると、日本は全く比較にならない超異次元の緩和をしたことが分かります。コロナ禍前、アメリカは徐々にマネタリーベースの規模を縮小していましたが、コロナ禍になり、規模を再拡大しました。それでも２０２１年の時点で27・９％です。

他方、日本はアベノミクス以降、マネタリーベースを拡大し続け、コロナで加速し、１２２・４

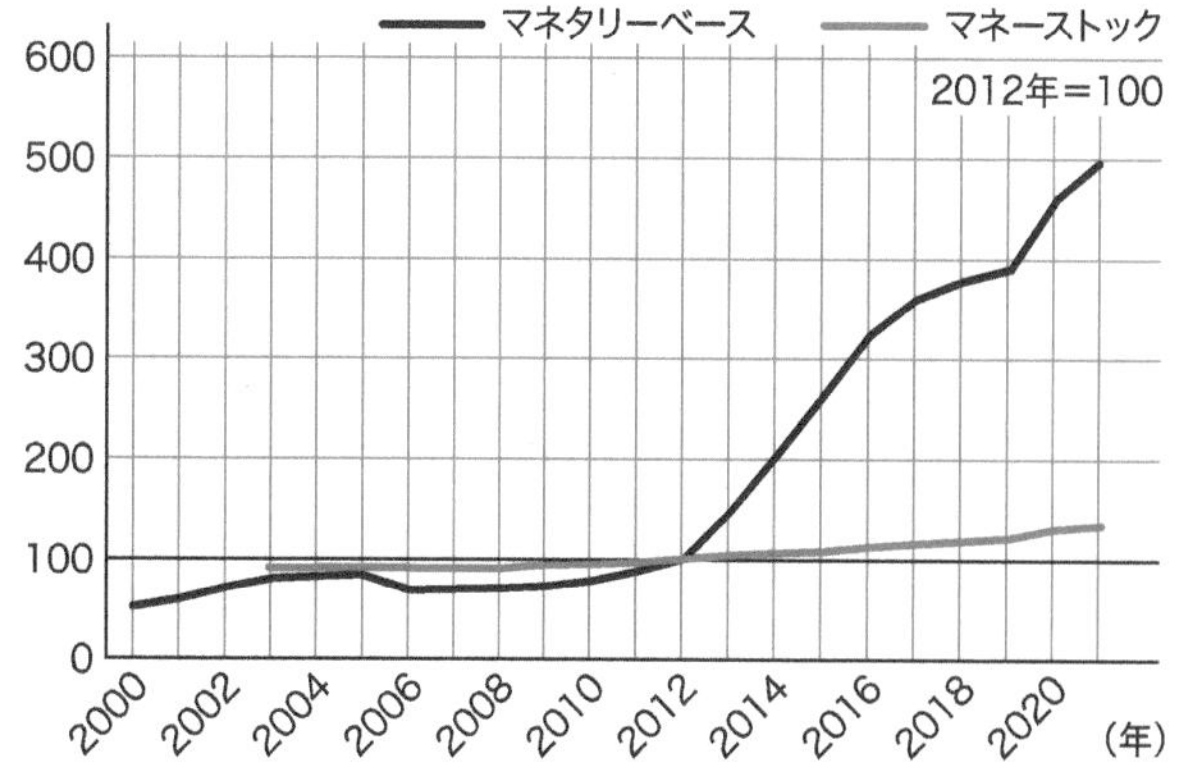

図6-10　マネタリーベースとマネーストックの推移（2012年を100とした場合）

%にまで達しました。自国のGDPを2割以上も上回っているのです。これは人類史上最大規模の買いオペであり、こんな異常なことをしているのは日本だけです。

（3）戦後最悪の消費停滞発生

さて、規模を確認できたところで、異次元の金融緩和によって起きると言われていた先ほどの2つの現象、つまり①マネーストックが増える　②消費が伸びる、という現象が本当に起きたのか検証しましょう。

先ほど見た通り、マネーストックはマネタリーベースよりはるかに多い金額です。このように、数値が大きく違うもの同士の伸びを比較する場合、ある年を100として「指数化」することが適切です。そこで、アベノミクス開始前の2012年を100として双方を指数化したグラフを見てみましょう（図6－10）。見てのとおり、マネタリーベースが異常に上昇し、2021年末の時点で約500、つまりアベノミクス開始前の約5倍になっていることが分かります。ところが、マネーストックの方を見ると、開始前後で全く傾きが変わっていません。

つまり、「お金の素」であるマネタリーベースを増やしても、肝心の貸し出しが大して増えず、マネーストックの増加ペースが変わらなかった、ということです。壮大な空振りに終わりました。

既に説明したとおり、銀行等が貸せば貸すほどその分預金通貨が増えて、マネーストックが増大していきます。しかし、「お金を借りたい」という需要が無ければ、銀行等はお金を貸す相手がいません。そして、この異次元の金融緩和実行前の段階において、金利をほぼゼロにしても貸し出しが伸びていなかったということは、結局「お金を借りたい」という需要がそもそも少なかったということなのです。

需要の無いところへ、マネタリーベースという「お金の素」をいくら増やしたとしても、貸し出しが増えるわけではありません。人気の無い商品の在庫を無理やり増やしたようなものです。

では次に、消費は伸びたのか、を検証してみましょう。その前に、実質値と名目値について説明します。実質値は物価上昇を取り除いた数字、名目値は物価上昇を取り除かないそのまんまの数字です。

例えばあなたが100円の品物を10個売ったとします。売り上げは1000円です。翌年、いきなり世の中の物価が10倍になったとしましょう。あなたは世の中の動きにあわせて品物の値段を10倍にして1000円にしました。しかし、その年は1個しか売れませんでした。売り上げは数字だけ見ると前年と同じ1000円になりますが、果たしてこれは「実質的に」同じと言えるでしょうか。同じではないですね。世の中の物価が10倍になれば原材料費も10倍になり、生活費も10倍になります。

そこで、物価変動の影響を取り除く影響が出てきます。この例の場合、物価変動の影響を取り除く、つまり、物価が10倍になったという点を取り除くと、実質的な売り上げは100円であり、前年の10分の1となります。このように、経済の実態を見るためには、物価変動の影響を除いた「実質値」の方が重要です。したがって、GDPも「実質GDP」が重要になります。

そして、その実質GDPの5割以上を占めるのが、「民間最終消費支出」です。これは国内の民間消費を合計したものです。アベノミクスの失敗はこの数字に最も大きく反映されました（図6－11）。

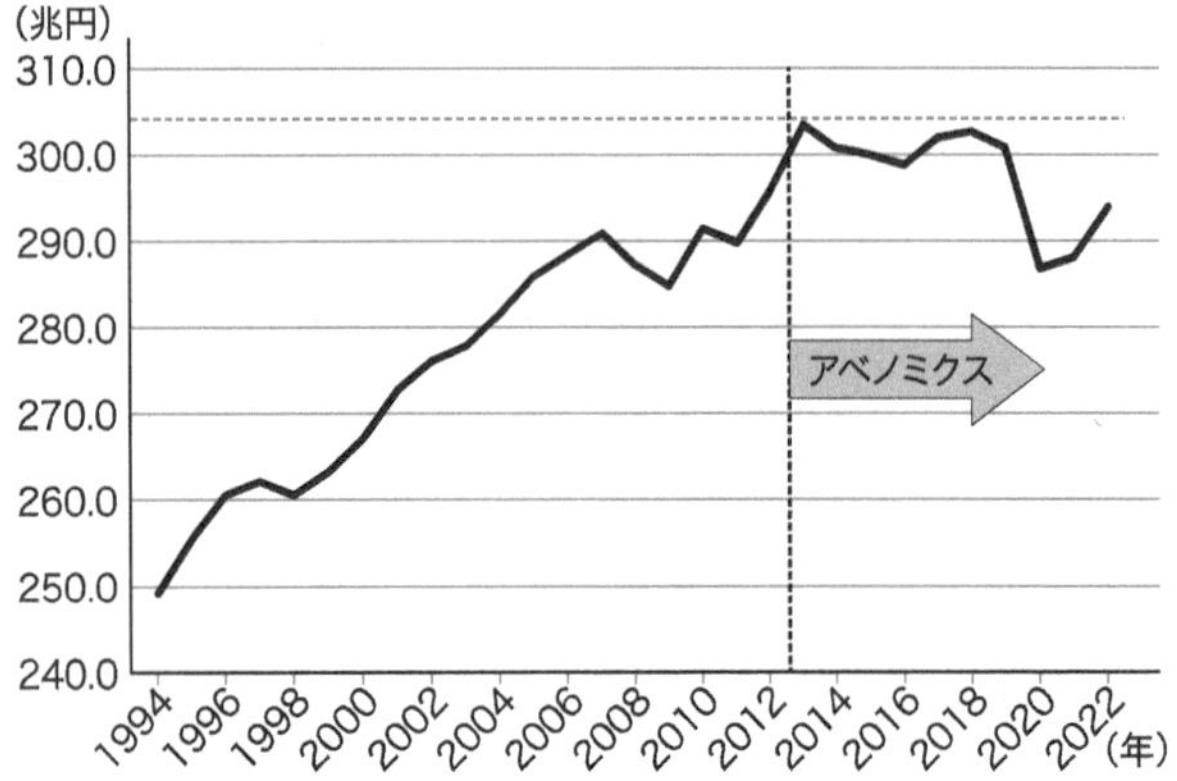

図6-11　実質民間最終消費支出

見てのとおり、２０１３年以降、一度も数字を更新できていません。14～16年にかけて3年連続で下落しましたが、これは戦後初です。その後、反転しましたが、結局13年の数字を更新することはできておらず、コロナ前年の19年にはまた前年より下がりました。6年もの間、実質民間最終消費支出の数字を更新できないのは戦後初です。アベノミクスは「戦後最悪の消費停滞」を引き起こしました。

戦後最悪の消費停滞は、名目・実質の世帯消費動向指数にも顕著に現れています（図6－12）。

名目・実質共にジェットコースターのように落ちています。なお、名目の方は17年まで落ちており、18年と19年にかけて上昇しています。これは、家計調査における「家計簿」の様式を変更したことが影響していると思われます。例えば、ポイン

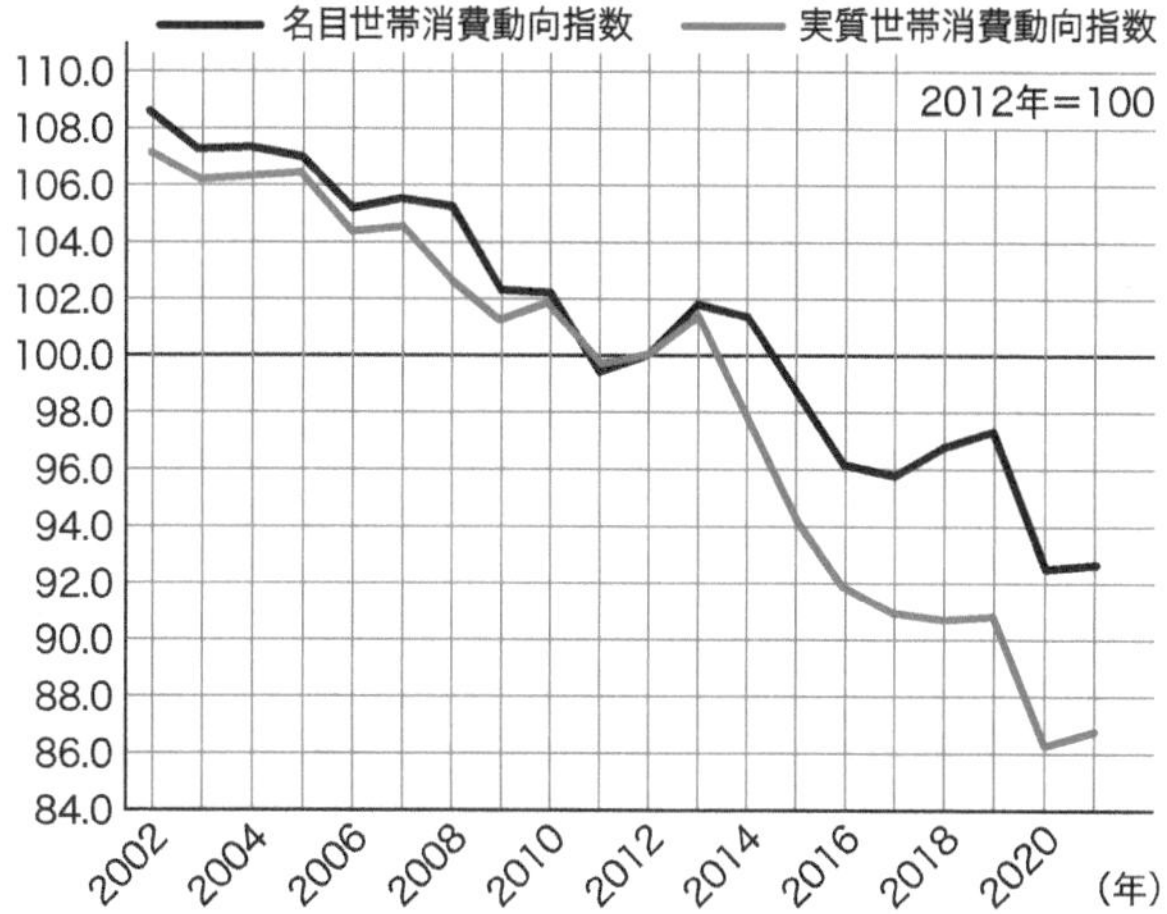

図6-12　名目･実質世帯消費動向指数の推移

トを利用して商品を安く購入した場合、支出欄には、実際の支出額ではなく、ポイント利用分を合わせた金額を記入するといった変更が行われました。これによって支出額が以前より大きくなります。だから名目値が回復し、実質の方は横ばいで済んだのでしょう。様式変更がなければそのまま落ち続けたかもしれません。

（4）物価は前から上昇していた

こうなったのは、無理やり円安にしたところへ、消費税増税を被せたので、物価が急上昇してしまい、それに賃金が全く追いつかなかったからです。

まずは物価の推移から見てみましょう。
実質賃金の算定基礎となる「持ち家の帰属

家賃を除く総合指数」で確認します。アベノミクス開始前の12年度を100とした指数です（図6−13）。

このように、アベノミクス開始前と比べると、コロナ前の19年度までに7・6％も上昇しています。日銀の「前年比2％」という目標が達成されていないという報道が盛んにされているせいで、「物価は上がっていない」と勘違いしている人が多いと思いますが、7年間で見ればこんなに上昇していたのです。これは消費税増税と円安が影響しています。

まず、増税については、14年4月に3％、19年10月に2％消費税率が上がりましたが、それだけでこれほど上昇するわけではありません。上昇した消費税率分がそのまま全部物価の上昇に反映されるわけではないからです。家賃など、消費税非課税のものも物価に含まれますし、軽減税率もあります。

なお、14年4月の3％増税の際、日銀は、これによる物価上昇を2％と試算していました。つまり、増えた消費税率の3分の2が物価に転嫁されるということです。その後、19年10月に2％増税されて、合計5％消費税率が上がっています。上がった税率の3分の2が物価に転嫁されるという日銀の考えをそのまま単純にあてはめると、約3・3％、2度の消費税増税によって物価が上昇したことになるでしょう。

ただ、これはあくまでも簡易的な計算です。特に19年度の増税は年度の途中の10月で増税

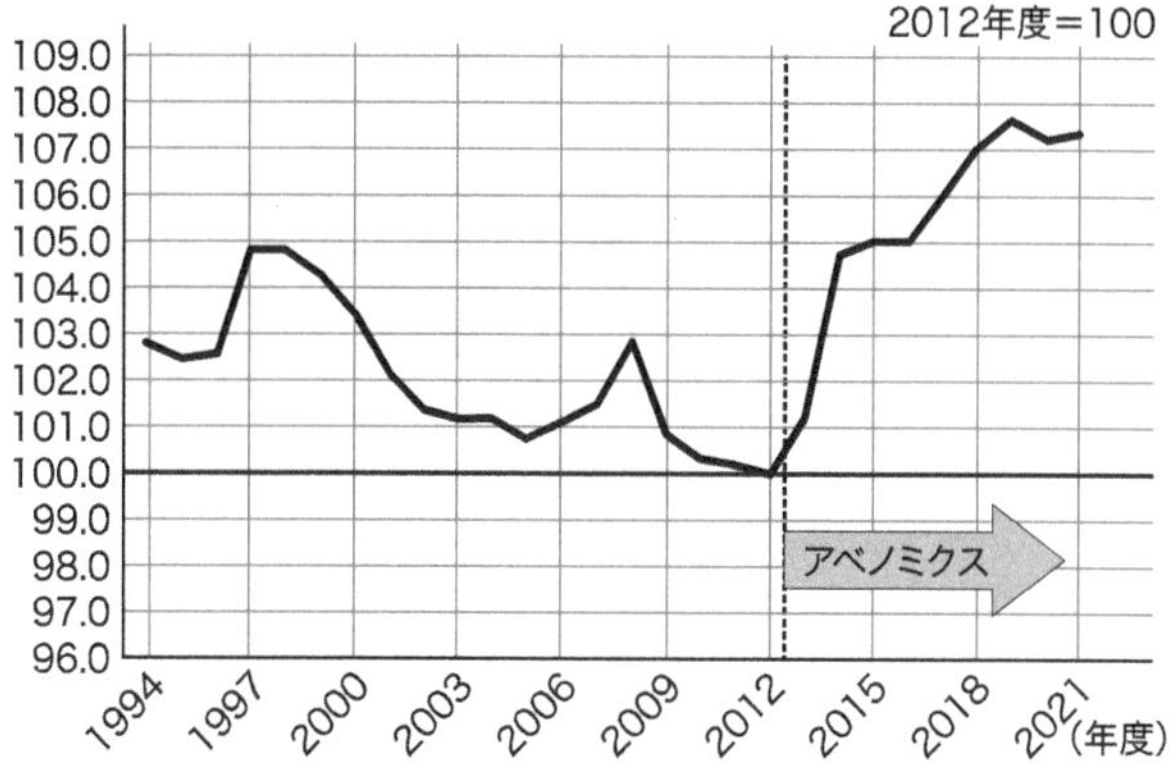

図6-13　消費者物価指数（持家の帰属家賃を除く総合）（2012年度を100とした場合）

されましたから、年度の最初に増税された14年度よりも物価上昇への影響は小さくなりますし、軽減税率もあります。しかし、とりあえずこの大雑把な計算を前提に考えてみますと、19年度までに物価は7・6％上昇していますから、消費税の影響と思われる3・3％を引くと、4・3％残ります。だいたいこれぐらい円安が物価上昇に影響したと見ることもできるでしょう。つまり、消費税増税よりも影響が大きいと言うべきです。

先ほど説明したとおり、日銀は異次元の金融緩和で国債を爆買いし、金融機関へ円を大量供給しました。普通は通貨の供給を増やせばその通貨の価値は下がりますから、円安を予想した投資家達が円売りに走り、円安が進行したのです。

なお、厳密に言えば、異次元の金融緩和が開始される前から円安進行は始まっていましたが、これは、12年12月の総選挙において、自民党総裁であった安倍《あべ》晋三《しんぞう》氏が、選挙に勝ったら大規模な金融緩和を行うと大々的に宣言していたことが影響したのでしょう。自民党が勝つことは確実視されていましたので、先を読んだ投資家が円売りに動いたのです。ここで為替の動きを見てみましょう（図6－14）。

アベノミクス前は1ドル80円程度だったのが、15年には120円台まで安くなりました。これは、ドルに対する円の価値が3分の2程度になったことを意味します。

ただ、ここで見逃してはならないのは、原油価格の下落の影響です。14～15年にかけて、原油価格が暴落しました。原油は輸送燃料に使われる他、様々な商品の原材料になるので、原油価格の暴落は物価の下落につながります。原油価格の下落があったから、物価の上昇もある程度抑え込まれました。ここで原油価格の推移を見てみましょう（図6－15）。

このように、14年の途中から15年にかけて、半分くらいに価格が暴落しており、円安の進行と真逆になっています。これが無ければ、もっと物価は上昇していたでしょう。

その後、為替相場はいったん16年に円高に戻ったので、この年の物価は伸びませんでした。アベノミクス開始以降、19年度までの時点で、物価が前年度を上回らなかったのは16年度だけです。そして、17年度以降は、また円安基調になると同時に、原油価格も元に戻り始めた

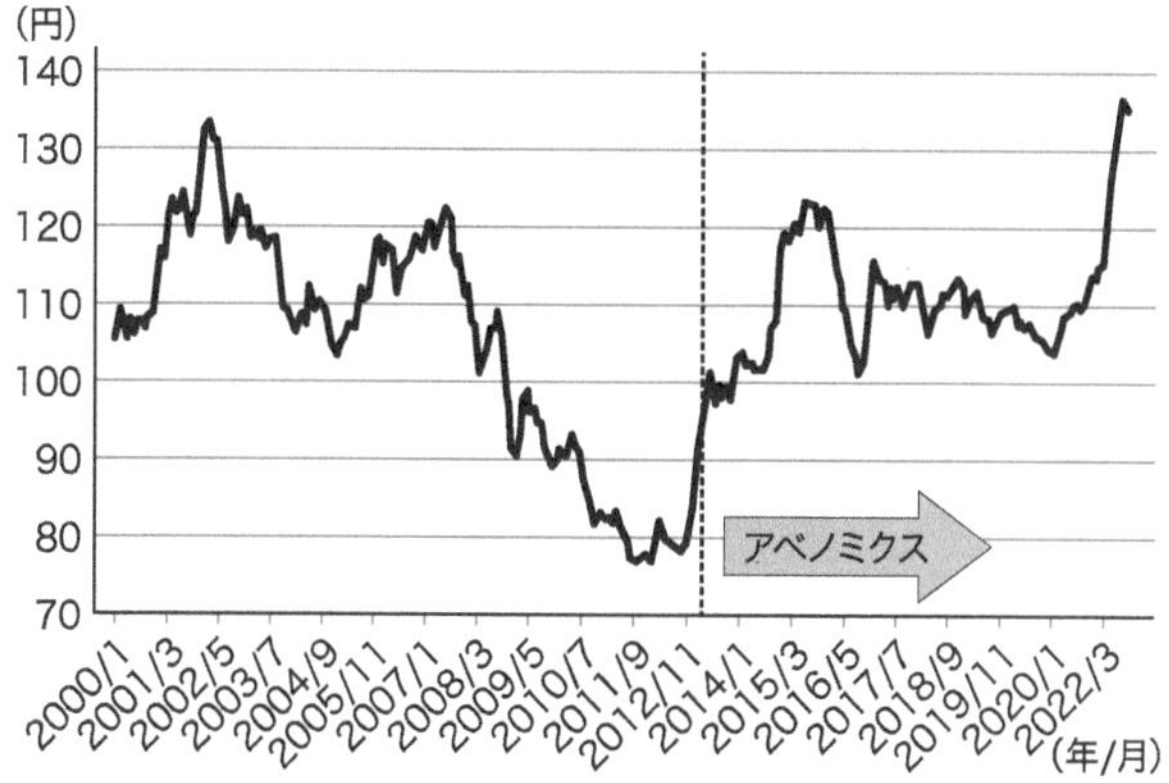

図6-14　東京市場のドル･円スポット(17時時点/月中平均)

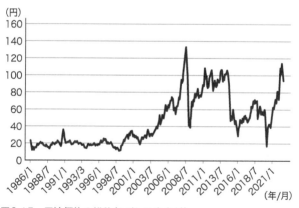

図6-15　原油価格の推移(1バレルあたり)

ので、物価も再び上昇基調になりました。
まとめると、消費税増税と為替相場、及び原油価格が消費者物価指数の動向を決めているということです。

こうやって物価が急上昇した一方で、名目賃金は伸びませんでした。なお、名目賃金とは額面そのままの賃金のことであり、実質賃金とは物価を考慮した賃金のことです。通常、ある年の数値を100とした指数で見ます。実質賃金指数の計算式は次のとおりです。

・実質賃金指数＝名目賃金指数÷消費者物価指数（持家の帰属家賃除く総合）×100

簡単に言いますと、名目賃金指数が2倍になっても、消費者物価指数も2倍になれば、実質賃金指数は変わりません。本当に賃金が上がったかどうかは、実質賃金指数を見ないと分からないのです。

（5）実質賃金の大幅な下落

それでは、名目賃金指数、実質賃金指数、消費者物価指数を並べたグラフを見てみましょ

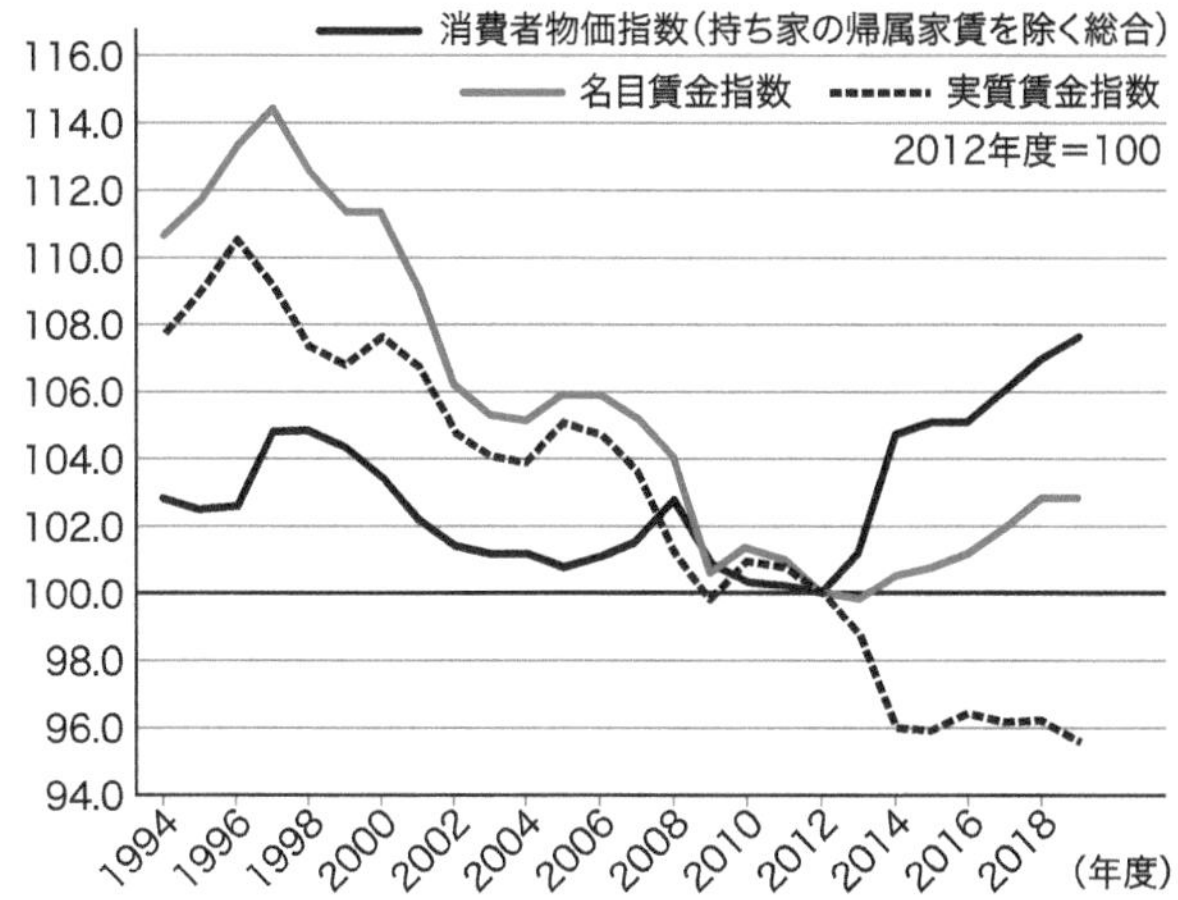

図6-16　名目賃金・実質賃金・消費者物価指数の推移（2012年度を100とした場合）

う。コロナの影響が出る前の19年度までの数値です（図6－16）。

このように、19年度の時点で、消費者物価指数がアベノミクス前の12年度と比べ7・6ポイントも上昇した一方、名目賃金指数は2・8ポイントしか伸びませんでしたので、実質賃金指数は4・4ポイント落ちました。ずっとアベノミクス開始前よりも低いままです。こうやって実質賃金が落ちたから、戦後最悪の消費停滞が起きたのです。

なお、実質賃金の下落を指摘すると、必ず「低賃金の非正規雇用が増えて平均値が下がったから」と主張する人達がいますが、誤りです。平均値の問題ならば名目賃金指数も下がらなければいけませんが、下がっていません。こういう主張をする人達は絶対に物価上昇に触れません。物価を考慮しなければ実質賃金指数は出せませんから、こういう人達は実質賃金指数の計算式を知らないのでしょう。

念のため、正規雇用が大半を占める一般労働者（フルタイム労働者）の名目・実質賃金の推移も確認しておきましょう（図6－17）。

このように、全体平均よりも名目賃金が上昇していますが（5・7ポイント）、それでも結局物価の上昇が上回っていますので、実質賃金は1・8ポイント落ちています。単に消費者物価指数の上昇が名目賃金指数の上昇を上回ったから、実質賃金が下がったのです。

なお、名目賃金指数については、18年にインチキをしてかさ上げをしています。簡単に言えば、賃金の算定対象となる「常用労働者」から低賃金の日雇い労働者等を外すことで平均値を上げ、それをそのまま過去の名目賃金指数と接続したのです。

そのような場合はデータに変な段差が生じないよう、何年か遡《さかのぼ》って改定するのが普通なのですが、それをあえてしなかったため、18年だけは名目賃金指数が一気に1・4ポイントも上昇しました。その前は5年間かけてやっと1・4ポイント伸びるという状況でしたから、5年分の伸びをわずか1年間で達成してしまったのです。

これは国会で私も参加して追及した問題ですが、ややこしくて伝わりづらいので大した注

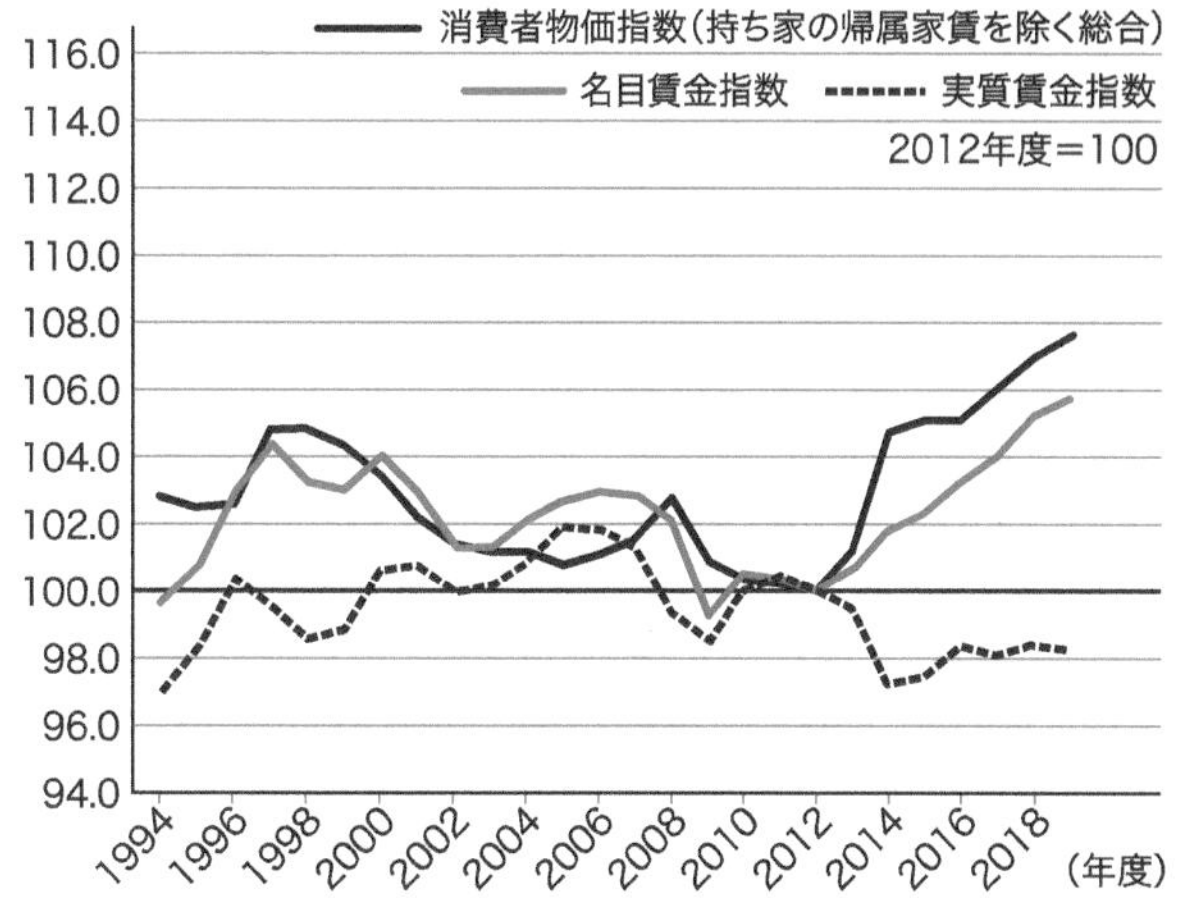

図6-17　一般労働者の名目・実質賃金指数と消費者物価指数（2012年度を100とした場合）

目もされず終わりました。

ここで高度経済成長期の賃金と物価の推移を見てみましょう。賃金については総合的な数字が無いので、代表的な産業である製造業で見ることにします（図6－18）。

消費者物価指数は2倍以上になりましたが、名目賃金指数が7倍以上になっていますので、実質賃金指数は3倍以上になりました。これならみんな豊かになったことを実感できます。本物の経済成長をしている時は、まずは名目賃金指数が上がり、それが消費者物価指数を引っ張り上げるのです。だから実質賃金指数も上昇し、暮らしが楽になります。

アベノミクスで起きたことはその逆で

した。消費者物価指数の方が大きく上がってしまい、名目賃金指数が全く追いつかなかったから、実質賃金指数が大きく下がり、戦後最悪の消費停滞につながりました。

エンゲル係数からも国民の困窮が読み取れます。エンゲル係数とは、消費支出に占める食費の割合のことです。これが高くなるほど、食べていくのがやっとの状態に近づくので、生活が苦しくなっていることを示します（図6－19）。

食料価格指数は、コロナ前の19年の時点で、アベノミクス開始前と比べ、既に11・5ポイントも上昇していました。他方、先ほど見た通り名目賃金は上がっていませんので、エンゲル係数は急上昇しました。2つの線を並べるとほとんど一致しています。

途中でエンゲル係数の線が不自然に横ばいになっていますが、それは先ほど指摘したとおり、家計調査における「家計簿」の様式を変更し、消費支出が多くなるようにしたことが影響していると思います。エンゲル係数＝食費／消費支出ですから、分母である消費支出を大きくすれば、エンゲル係数は小さくなります。

このように、アベノミクスは無理やり円安にしたことで物価上昇を引き起こし、それを消費税増税と被せたことで、戦後最悪の消費停滞を引き起こしていたわけですが、先ほど見た実質民間最終消費支出は、あれでも思いっきりかさ上げした数字なのです。

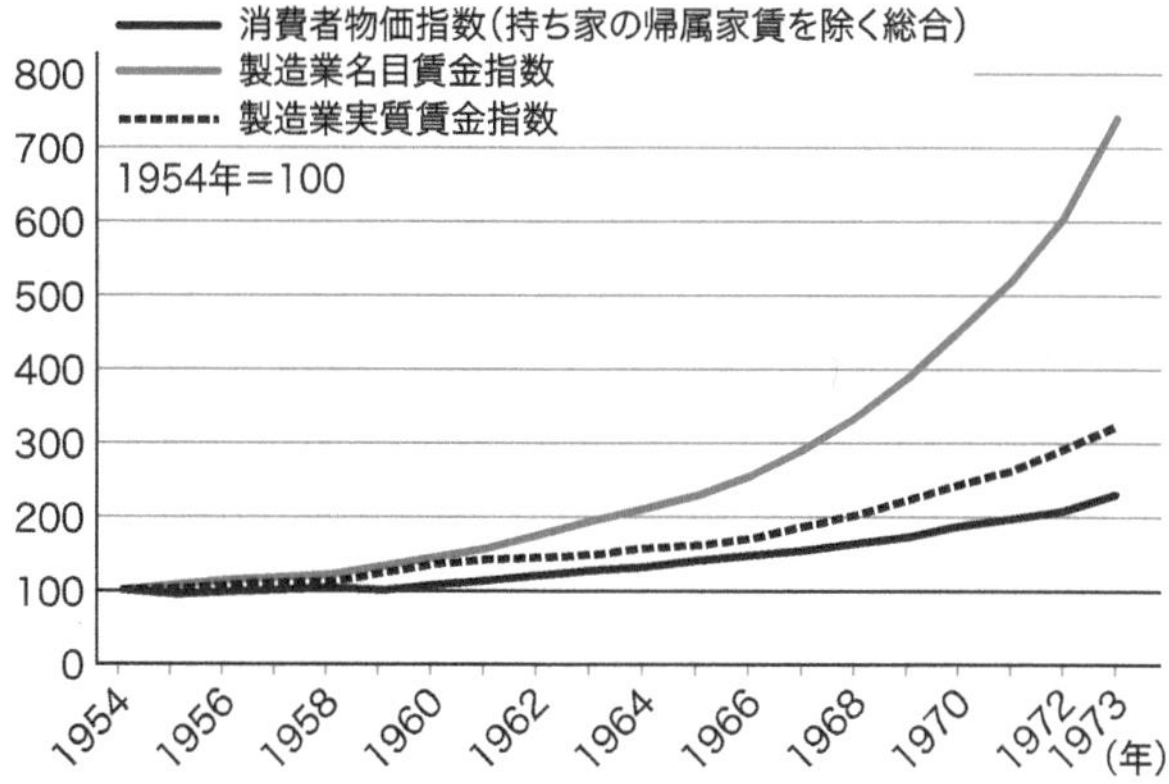

図6-18　製造業における名目・実質賃金指数と、消費者物価指数(持家の帰属家賃除く総合)

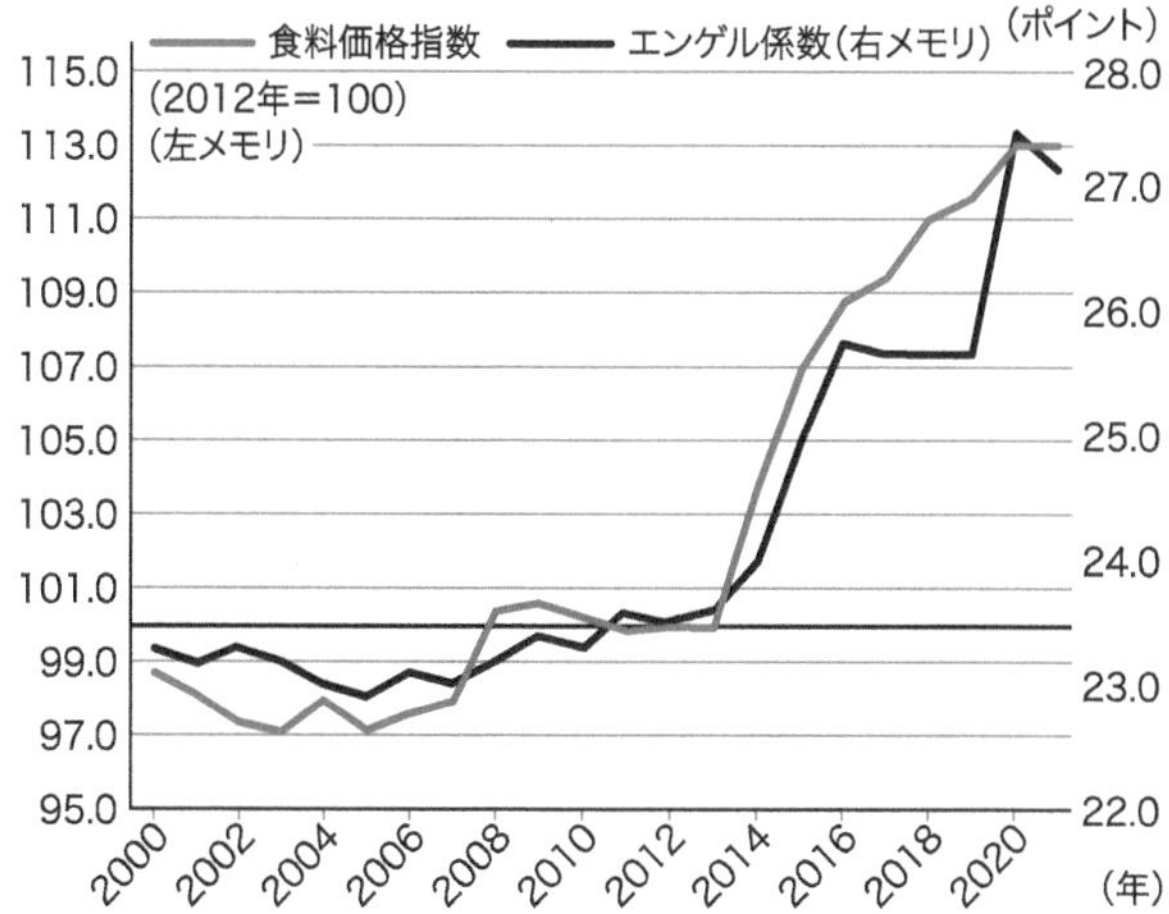

図6-19　食料価格指数(2012年を100とした場合)とエンゲル係数

3　失敗を統計操作でごまかす

（1）アベノミクス以降のみ大幅にかさ上げされたGDP改定

16年12月8日、内閣府はGDPの算出方法を変更し、それに伴い、1994年以降のGDPをすべて改定して公表しました。内閣府による改定の要点をまとめると次のとおりです。

1．基準年を平成17（2005）年から平成23（2011）年に変更
2．算出基準を1993SNAから2008SNAに変更
3．その他もろもろ変更
4．1994年まで遡って全部改定

ここで「基準年」について説明します。実質GDPは、名目GDPから物価の変動による影響を取り除いたものです。それは、「基準となる時点」からの物価変動の影響を取り除いた値であるため、基準とする年を定める必要があります。

以前の基準年は平成17年でしたが、それが平成23年に変更されました。だから旧基準は「平成17年基準」、新基準は「平成23年基準」と言われています。この基準年と改定した年が

一致するわけではないから混同しないように気をつけてください。また、この基準年の変更と一緒に、5年ごとに作成される産業連関表への対応も行われました。

次に、2008SNAというのは、国際的なGDP算出基準のことです。日本はそれまで1993SNAという基準で算出していましたが、これを最新の2008SNAに変更しました。以前の基準との違いは、研究開発費等が加わることです。これによって大きくGDPがかさ上げされ、平成23年でいうと、だいたい20兆円ぐらいかさ上げされました。

しかし、最も大事なのは、「その他もろもろ」も変更になっているという点です。つまり、数字のかさ上げは、2008SNA以外のものも加わるということです。

まずは改定前後の平成17年基準名目GDPを見てみましょう。なお、平成17年基準の数値は2015年度までのものしかありません（図6－20）。

ポイントは、史上最高額を記録した1997年度と、2015年度の差額が20・7兆円もあるということです。18年間も経過したのにそこまでの差が開いていました。しかし、改定によってこれが次のように全く変わってしまいました（図6－21）。

このように、2015年度が1997年度にほとんど追い付いています。改定前は20・7兆円も差があったのに、一気に0・9兆円にまで差が縮まりました。改定前、15年度の数字は過去22年度で13番目でしたが、それが突然2番目に急上昇したのです。

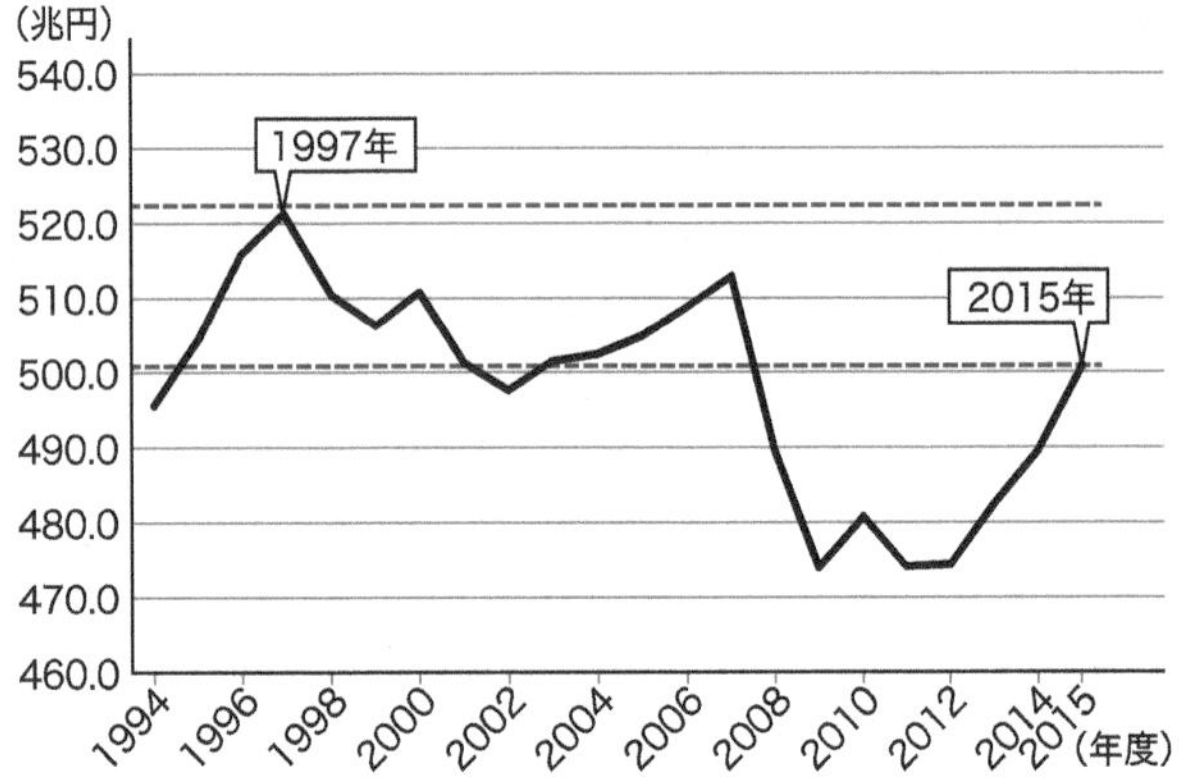

図6-20　平成17(2005)年基準名目GDP

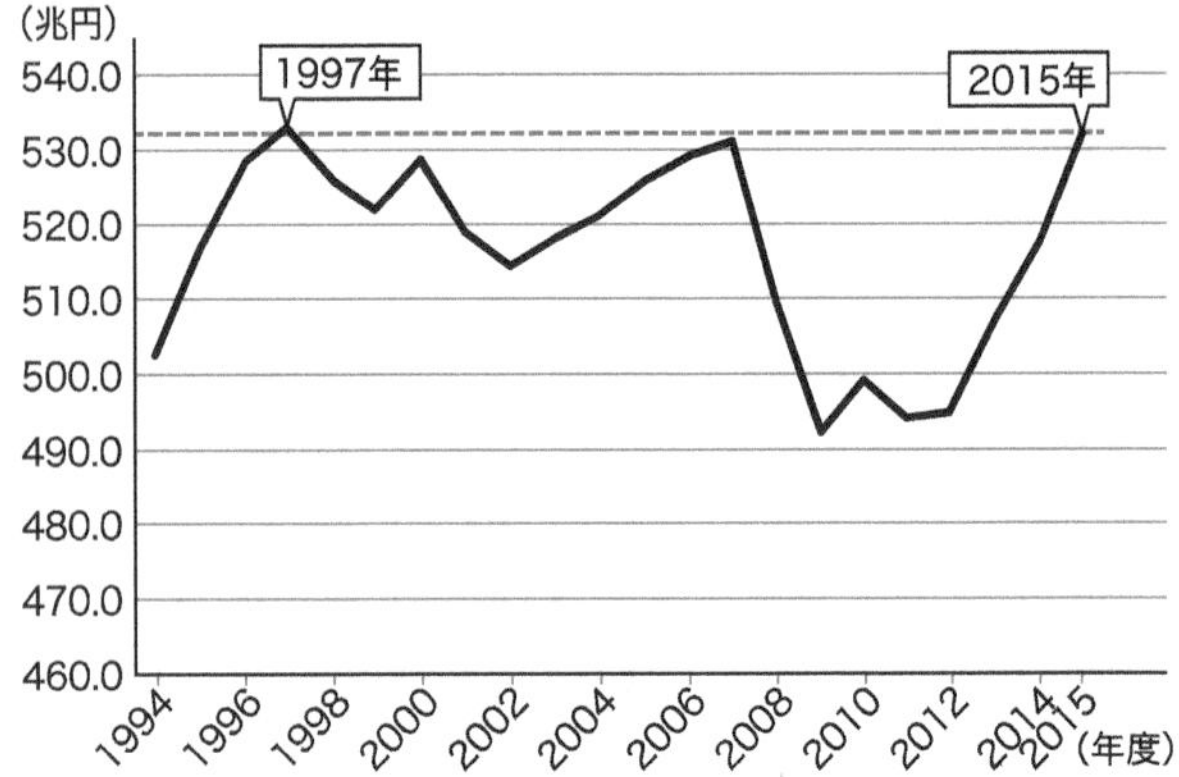

図6-21　平成23(2011)年基準名目GDP

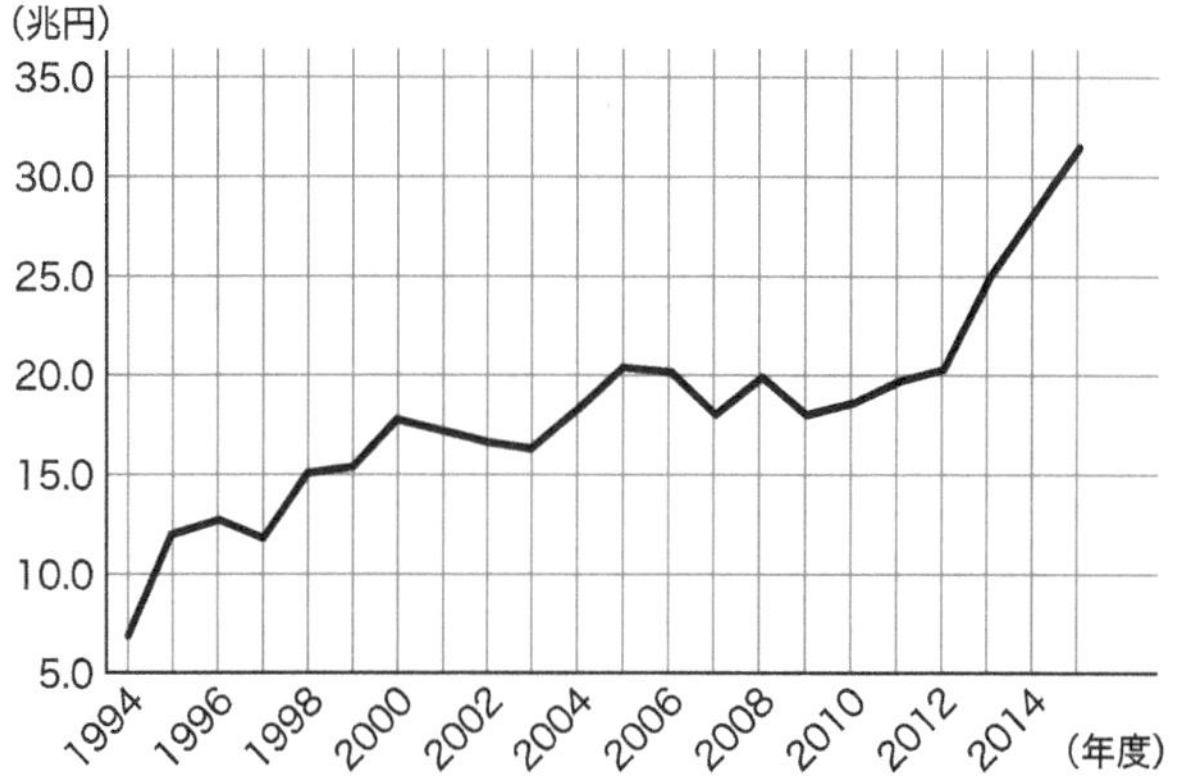

図6-22　平成17年基準名目GDPと平成12年基準名目GDPの差額

なぜこんなことになるのか、平成17年基準と平成23年基準の差額を抜き出したのが上のグラフです（図6－22）。

アベノミクス以降のかさ上げ額が急上昇しているのが分かります。２０１５年度は31兆円もかさ上げされていますが、一番かさ上げ額の低い１９９４年度（６・８兆円）の４・７倍くらいあります。

次に内閣府が公表しているかさ上げの内訳を見てみましょう（図6－23）。

この要因を大きく２つに分けると①２００８ＳＮＡ対応部分と②その他です。まず２００８ＳＮＡ対応部分のかさ上げ額について見てみましょう（図6－24）。

アベノミクス以降が急に伸びており、特に２０１５年度は１９９４年度と比較すると10兆円近く

年度	名目GDP(平成23年基準)	名目GDP(平成17年基準)	改定幅	2008SNA対応	研究・開発(R&D)の資本化	市場生産者分	非市場生産者分	特許等サービス扱いの変更	防衛装備品の資本化	所有権移転費用の取扱い精緻化	中央銀行の産出額の明確化	その他
1994	502.4	495.6	6.8	14.6	13.0	10.7	2.3	-0.3	0.6	1.1	0.2	-7.8
1995	516.7	504.6	12.1	15.1	13.5	11.1	2.4	-0.3	0.6	1.0	0.2	-3.0
1996	528.7	515.9	12.7	16.0	14.2	11.7	2.5	-0.1	0.6	1.0	0.2	-3.3
1997	533.1	521.3	11.9	16.9	14.9	12.3	2.6	0.1	0.6	1.1	0.2	-5.0
1998	526.1	510.9	15.2	17.1	15.2	12.5	2.8	0.0	0.6	1.1	0.2	-1.9
1999	522.0	506.6	15.4	17.0	15.1	12.2	2.8	0.1	0.6	1.1	0.2	-1.6
2000	528.6	510.8	17.8	17.3	15.3	12.3	2.9	0.2	0.6	1.0	0.2	0.5
2001	518.9	501.7	17.2	17.4	15.4	12.4	3.0	0.2	0.6	1.1	0.2	-0.2
2002	514.7	498.0	16.7	17.9	15.6	12.5	3.1	0.4	0.6	1.1	0.2	-1.2
2003	518.2	501.9	16.3	18.1	15.7	12.6	3.2	0.5	0.6	1.1	0.2	-1.8
2004	521.0	502.8	18.2	18.6	16.0	12.8	3.2	0.7	0.6	1.1	0.2	-0.3
2005	525.8	505.3	20.5	19.8	16.9	13.6	3.3	0.9	0.6	1.1	0.2	0.7
2006	529.3	509.1	20.1	20.7	17.7	14.3	3.3	1.1	0.6	1.1	0.2	-0.6
2007	531.0	513.0	18.0	21.4	18.3	14.9	3.4	1.3	0.6	1.0	0.2	-3.4
2008	509.4	489.5	19.9	21.1	18.1	14.7	3.4	1.2	0.6	1.0	0.2	-1.2
2009	492.1	474.0	18.1	19.2	16.4	13.1	3.3	1.1	0.6	0.9	0.2	-1.1
2010	499.2	480.5	18.7	19.4	16.4	13.1	3.3	1.3	0.6	0.9	0.2	-0.8
2011	493.9	474.2	19.7	19.8	16.6	13.3	3.3	1.5	0.6	0.9	0.2	-0.1
2012	494.7	474.4	20.3	19.6	16.6	13.3	3.3	1.4	0.6	0.8	0.2	0.6
2013	507.4	482.4	25.0	21.0	17.3	14.0	3.3	2.1	0.6	0.8	0.2	4.0
2014	517.9	489.6	28.3	23.0	18.5	15.1	3.4	2.8	0.6	1.0	0.2	5.3
2015	532.2	500.6	31.6	24.1	19.2	15.8	3.4	3.1	0.6	0.9	0.2	7.5

図6-23　名目GDP(実額)の改定要因について

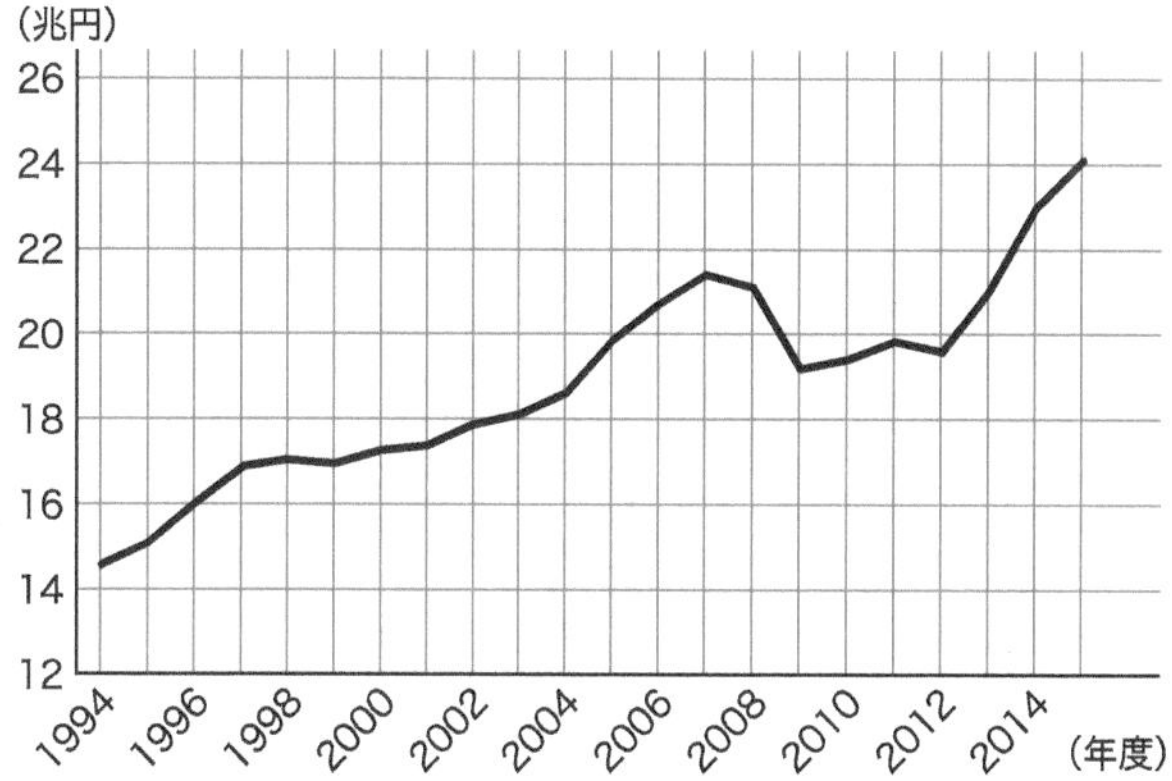

図6-24　2008SNAによるかさ上げ額

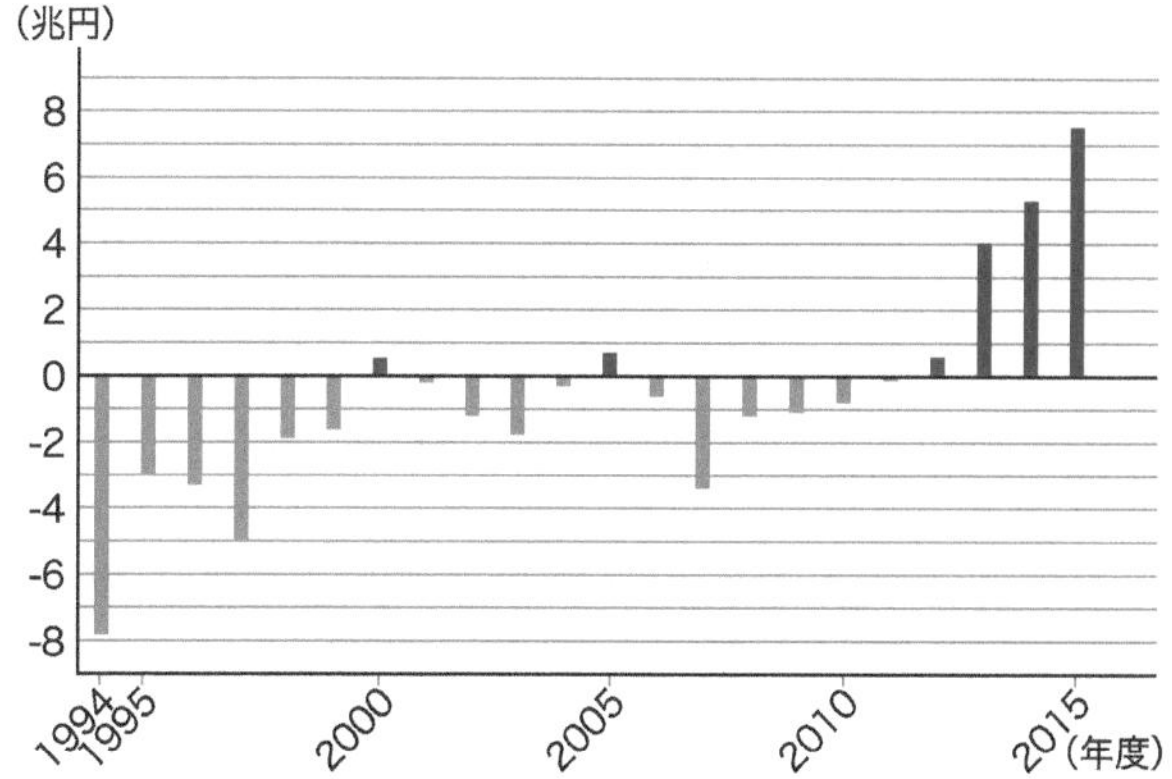

図6-25　「その他」のかさ上げ額の推移

差がついています。これも不自然なのですが、「その他」を見るとこれとは比較になりません（図6－25）。

(2) ソノタノミクス

このように、アベノミクス以降「だけ」大きくプラスになっていて、その他の年度はほぼ全部マイナスです。アベノミクス以前でプラスになっている年度は3回しかなく、いずれも1兆円にも満たないです。

アベノミクス以降の「その他」かさ上げ額の平均値は5・6兆円。そして、全部マイナスになっている1990年代の平均値はマイナス約3・8兆円です。特に1997年度と2015年度はこの「その他」だけで12・5兆円もの差がついています。

こんな調整をしたので、20兆円以上あった差がほぼ無くなったのです。平成23（2011）年基準から「その他」を差し引いたグラフを見ると、「その他」の影響の大きさが良くわかります（図6－26）。

これを見ると、「その他」で1990年代を押し下げて、その代わりにアベノミクス以降を思いっきりかさ上げしたことがよく分かります。「その他」が無ければ、1997年度と2015年度は13・4兆円も差があるのです。

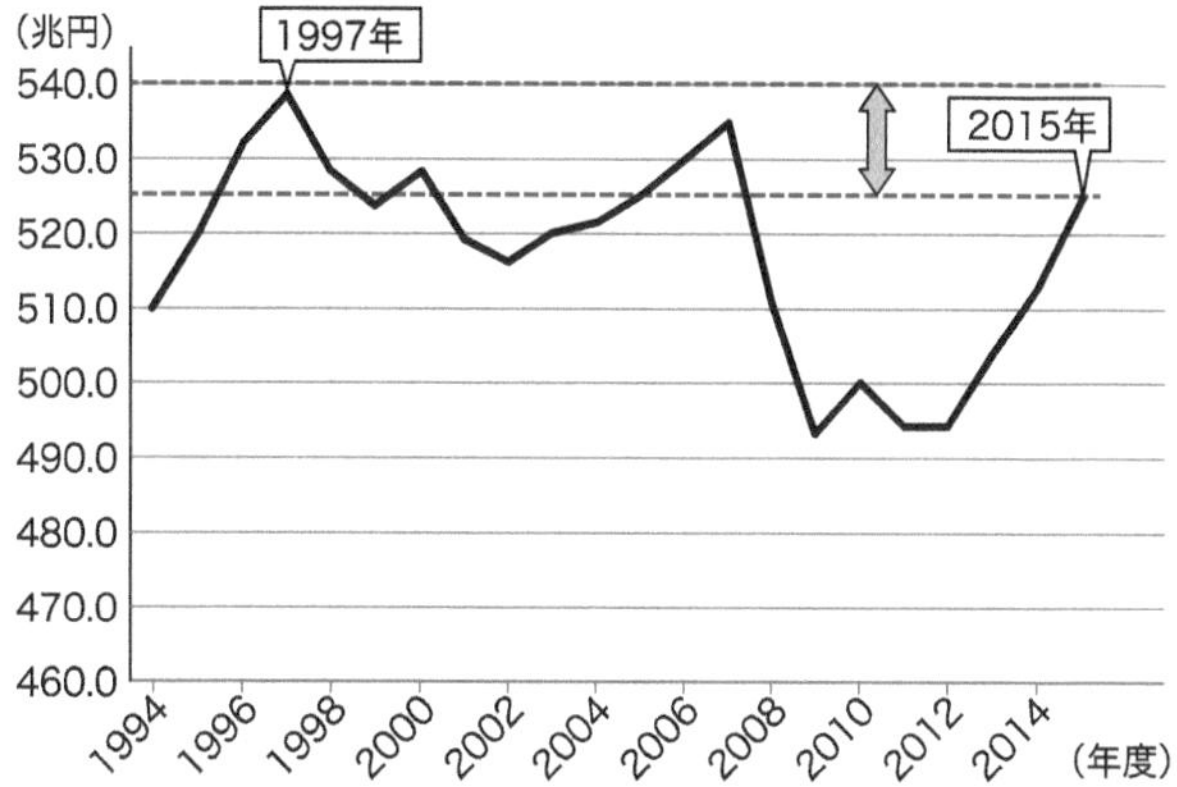

図6-26　平成23年基準から「その他」を引いた数値の推移

「その他」を差し引くと、２０１５年度は過去22年度中８位まで順位が下がります。「その他」で思いっきりかさ上げされているところだけを見るのでは足りず、１９９７年度を含む90年代が大きくかさ「下げ」されているのも特徴です。だからこそ２０１５年度が１９９７年度にほとんど追い付くことができています。

そして、このグラフにはありませんが、２０１６年度以降の名目ＧＤＰは史上最高額を更新し続けている状態になっています。

この「その他」がどこに充てられたのか。改定前後の名目民間最終消費支出の差額を、「その他」と重ねてみましょう（図６－27）。

このように、アベノミクス以降だけ、「その他」と名目民間最終消費支出の改定前後差額がほぼ一致します。まるでアベノミクスで一番失敗した

「消費」を「その他」によるかさ上げでカバーしようとしたように見えます。さきほど見た実質民間最終消費支出は、このようなかさ上げをした後の数字です。かさ上げをしなければ、はるかに悲惨であることは間違いありません。

さらに、平成17（2005）年基準だと、アベノミクス以降の経済成長率は年1・8%程度でしたが、改定後は年2・5%程度になりました。このペースを維持できれば、ちょうど2020年度に名目GDPが600兆円に到達する計算になります(6)。

そして、当時の総理だった安倍氏は「2020年を目途に名目GDP600兆円達成」を目標にしていました。まるで安倍元総理の目標達成に合わせたかのような改定に見えます。結局コロナの影響もあって目標達成には遠く及びませんでしたが。

この「その他」について、内閣府は、GDPが改定された2016年12月から1年経過した2017年12月になってからやっとその内訳に近いものを公表しました。なぜ内訳に「近いもの」なのかというと、その内訳の数字を足しても、「その他」の数字と一致しないからです。

内閣府によると、改定要因の厳密な切り分けが難しいから、ということです。しかし、結局内閣府は「なぜアベノミクス以降だけが大きくかさ上げされ、それ以前はほとんどマイナスになるのか」については、何も説明していません。これからも説明することは無いでしょ

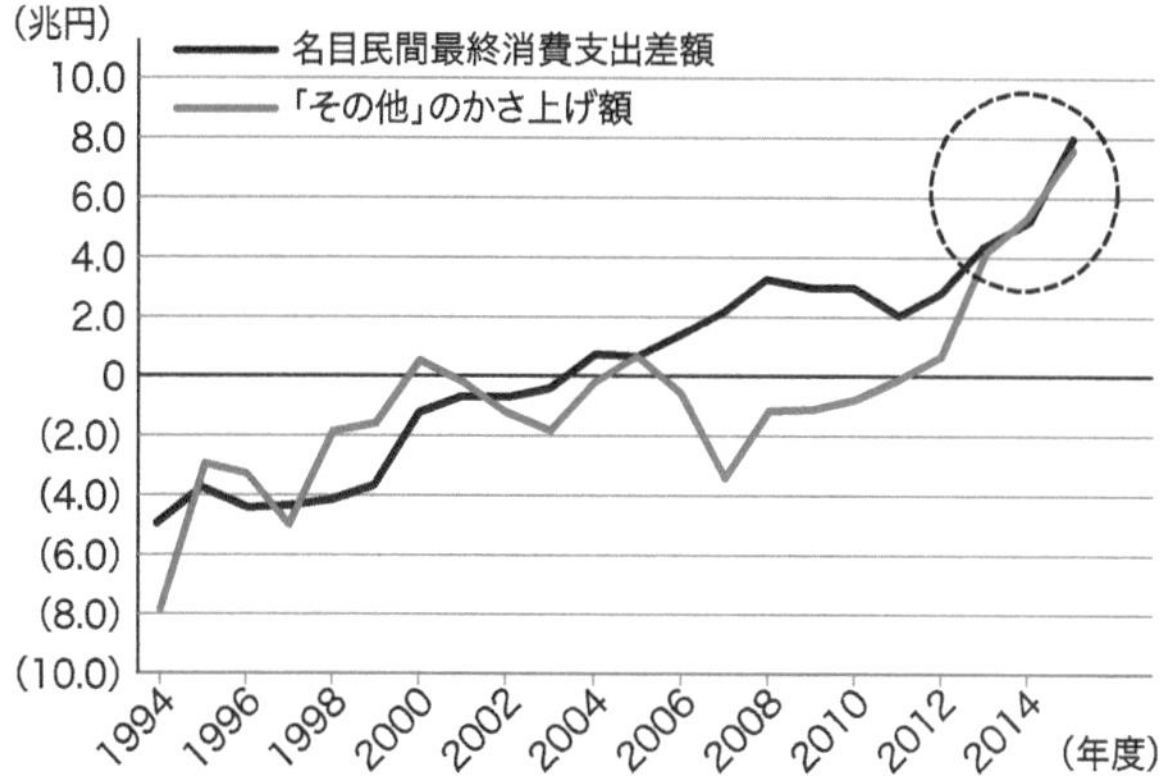

図6-27　名目民間最終消費支出差額と「その他」のかさ上げ額

う。

なお、私はこの「その他」によるＧＤＰ操作を「ソノタノミクス」と呼んでいます。

その後さらに２０２０年12月になってまたＧＤＰが改定されました。今度は基準年が平成23（２０１１）年から平成27（２０１５）年になり、新しく作成された産業連関表に合わせる等の変更が行われた結果、ＧＤＰはまた上方改定されました。平成17年基準、平成23年基準、平成27年基準を並べたグラフを見てみましょう（図６－28）。

平成17年基準当時と比べると随分上にあがりました。２０１５年度は、平成17（２００５）年基準だと５００・６兆円、平成27年基準だと５４０・７兆円ですから、40・１兆円も上がったことになります。

次に、平成23年基準と平成27年基準の差額を見

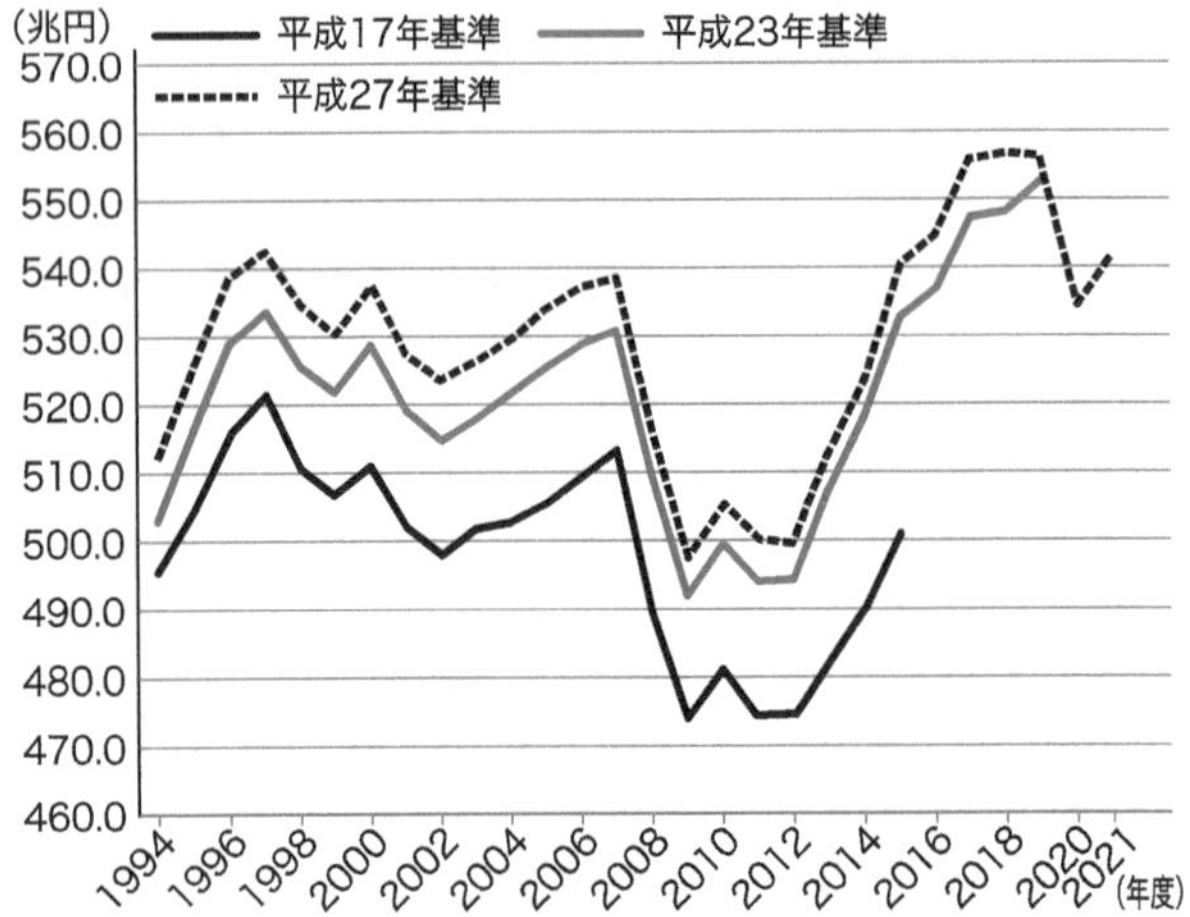

図6-28　平成17、23、27年基準の比較

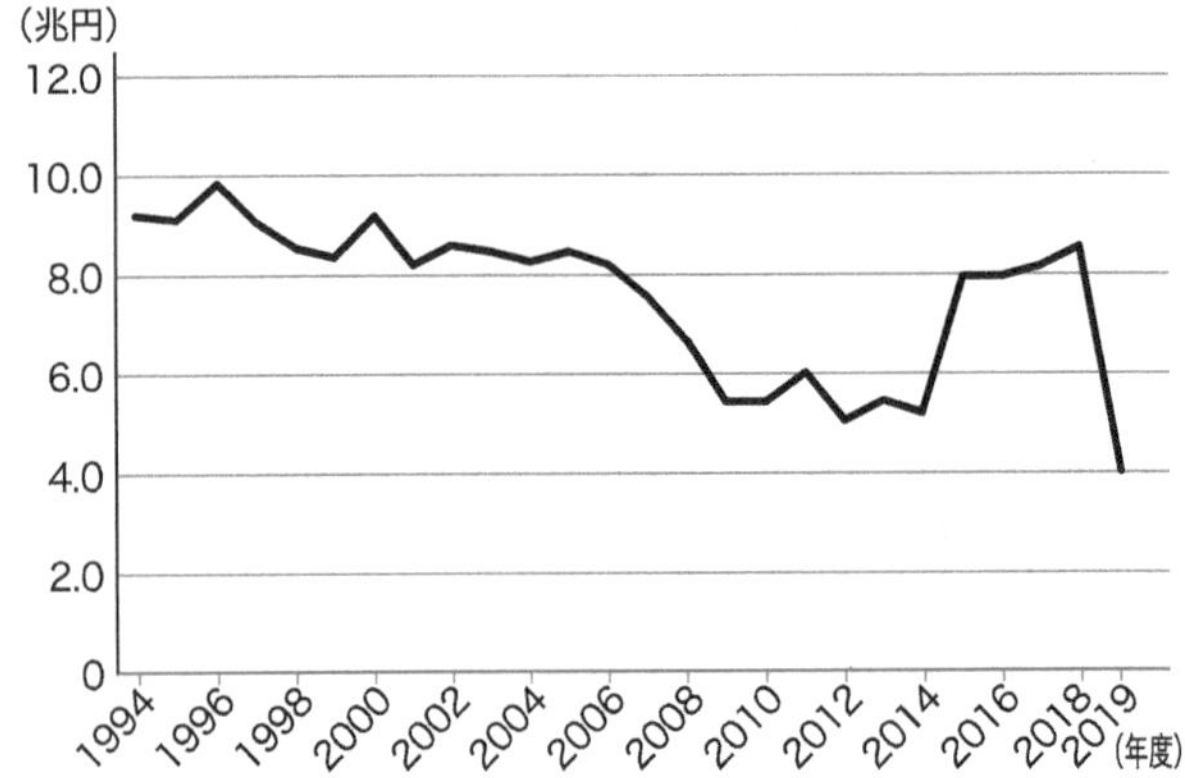

図6-29　平成23年基準と平成27年基準の差額

てみましょう（図6－29）。

平成23年基準への改定の時と異なり、アベノミクス以降だけかさ上げ額が大きいということはありません。むしろ1990年代の方が少し高いぐらいです。

これと比較すると、平成23年基準への改定の異常さが際立ちます。同じ基準で改定しているのだから、アベノミクス以降だけあんなにかさ上げされたのはやはりおかしいのです。この平成27年基準への改定のように、本来は大きな差が生まれないはずだからです。この問題について私は2017年に『アベノミクスによろしく』（集英社インターナショナル新書）を発行して以来ずっと騒いでいますが、全然注目されません。このままうやむやで終わるのでしょう。

（3）雇用改善はアベノミクスとは無関係

こういう指摘をすると、「雇用は改善したし、株価も上がったではないか」という反論が来ますので、それについても答えておきましょう。まずは雇用から。コロナの影響が出る前の2019年までの数値で確認します。

次のグラフは、2019年と2012年の産業別雇用者を、増加数の多い順に並べ変えたものです（図6－30）。

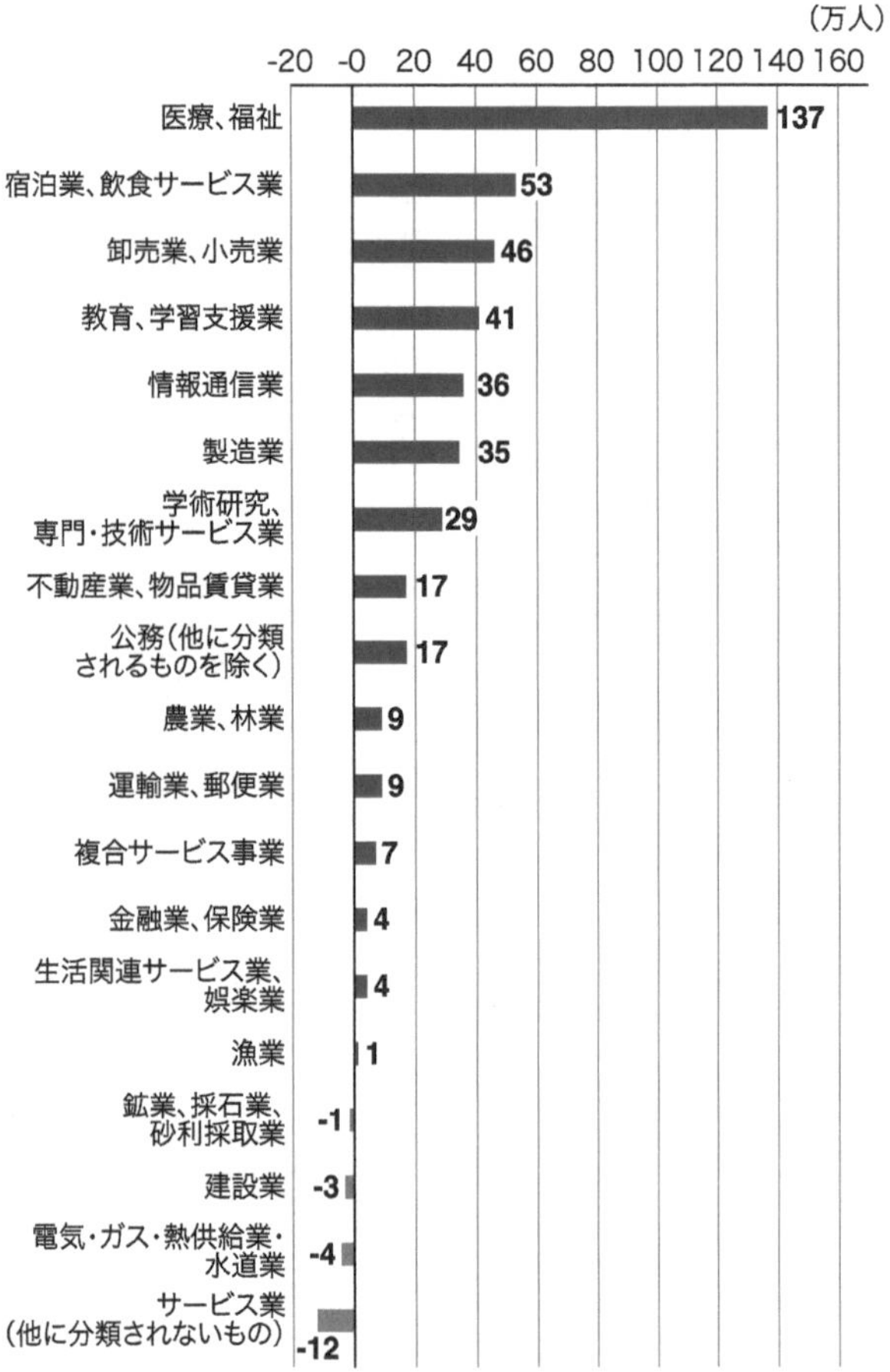

（万人）
-20
-0
20
40
60
80
100
120
140
160
医療、福祉 137
宿泊業、飲食サービス業 53
卸売業、小売業 46
教育、学習支援業 41
情報通信業 36
製造業 35
学術研究、専門・技術サービス業 29
不動産業、物品賃貸業 17
公務（他に分類されるものを除く） 17
農業、林業 9
運輸業、郵便業 9
複合サービス事業 7
金融業、保険業 4
生活関連サービス業、娯楽業 4
漁業 1
鉱業、採石業、砂利採取業 -1
建設業 -3
電気・ガス・熱供給業・水道業 -4
サービス業（他に分類されないもの） -12

図6-30　増加雇用者数（2019－2012年）

医療・福祉が2位以下を大きく引き離して1位であり、137万人も増えています。2位と3位を合わせた数よりもなお多いですが、これは明らかに高齢者の増大が影響しているので、アベノミクスと無関係です。

2位の宿泊業・飲食業について、宿泊はアベノミクスがもたらした円安による外国人旅行客の増加で恩恵を受けるかもしれません。しかし、飲食は円安による原材料費高騰や消費低迷の影響を大きく受けるので、アベノミクスとは無関係であり、むしろ悪影響を受けるでしょう。

3位の卸売・小売も、円安によって恩恵を受けるわけではありません。原材料費の高騰や記録的な消費低迷からするとむしろ害を受ける方なのでアベノミクスと無関係です。

4位の教育・学習支援事業、5位の情報通信業も円安と全く関係ありません。

6位の製造業はアベノミクスの影響といってよいでしょう。しかし7位以下は基本的に国内需要に頼るものばかりなのでこれもアベノミクスとは無関係です。

アベノミクスは結局円の価値を落として円安にしただけです。したがって円安と関係なければ、アベノミクスと関係あるとは言えません。

有効求人倍率と失業率の改善もよく言われますので見てみましょう（図6-31）。

このように、民主党政権時代から改善は始まっており、アベノミクス以降もそれが続いて

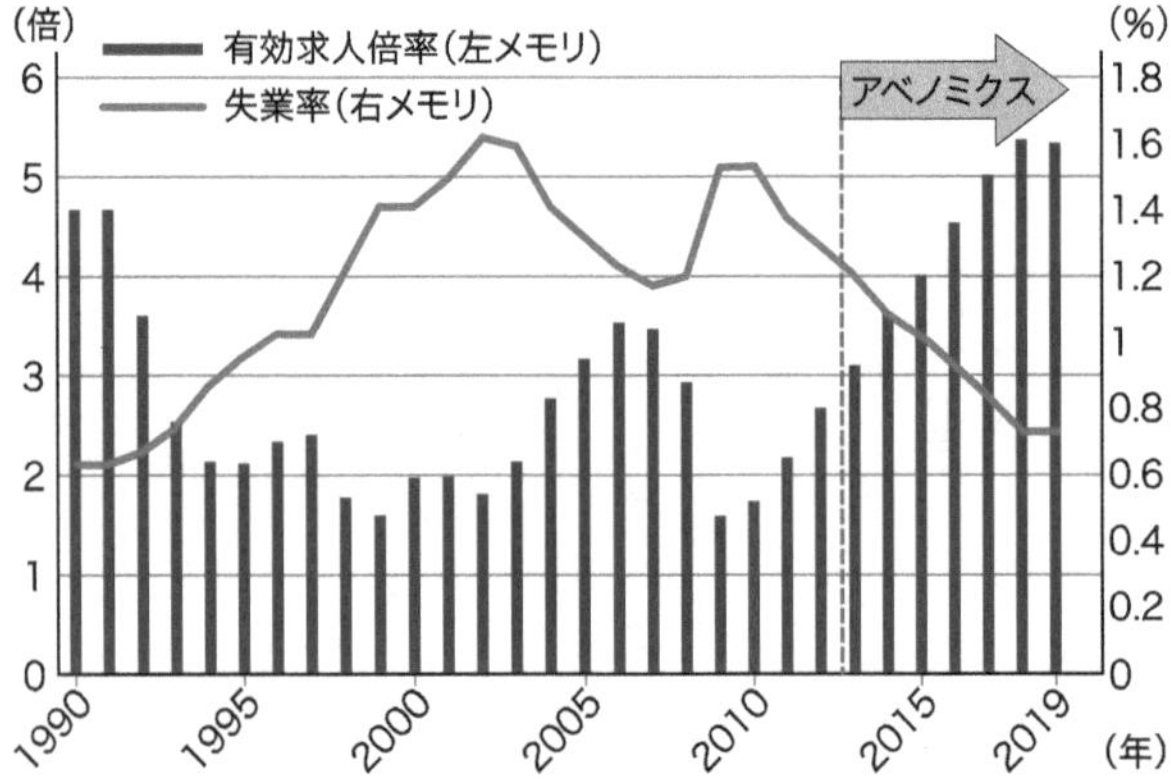

図6-31　有効求人倍率、失業率の推移

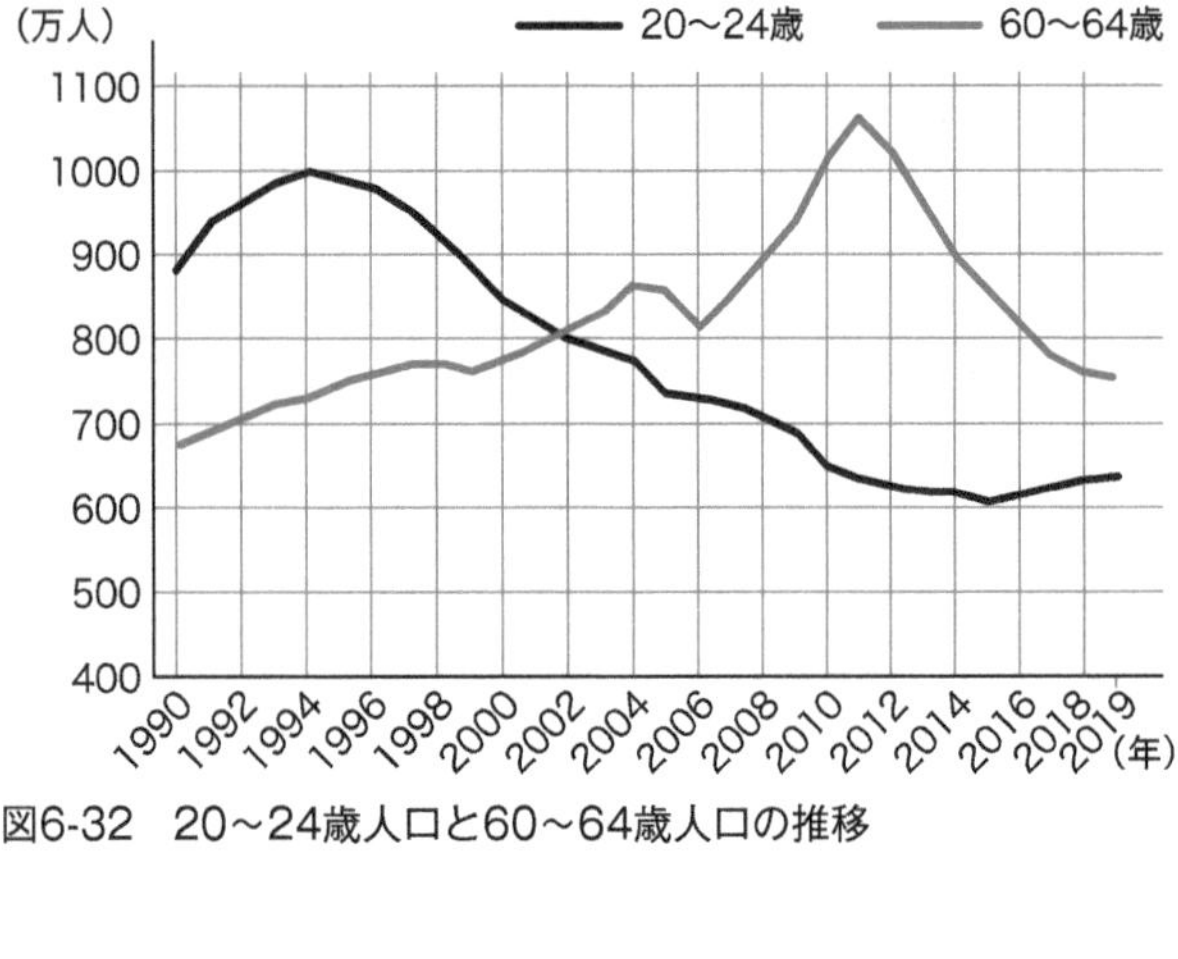

図6-32　20〜24歳人口と60〜64歳人口の推移

いるだけです。グラフの傾きに全く変化がありません。

大学生の就職率が向上したと言われていますが、それは人口動態の影響です。大学卒業者が含まれる20～24歳人口の推移と、定年退職者が含まれる60～64歳人口の推移を比較してみましょう（図6－32）。

20～24歳人口は、１９９４年に９９８万６０００人でピークを迎えていますが、この時期は就職氷河期です。この世代はもともと人が多かったところへ、不景気が重なってしまい、氷河期と称される異常な就職難になってしまったと言えます。そこから20～24歳人口は減少し、２０１９年は６３８万８０００人となっており、ピーク時の約３分の２にまで減っています。

他方、定年退職者が含まれる60～64歳人口は、２０１１年に１０６３万２０００人でピークを迎え、以降は急激に減少し、19年は７５２万３０００人にまで減少しました。

つまり、上の世代の椅子がたくさん空きましたが、それを埋めるはずの20～24歳の人口が急減しているため、就職難が自動的に解消されたのです。誰が総理でもこれは同じでしょう。

（4）「賃上げ2％」は労働者全体の5％にしかあてはまらない

安倍元総理は「賃上げ２％達成」をよく成果として挙げていましたが、その２％とは、春闘における賃上げ率を指しています。当然、春闘に参加した組合員しか対象になっていません。

そこで、賃上げ率の対象となった組合員数の、全体の雇用者（役員を除く）に対する割合を見てみましょう（図6-33）。

このように、賃上げ2％の対象になっている労働者は全体から見ると5％ぐらいしかいません。しかもその賃上げ率は名目値です。その上昇率から、消費者物価指数の上昇率を引いた実質賃金上昇率を見てみましょう（図6-34）。

このように、民主党時代最も低かった2012年の実質賃上げ率1・72を上回った年は、アベノミクス以降だと、16年の1回しかありませんし、14年は大幅なマイナスです。実質賃上げ率でみると民主党時代よりもアベノミクス以降の方が圧倒的に低いのです。

(5) 日銀と年金で株価かさ上げ

次に株価を見てみましょう。株価は確かに上昇しましたが、それは次の3つが原因であって、実態経済を反映していません。

①異次元の金融緩和

	①対象組合員数	②役員を除く雇用者数	割合(①÷②)
2009年	1,915,245	51,240,000	3.7%
2010年	1,981,938	51,380,000	3.9%
2011年	1,850,050	51,670,000	3.6%
2012年	1,966,439	51,610,000	3.8%
2013年	1,989,509	52,130,000	3.8%
2014年	2,689,495	52,560,000	5.1%
2015年	2,727,767	53,030,000	5.1%
2016年	2,687,757	53,910,000	5.0%
2017年	2,768,720	54,600,000	5.1%
2018年	2,900,654	55,960,000	5.2%
2019年	2,806,555	56,600,000	5.0%

図6-33　賃上げの対象になった組合員数の全体の雇用者に対する割合

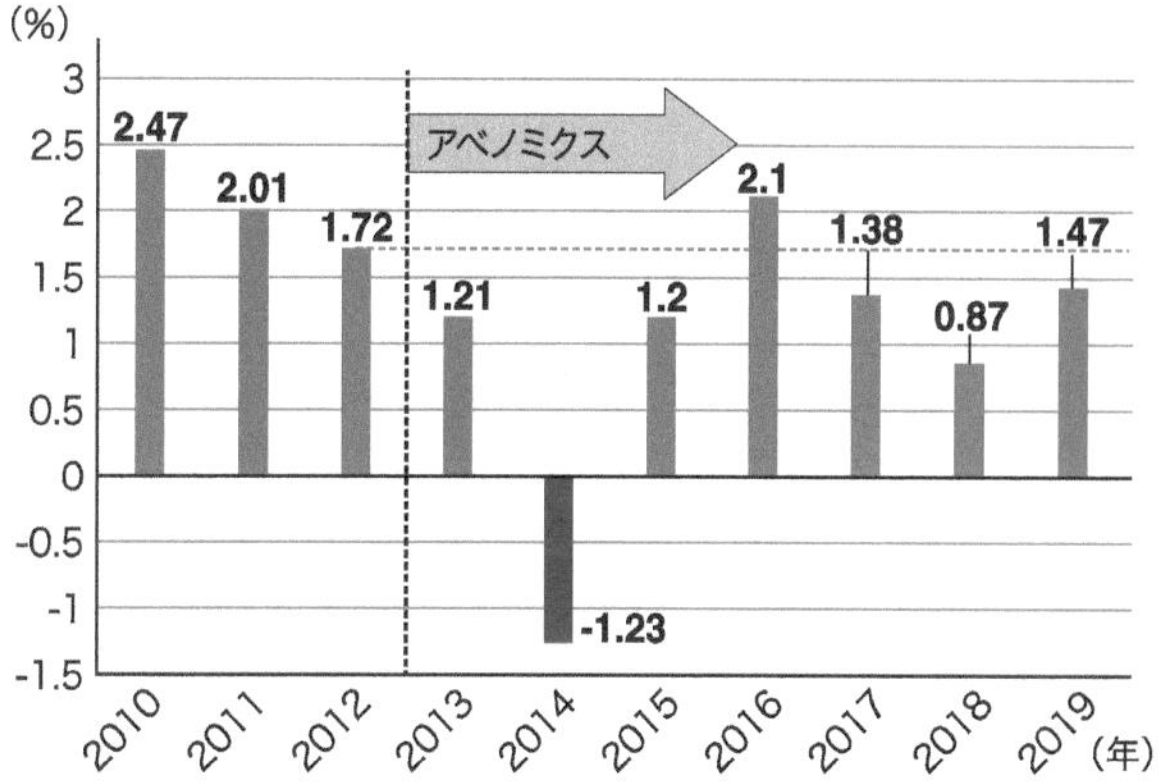

図6-34　賃金の実質上昇率

②日銀のＥＴＦ購入
③年金資金の投入

①と②の要因はいずれも日銀です。端的に言えば「日銀と年金」で株価を吊《つ》り上げたのです。

まずは①から説明します。日銀の異次元の金融緩和により、民間金融機関の保有する国債が爆買いされ、円が大量供給されました。円が大量供給されれば、普通に考えれば円の価値が下がります。そう予想した投資家達が円売りに走ったので、実際に円安になりました。円安になると、外貨ベースで見た株価が下がるので、日本株が安売りにされるのと同じ状態になり、海外投資家にとっては日本株が購入しやすくなります。さらに、円安になれば輸出大企業が為替効果で大儲けすることが予想されますから、そういった大企業の株価も上がりやすくなります。これらの要因により、株価が上昇します。

ここで東京証券取引所一部上場企業における、投資部門別買い越し金額の推移を見てみましょう（図6－35）。

２０１３年は海外投資家の買い越し額が14・７兆円にもなりました。東証1部において海外投資家が売買総額に占める割合は６〜７割なので、この海外投資家の「買い」が、13年に

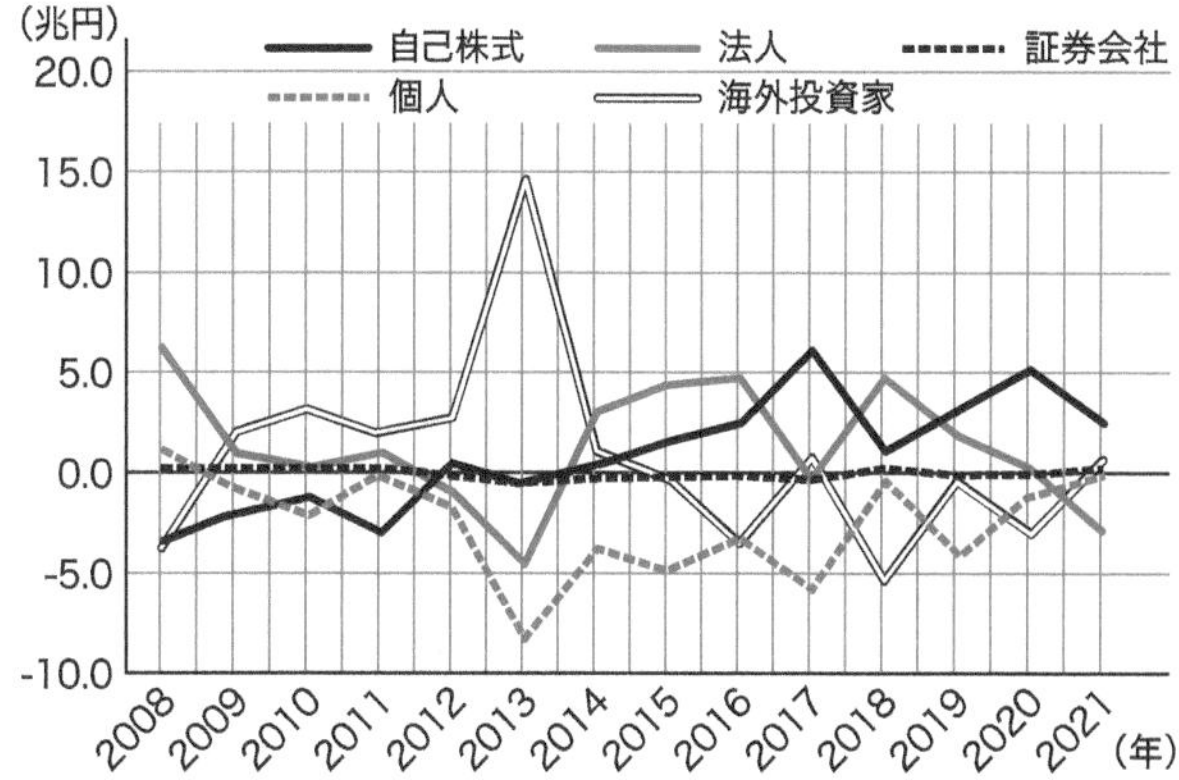

図6-35　投資部門別の買い越し額の推移

おける株価上昇の大きな要因です。

ところが、14年以降になると、海外投資家の買い越し額は減少し、16年には逆に3・6兆円の売り越しとなりました。これは、リーマンショック時の売り越し額3・7兆円に匹敵する数字です。

さらに、18年の売り越し額はリーマンショック時の売り越し額3・7兆円を超え、5・4兆円に達しました。

このようにリーマンショックを超える売り越しとなっているにもかかわらず、株価はたいして下がりませんでした。その最も大きな要因は日銀と年金で買い支えているからです。日銀と年金による買い支えはこのグラフでいうと「法人」に該当します。

２０１８年を見てみると、「海外投資家」がリーマンショック超えの5・4兆円の売り越しをしたのに対し、「法人」が４・７兆円の買い越しとなっています。こうやって、海外投資家の売り越しによる株価の下落を、法人の買い越しで抑え込んだので、株価はたいして下がりませんでした。

ここで「年金」と言っているのは、正確にはＧＰＩＦ（Government Pension Investment Fund　年金積立金管理運用独立行政法人）のことです。ＧＰＩＦは、国民が払った年金保険料のうち、積み立てている分を管理・運用している機関です。ＧＰＩＦは、２０１４年10月にポートフォリオ（資産構成割合）を変更し、株式への投資割合を約２倍にしました。そのため、日本の株式市場に年金資金が大量に投入されました。実際の株式の運用額と資産構成比の推移を見てみましょう（図６‐36）。

２０１４年度から金額も構成比も急上昇していることが分かります。

そして、もう一つ、株価上昇の大きな要因となっているのが、日銀のＥＴＦの購入です。ＥＴＦというのは、上場投資信託（Exchange Traded Fund）の略です。これは、自分で株を購入するのではなく、投資信託会社にお金を預けて、上場企業の株式に投資してもらい、その運用益をもらうものです。このＥＴＦの運用は、日経平均株価等の指標に連動するようになされます。

ざっくり言えば、市場の平均値に近くなるように、投資信託会社がうまい具合に株を組み

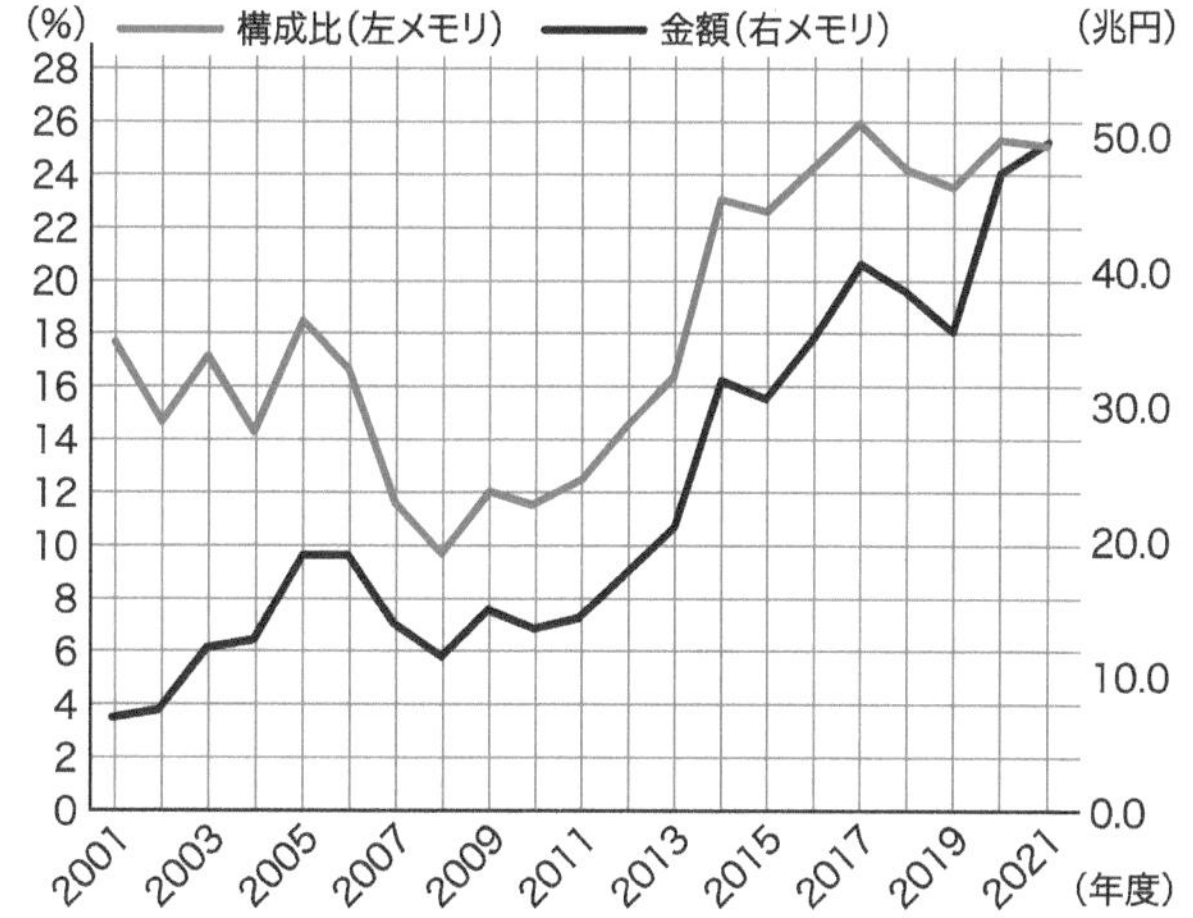

図6-36　GPIFによる国内株式の運用額および資産構成比

合わせて購入します。したがって、個々の会社の業績を吟味して買われるわけではありません。日銀がこのＥＴＦを大量購入することにより、株式市場にお金が投入され、株価が上がります。

ＥＴＦ購入額の推移を見てみましょう(図６－37)。

２０１５年以降から毎年上がり続けて、19年は前年より下がりましたが、20年はまた上昇して７・１兆円となり、過去最高を記録しています。

日銀が購入するタイミングは決まっていて、午前の終値が前日の終値からある程度下がると購入します。つまり、株価が下がった時に買い支えているのです。日銀が一度に購入するＥＴＦの額は、以前は７００

億円程度でしたが、それが呼び水となって、投資家の買いを誘うので、株価が回復します。2019年に購入額が下がったのは、株価の下がる機会がそれまでの年に比べて少なかったからでしょう。

2020年はコロナショックがあり、株価が大暴落しました。日銀は大慌てになり、それまで購入枠が年6兆円だったものを、一気に倍の12兆円に増やしました。その後、1日の買い入れ額について、それまで700億円程度だったのが、2000億円程度買うようになりました。だから20年は過去最高の約7・1兆円の購入額となりました。その後、株価はずっと高いままであり、買い支える必要性がほとんど無くなったので、21年と22年の購入額は大きく落ちました。

こうやって日銀と年金で株価を本来あるべき金額より大きく吊り上げて好景気を装っていたのです。これが安倍元総理の高い支持率を支えるひとつの要因でした。しかし、価格が高いところで購入しているから、暴落した場合、日銀もGPIFも莫大な損を出すことになります。だから買い支えるしかなく、もう止められません。価格が高いうちは問題が顕在化しませんが、下がり出した時に顕在化します。

なお、金融緩和によって大量供給されたお金は不動産にも流れており、公示価格が上昇しています（図6－38）。

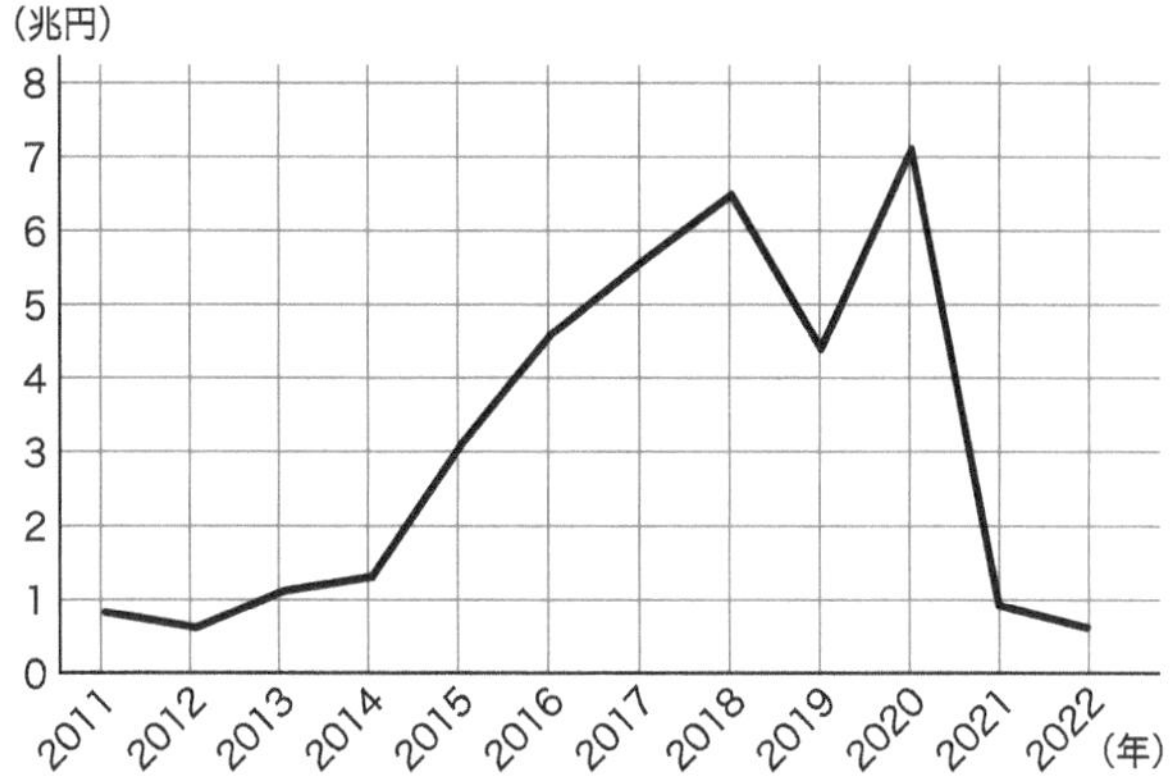

図6-37　日銀によるETFの購入額

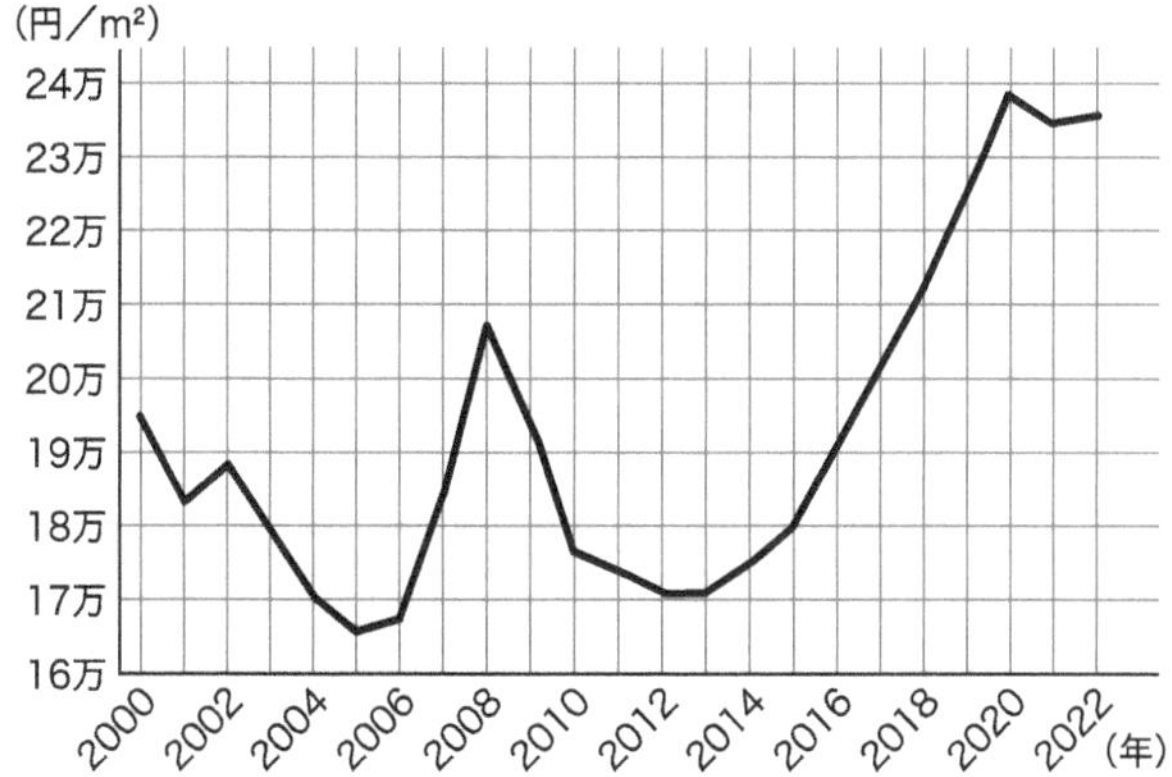

図6-38　公示価格(全用途)の推移

株価と不動産価格が上昇するのはあのバブル時代と同じです。今は完全にバブルの状態です。そして、バブルは絶対に弾《はじ》けます。

日本が失われた○○年という停滞に陥ったのは、バブル崩壊の後遺症です。バブルとは要するに「貸し過ぎ」の状態であり、貸し過ぎた大量のお金が株や不動産に流れ、本来あるべき価格からかけ離れた異常な高値にしてしまいます。値段が上がり続けるうちは、転売益で借金を返済できますので問題ありませんが、値段が暴落すれば返済できません。

そうすると、お金が返ってこない「不良債権」が大量発生し、銀行等の金融機関は信用を失い、預金が引き出される等して破綻してしまいます。そういったバブル崩壊の後遺症が顕在化したのが、バブル崩壊から数年を経た1997年11月でした。この月から大手金融機関が次々と破綻し始めました。名目賃金の下落が始まったのもそれ以降です。銀行等の金融機関のお金を貸す能力が著しく落ちてしまったので、多くの企業が行き詰まり、賃金を削って乗り切ろうとしたのです。それがずっと放置されたので、賃金が落ち続けました。

ピークである1997年と比較すると、アベノミクス前の2012年の時点で、名目賃金指数は14％程度落ちていました。他方、その間の消費者物価指数の下落は5％程度に過ぎません。

このように、名目賃金の下落の方がはるかに深刻であったにもかかわらず、完全に無視されました。そして、諸悪の根源は賃金下落なのに、「物価下落こそが悪」と思い込み、無理やり物価だけを上昇させた結果、名目賃金が全然追いつかず、戦後最悪の消費停滞を引き起こす結果となったのです。

4　アベノミクスの真の狙い

(1) 日銀による国債買い支え

このように散々な結果に終わっているアベノミクスですが、「財政を支える」という面では抜群の効果を発揮しました。こちらの方が真の狙いではなかったかと思うほどです。

ここでもう一度確認ですが、アベノミクス第1の矢である異次元の金融緩和とは、具体的に言えば、国債を爆買いすることです。爆買いとは言っても、政府が発行した国債を直接買っているわけではありません。日銀が政府から国債を直接買う「直接引き受け」は財政法5条で禁止されています。なぜ禁止されているのかと言いますと、これを許した場合、政府がお金を発行し過ぎてしまい、お金の価値がさがり、物価上昇が止まらなくなるからです。

政府はいつでもお金に困っていますから、政府が自由にお金を発行できるようにすると、必ず発行し過ぎてしまうのです。金属貨幣の時代は、どこの国も政府自身が通貨を発行していましたが、貨幣に含まれる金や銀の含有量を少なくすることで貨幣の生産量を増やし、通貨発行量を増大させる現象が起きていたのはどの国にも共通しています。通貨を発行し過ぎると価値が落ち、その反面で物価が上昇しました。ただ、金属貨幣の場合、製造速度に限界がありましたので、紙幣と比べればそれほど激しいインフレではありません。

紙幣の場合、金属貨幣よりはるかに手軽に素早く製造できてしまいますので、発行量をあっという間に増大させることが可能です。また、額面を変えれば超高額紙幣を作り出すことも自由自在です。ハイパーインフレに襲われたジンバブエでは１００兆ジンバブエドルが発行されましたが、アマゾンで売っていますので興味のある方は見てみると良いでしょう。

紙幣の発行量を増やすと物価が上がります。上がった物価に合わせてまた紙幣の発行量を増やすと、それが原因でさらに物価が上がります。このように、紙幣発行量増大↓物価上昇↓それに合わせて紙幣発行量増大↓さらに物価上昇……というように無限ループが発生し、インフレが止まらなくなります。つい最近の例ですと、ベネズエラでこの現象が発生しました。人類の歴史上、多くの国で似たような現象が発生しています。

日本の場合、明治政府が政府紙幣を発行した際に凄まじいインフレが発生しましたし、戦費調達のために１９３０年代に直接引き受けを解禁した後、最終的に凄まじいインフレをもたらしました。

なお、そういったインフレは戦争の際にしか発生しないと主張する人がたくさんいますが、誤りです。ジンバブエもベネズエラも戦争は発生していませんし、１９８０年代に南米諸国で起きた激しいインフレの際も戦争は発生していません。

お金に困った政府が、単にお金の量を増やして難局を乗り切ろうとすると、制御不能のインフレが発生してしまうのです。

こういう事態を避けるため、どの国も、紙幣発行は中央銀行に委ねられており、かつ、中央銀行が政府の発行する国債を直接引き受けることは禁止されています。

では、日銀がどうしているのかというと、いったん民間金融機関が政府から買った国債を、すぐさま買い取っているのです。民間金融機関を間に挟むことで「直接」引き受けではない、としているのですが、実態はほぼ同じです。私はこれを「脱法借金」と呼んでいます。こうやって日銀が買い支えているので、膨大な国債を消化しきれているのです。

具体的にどれだけ日銀が国債を買い入れているのか、国債買入額と償還額、純増額を見てみましょう（図6－39）。

まず購入額を見てください。コロナ以前ですと、一番多い時で２０１６年度に１１５・８兆円も購入しています。ここで「80兆円購入ではないのか？」と疑問に思うかもしれません。日銀の金融緩和については「80兆円の国債購入」と認識していた方が多いと思いますが、そ

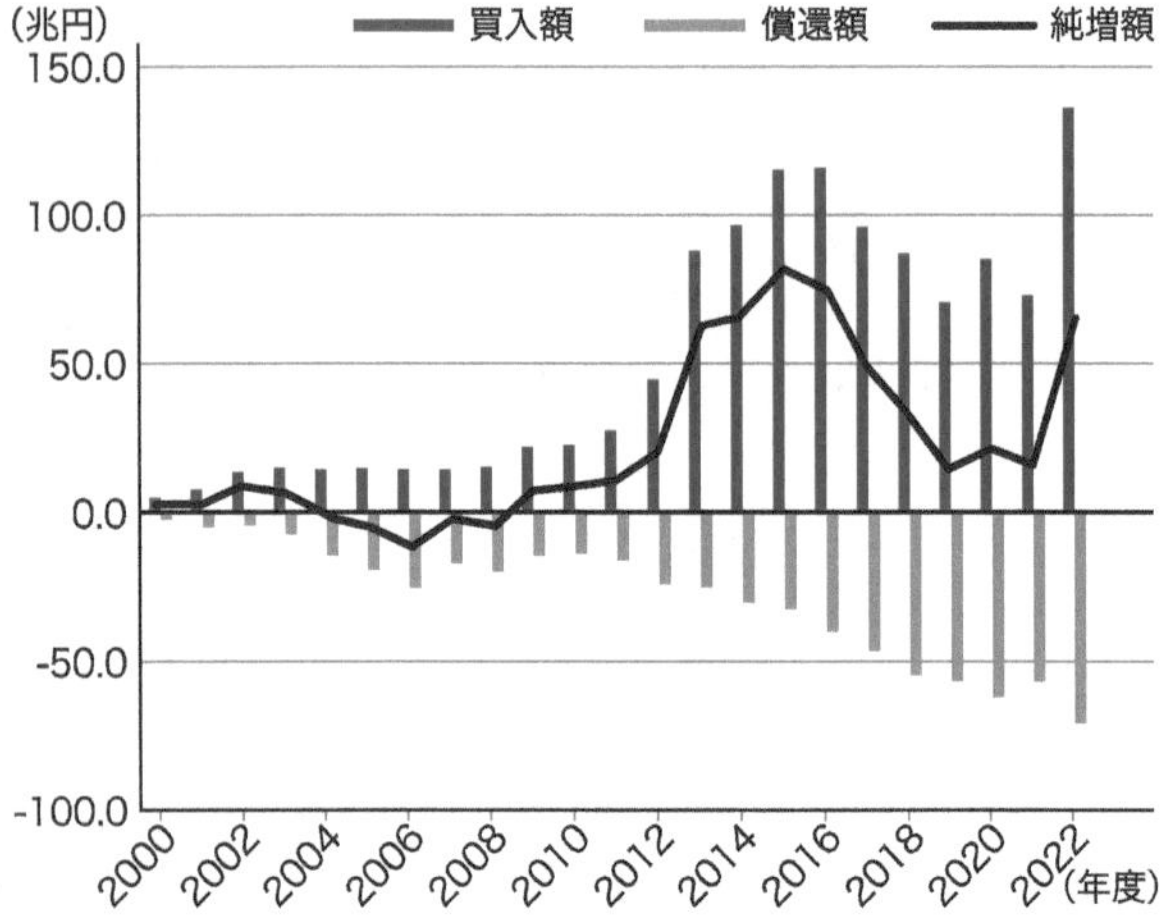

図6-39　日銀の国債の総買入額、償還額、純増額

の「80兆円」は、国債の償還で消える分を差し引いた「純増額」のことです。日銀は大量に国債を保有していますので、満期を迎えると償還され、消えてしまいます。その分を再度購入しているのです。

純増額は図6－39の折れ線グラフですが、2015年度を見ると81・8兆円になっているのが分かるでしょう。そして、償還額は同じ図で下に出ている棒グラフです。

例えば、日銀がもともと保有している国債10兆円が満期を迎える場面を考えてみましょう。日本政府はこの返済のため、借換債10兆円を新たに発行するとします。それを民間金融機関が購入しますと、購入代金10兆円が、民間金融機関の当座預金から、政府預金に異動します。つまり、日銀当座

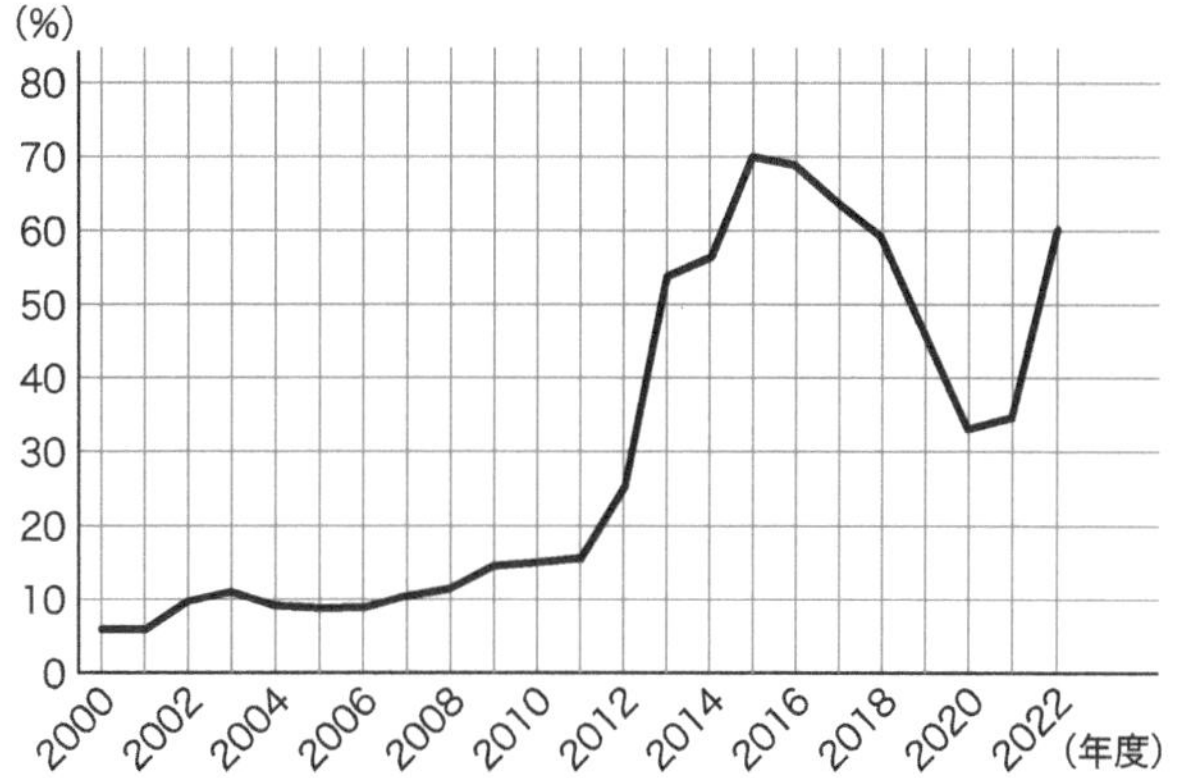

図6-40　日銀の総買入額と国債発行額の割合（総買入額／国債発行額）

預金が10兆円減りますので、マネタリーベースが10兆円減るということです。そして政府預金から10兆円が国債の償還に充てられ、いったん国債は消滅します。

ここで、日銀が民間金融機関から、10兆円分の国債を新たに購入したらどうなるでしょうか。日銀から、購入代金10兆円が民間金融機関の当座預金に入りますので、減った10兆円が元通りになります。そこへさらに日銀が10兆円分民間金融機関から国債を購入したらどうでしょう。10兆円日銀当座預金が増えます。この際の日銀の総買入額は20兆円です。しかし、民間金融機関が借換債を購入する際に減った10兆円が差し引かれますので、差し引き10兆円しか増えません。

こういう仕組みになっていますので、総買入額は、純増額よりも大きくなりますが、あまり知られていません。理解しづらいからでしょう。たいていの人は純増額が総買入額だと勘違いしていると思います。

ではここで、国債総発行額に占める日銀総買入額の割合を見てみましょう（図6－40）。ピーク時で発行額の7割に相当する額を買っています。その後、2020年度には33・1%にまで落ちましたが、**2022年度に再び急上昇し、約6割になっています。買入額で言うと約136兆円であり、史上最高額です**。中央銀行がこれだけ国債を買っている国は日本以外にありません。

(2) 日銀が買い支えを止めるとどうなるか

この状況で国債購入から日銀が手を引くと、国債が暴落し、円も運命を共にします。国債と通貨に対する信用は表裏一体の関係だからです。

国債が暴落すると何が起きるのか、金利と国債価格の関係が分かれば理解しやすいので以下説明します。

話を単純化するために、償還期限（お金を返すまでの期限）が1年間の国債を前提に考えてみましょう。国は、この国債を例えば「額面100円、表面利率1%」という形で売りに出します。それに対し、国債を欲しい投資家（銀行や保険会社等）が購入価格を入札していきます。そして、入札価格の高い方から国債が割り当てられていきます。

例えば、99円で落札できれば、99円を支払って「額面100円、表面利率1％」の国債を入手できます。国には99円が入ります。

この場合、99円で購入して、最終的に101円返ってきますので、投資家は最終的に2円儲かります。この「儲かったお金」の「投入金額に対する割合」を「利回り」といいます。この例で言うと、利回りは2円÷99円＝約2％ということです。

では、仮に額面100円、利息1％、償還期限1年の国債を80円で落札できたらどうなるでしょうか。この場合、21円儲かりますので、利回りは約26％になります。

購入価格が安くなればなるほど、購入価格と「額面＋利息」との差額が大きくなって儲けが大きくなるという点がポイントです。逆に、購入価格が高くなれば、儲けは減り、利回りは下がります。

価格が下がると利回りが上がり、価格が上がると利回りが下がる。国債の価格と利回りは真逆に動くということです。国債に限らず、債券は全てそうです。

ではどういうときに国債の価格が下がるかといいますと、例えば、国の借金返済能力が危うくなったときです。国債を買っても本当に償還されるかどうか分からなくなるので、人気が無くなり、価格が下がります。ただ、その分利回りは上昇しますので、ハイリスク・ハイリターンになります。

また、世の中の金利が上がった際も価格が下がります。例えば、世の中の金利が２％になったので、新しく発行する額面１００円、償還期限1年の国債の表面利率を２％にして発行したとしましょう。これを１００円で落札すれば、儲けは2円です。他方、残存期間がちょうど1年の既発行の額面１００円、表面利率１％の国債があったとしましょう。これを１００円で買っても1円しか儲けがでません。同じ１００円を出すなら、表面利率２％の新しい国債の方を買った方が得です。そこで、この既発行の国債の価格を99円に落として購入できた場合はどうでしょう。この場合、額面との差額1円＋利息1円で合計２円ですから、新しい国債を１００円で購入した場合と利回りは同じになります。

こうやって説明しても分かりづらいとは思います。なので、結論だけ覚えてください。**「金利が上がると、その分、既発行の国債等の債券価格は下がる」**ということです。価格が下がりますから、評価損が発生します。アメリカで発生した銀行破綻の原因はこの評価損です。金利が上がった分、保有債券の評価額が落ちたので、莫大な評価損が発生し、銀行に対する信用が失われたのです。

さて、国債は、国債を発行する「発行市場」と、発行された国債を転売する「流通市場」があります。そして、流通市場における新発10年国債の利回りが、「長期金利」と呼ばれ、

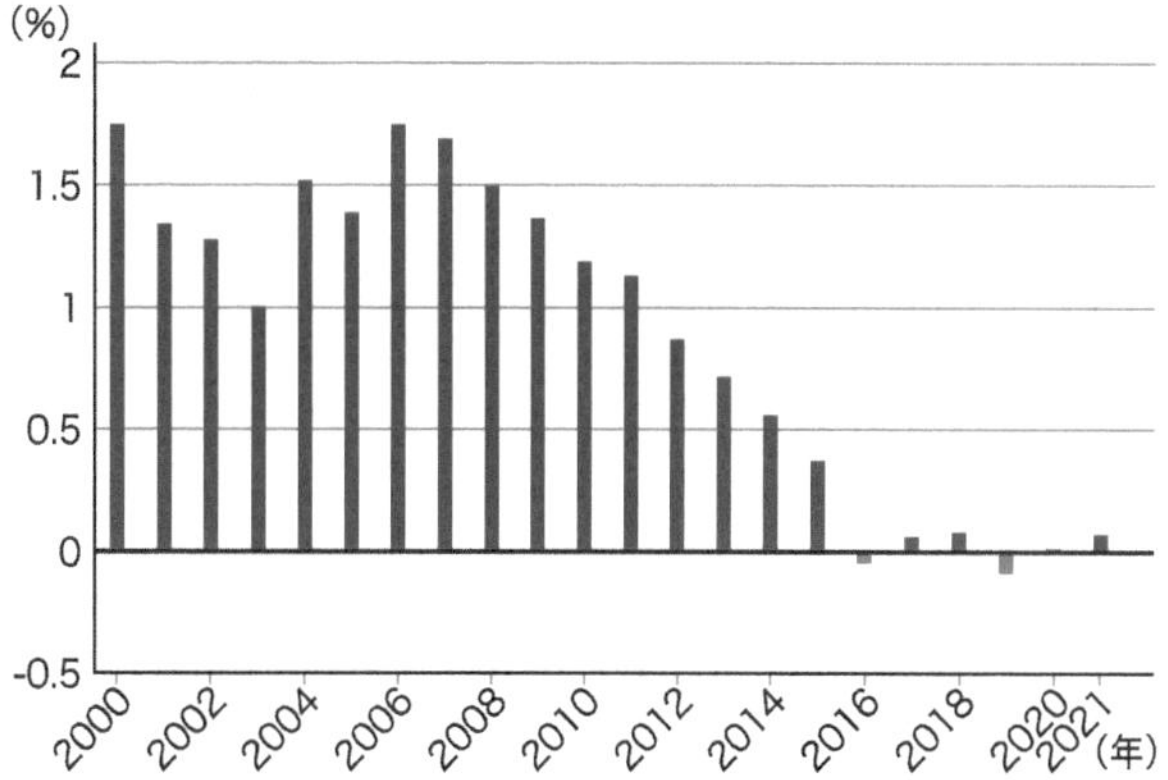

図6-41　長期金利の年平均

代表的な金利の指標になっています。長期金利が上下すれば、だいたいそれに合わせて民間銀行の貸出金利も上下します。ニュースで「金利が上がる」と話をしているときは、「長期金利」のことを意味していると言ってよいです。その長期金利の推移を見てみましょう（図6－41）。

このように、ずっと下落傾向ですが、2016年と2019年はマイナスになっています。これは、投資したお金が増えるどころか減ることを意味します。そして、金利がマイナスになるということは、異常に国債価格が高くなっているということでもあります。

なぜそうなるかと言えば、日銀が異常に高い価格で買っているからです。金利がマイナスですから、日銀は満期まで国債を保有していても、損失を被ります。

では発行市場の表面利率と、応募者平均利回りを見てみましょう。ここでも異常な現象が起きています。なお、表面利率とは、債権の額面に対して支払われる利息の割合のことです。これに対し、応募者平均利回りとは、国債を落札した人が得る平均利回りのことです（図6－42）。

このように、表面利率は0・1で下げ止まっていますが、応募者平均利回りはそれよりも下で、16年と19年はマイナスになっています。

つまり、発行される国債の額面と利息を合わせた額を上回る異常な高値で落札されているということです。普通は損するからそんな現象は起きません。ところが、この応募者平均利回りと、さっきの長期金利を比べてみましょう。

長期金利の方がわずかに低いです。16年の応募者平均利回りはマイナス0・031ですが、同じ年の長期金利はそれよりさらに低いマイナス0・050。19年も、応募者平均利回りはマイナス0・090ですが、長期金利はそれよりさらに低いマイナス0・095です。

つまり、発行市場において異常な高値で落札された国債が、流通市場ではさらに高い価格で買い取られています。そんな経済的に不合理なことができるのは日銀しかいません。**市場原理に任せていれば起きるはずの無い現象が、日銀の国債爆買いによって引き起こされているのです。**

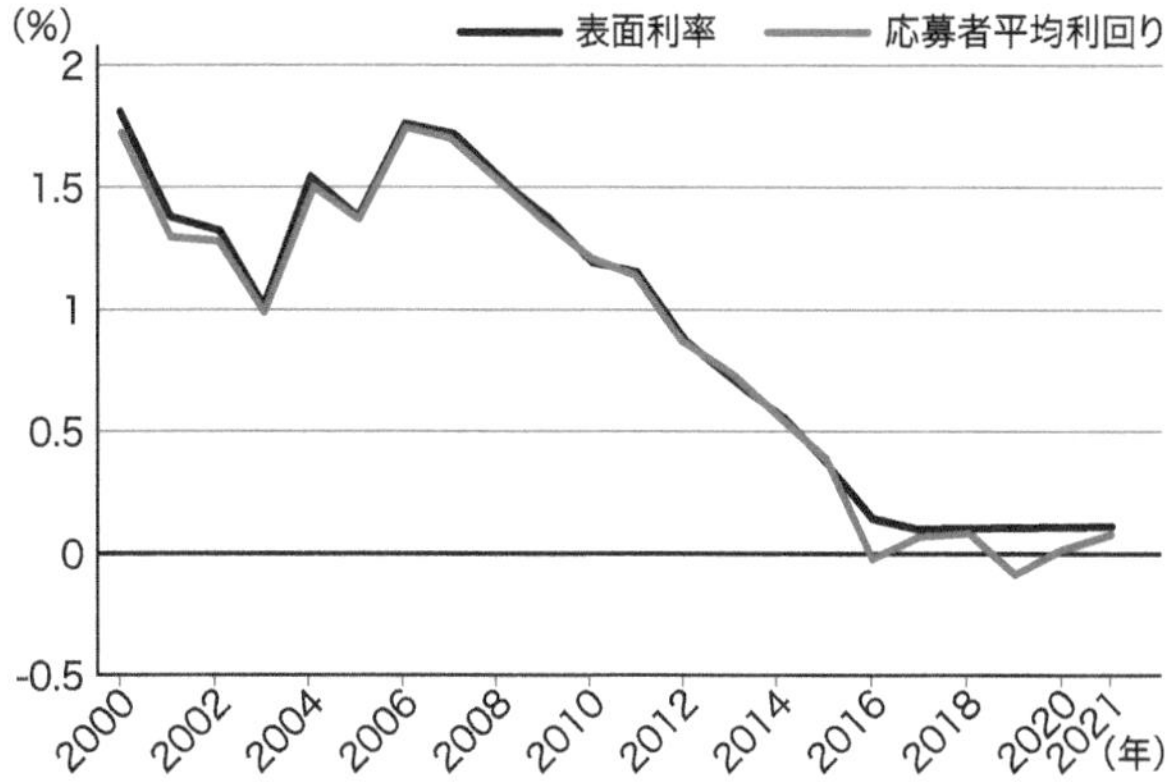

図6-42　表面利率と応募者平均利回り

さて、ここで何かのきっかけで長期金利、つまり流通市場における金利が上がった場合を想定してみましょう。

例えば、残存期間１年、額面１００円、表面利率１％の国債の価格が暴落（つまり、利回りが急上昇）して、80円になったとしましょう。最終的に返ってくるお金の額が１０１円、それを80円で買えるのですから、儲けは21円。そうすると、利回りは約26％です。

流通市場がそんな状態の時に、新しく償還期限１年の国債を額面１００円、表面利率１％で発行するとしましょう。いくらで落札されるでしょうか。高くても80円でしょう。なぜなら流通市場で残存期間、額面、表面利率が同じ債券が80円で買えるからです。それ以上の額を出す合理的理由はありません。

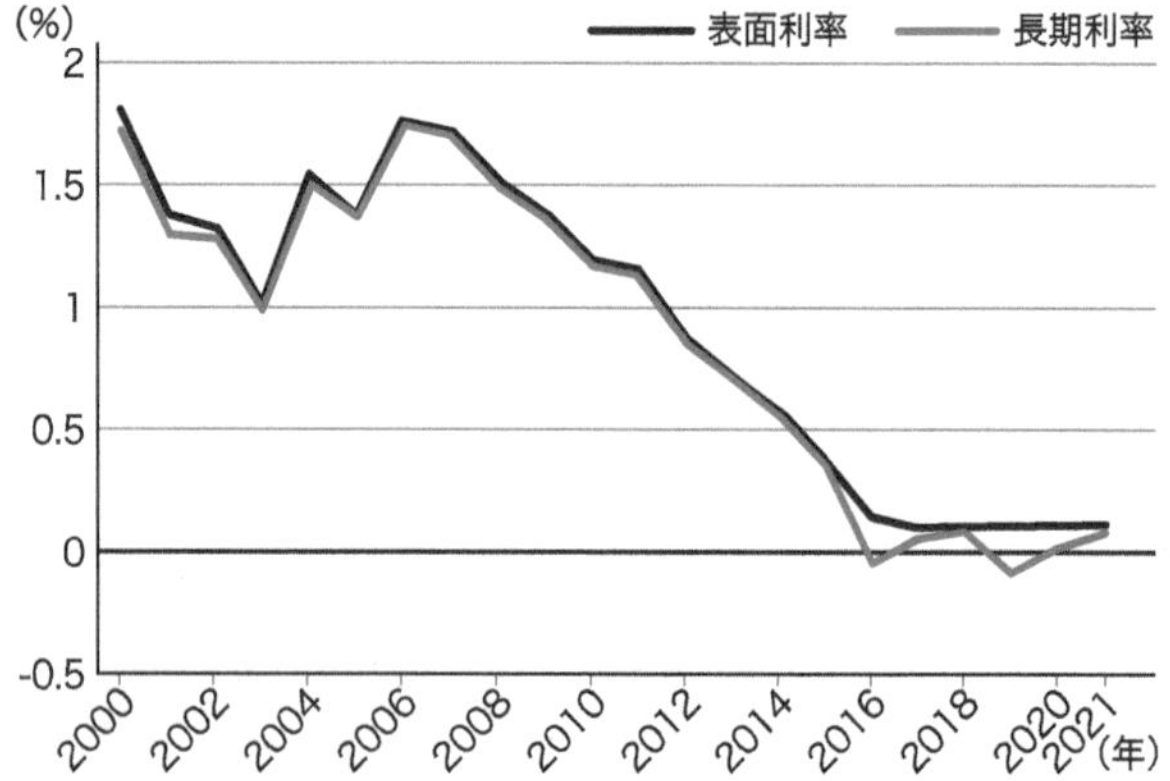

図6-43　表面利率と長期金利

しかしそうなりますと、国としては、調達しようとする１００円に20円足りない結果になり、調達できるお金の額が減ってしまいます。そこで、表面利率を上げて流通市場の利回り以上になるようにするのです。つまり、表面利率を26％にします。それを１００円で落札すれば利回りは26％です。流通市場の債券と同等以上に儲かることになるから買い手がつくでしょう。つまり、目的の１００円で買ってもらえます。

すなわち、目的額を調達するには、流通市場利回りと同じような表面利率にする必要があるということです。ここで新発10年国債の表面利率と長期金利の推移を見てみましょう（図６－43）。

２０１５年頃まではほぼ同じ動きです。しかし、16年以降は、表面利率が０・１で下げ止まっているのに対し、長期金利はそれ以上に下がり、16年

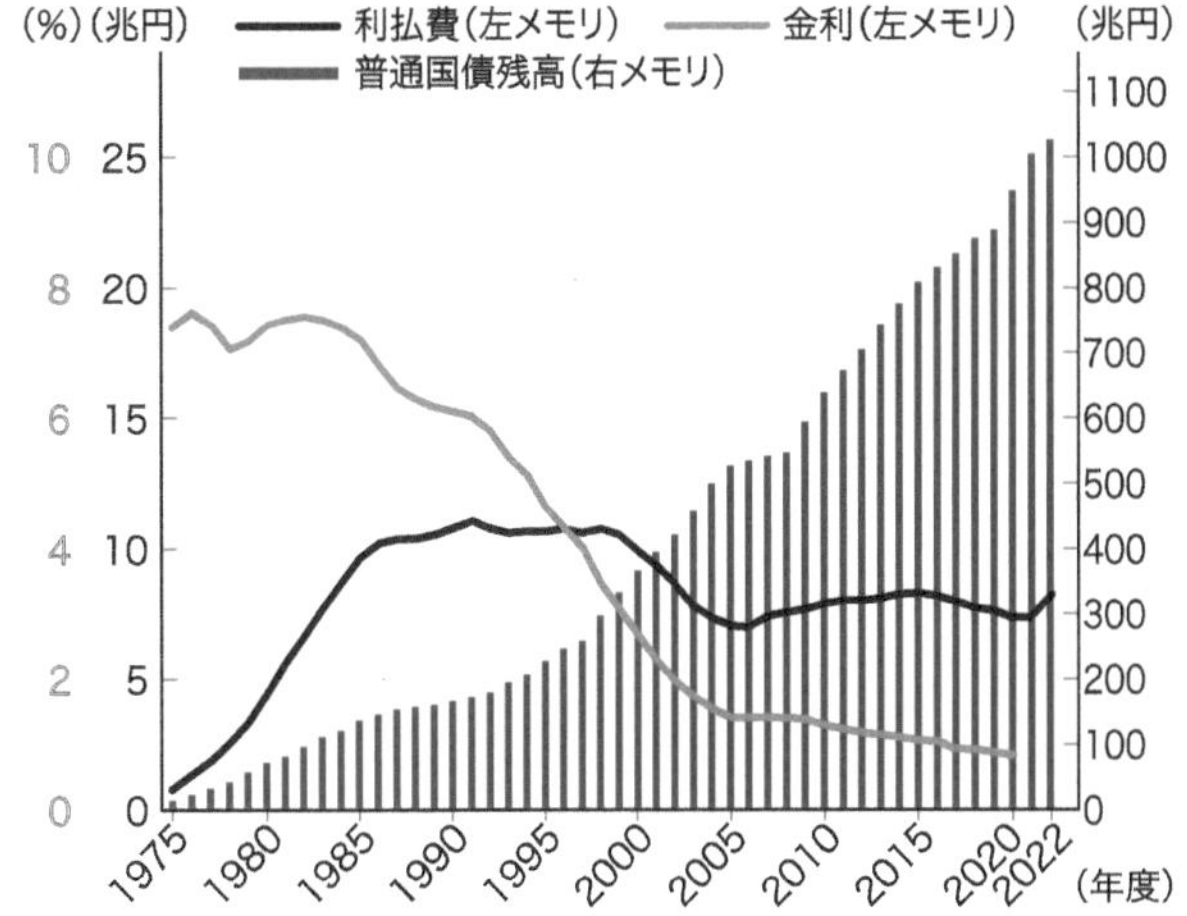

図6-44　利払費と金利の推移

と19年はマイナスになっています。これは日銀の爆買いの影響です。そして金利が異様に下がっているということは、逆に言うと、流通市場での国債の価格が高すぎるということです。日銀が市場を歪《ゆが》めて国債価格の値段を吊り上げています。

日銀がこれを止めれば、国債は暴落するでしょう。そして、債権価格と金利は逆に動きますから、国債の暴落は金利の急上昇を意味します。当然、表面利率もそれに合わせて急上昇させないと、額面に近い額で落札してもらえなくなります。そうなると、日本政府が支払わなければならない利息が増えます。

今は日銀が国債価格を吊り上げ、金利を低く抑え込んでいるせいで、利払費も少なく済んでいます。ここで、国の利払費と金利の推移を見てみましょう[7]（図6－44）。

このように、金利が一貫して低くなっています。そのおかげで、公債残高は急上昇しているのに、利払費は横ばいです。

金利が上がると、古い国債が新しい金利の借換債にどんどん入れ替わっていき、そのうち全部が新しい金利の国債になります。

財務省によると、今の国債の平均償還期限が9年3カ月くらいと言われていますから[8]、9年あればだいたい新しい金利に入れ替わるでしょう。そうすると利払費が急増します。

例えば、残高1000兆円を前提に、全部の国債の金利が今より1％上がったとすると、10兆円利払費が増えます。

なお、金利が低いのは日銀が国債爆買いを始める前からですが、これは金融機関にとって有力な投資先が無かったからです。日本の経済成長が頭打ちになり、お金を借りたいという需要が減ってしまいました。かといって、金融機関はお金をそのままもっていても増えないので、どこかに投資しないといけません。

そこで、とりあえず国債に投資しておこう、国ならつぶれないから安心だろう、とみんな同じことを考えて、国債がたくさん購入されました。たくさん購入されるということは、人気があるということですから、値段は上がり、その反面、金利は下がっていきます。「みんながが買っているから自分も買う」という状態です。それが今は「日銀が買っているから自分も買う」という状態になりました。日銀が手を引いたらおしまいです。国債が暴落し、利払費が急増します。

そして、前に説明したとおり、「60年償還ルール」により、日本は借金の返済をほぼしていません。ほとんど全部借り換えているだけです。利払費だって借金で調達しています。利払費が増えれば、それを支払うために国債の発行額を増大しないといけません。そうやってどんどん借金が増えていけば、きちんと償還期限を守れるのか、投資家は不安になります。

そうなると国債の人気が落ちて価格が下がり、その反面で金利が上昇します。金利が上がれば利払費が増え、利払費が増えればまた借金が増えます。つまり、金利上昇→利払費増大→借金増大→金利上昇→利払費増大→借金増大……という無限ループが発生します。

そんな危ない状態になったら当然、円の価値は下がります。国債暴落は国債が大規模に売られていることを意味しますが、円建ての国債を売って得られるのは、円です。投資家がそれをそのまま持っているはずが無く、ドル等、他の通貨に換えてまた別の何かに投資等するでしょう。

つまり、円売りが発生します。日本国債の暴落は大規模な円売りにつながるということです。それは壊滅的な円安インフレをもたらすでしょう。それをごまかすために、最後の手段として日銀に直接引き受けさせたら、もっと事態を悪化させることになります。そんなことをしたら際限なく円の供給が増大し、その価値が下がっていくと誰もが予想するからです。

いつまでこんなことを続けることができるのか。それは為替相場次第です。

インフレが進行すると、それを鎮圧するために利上げが必要になりますが、今の日本でインフレの最も大きな要因となるのが円安です。円が安くなればそれだけ輸入物価が上昇し、国内物価にも反映されるからです。円安が進行しなければ、インフレも大して進行しません。

他方、円安が進むと物価が上昇しますが、それに大して日銀がこれまでどおり国債爆買いで金利を抑えつけますと、「日銀は利上げをしてインフレを抑え込むつもりが無い。このままだと円の価値が下がり続ける」と投資家に判断され、円安が余計に進み、インフレを悪化させます。これは2022年に既に起きた現象とも言えます。途中で円安進行が止まったので何とか大崩壊に至らずに済んでいます。

再び円安進行が始まれば今度はどうなるか分かりません。23年を持ちこたえたら凄いと思います。

(3) 金融緩和も財政出動も「お金を増やす」もの

20年から始まったコロナ禍により、経済活動が大きく停滞し、世界中でそれをカバーするための金融緩和と財政出動が大規模に実施されました。これでお金が増え過ぎたことが、世界のインフレに大きく影響しています。お金は、増え過ぎると価値が下がるからです。お金の価値が下がれば、その反面、物価は上昇します。

金融緩和は、既に説明したとおり、金利を下げ、お金を借りやすくするものです。それによって借金が増えます。借金増加は預金通貨の増加を意味します。単純に言えば、金融緩和とは「お金を増やす」というものです。

そして、借金で行う財政出動もまた、「お金を増やす」という結果になります。政府が借金で財政支出する場合、流れは次のようになります。

まず国債が1兆円発行されるとしましょう。これを銀行等が買うと、1兆円が日銀当座預金から政府預金に移動する。つまり、マネタリーベースが1兆円減ります。

そして、政府の財政支出により、1兆円がまた日銀当座預金に返ってきて、マネタリーベースが元に戻ります。さらに、政府が財政支出したお金は、国民のうちの誰かへ最終的に支払われます。それは、銀行等の口座残高の全額を増やすことによって行われます。つまり、政府が1兆円支出すると、預金の総額が1兆円増えるということです。したがって、1兆円マネーストックが増えます。

マネタリーベースの額は変わらず、マネーストックだけが1兆円増えました。しかし、政府の側に負債として国債1兆円が残り、これは後で国民から税金を徴収して返済することになります。

他方、税金で全部支出を賄う場合は違います。この場合、1兆円徴税するので、まずマネーストックが1兆円減ります。そして、日銀当座預金から政府預金へ1兆円が移動する。つまり、マネタリーベースも1兆円減ります。しかし、1兆円財政支出すると、またそのお金が政府預金から銀行等の日銀当座預金に戻ってきますので、結局マネタリーベースは元に戻ります。そして、政府から国民へ1兆円支払われるので、預金が1兆円増え、マネーストックが1兆円増えます。

このように、財政支出を全部税金で行う場合、全体を見ると、お金がぐるっと一周して戻ってきただけであり、マネタリーベースもマネーストックも変わりません。これが借金で財政支出する場合との違いです。

借金で財政支出をする場合、マネーストックが増えます。それは後で返済してもらうのが前提ですが、返済しないで延々と借金を増やしていくと、マネーストックが増え続けます。それが行き過ぎると、今度はお金が増え過ぎてその価値が下がってしまい、インフレにつながります。

こうやって説明しても分かりにくいとは思いますので、結論だけ覚えてください。「**金融**

緩和も借金で行う財政出動も、『お金を増やす』という結果になります」。それが行き過ぎると、お金の価値が下がり、インフレが発生します。

お金は価値が姿を変えたものに過ぎません。この「価値」とは、商品やサービス、そしてそれを生み出す「労働」のことです。例えば、あなたが働いて20万円稼ぎ、20万円のテレビを買ったとしましょう。このとき、あなたの「労働」という価値は、いったん20万円というお金に姿を変え、それがさらに20万円の「テレビ」という価値に姿を変えたことになります。同じように、あなたが稼いだお金のうちから1万円払ってマッサージを受けた場合、あなたの「労働」が1万円に姿を変え、さらにそれが1万円の「マッサージ」というサービスに姿を変えた、ということになります。

お金を介して、あなたは労働という価値と、テレビやマッサージという価値を交換したのです。「価値の交換」を媒介するのがお金です。人間の経済活動は、お金を媒介にした無数の交換で成立しています。そして、「物価」とは、お金と価値の交換比率です。例えば、20万円のテレビは、円とテレビの交換比率が1対20万ということです。

コロナ禍やウクライナ侵略で経済が大きなダメージを受けると、生み出される「価値」が少なくなってしまいます。そんな状態でお金ばかり増やすと、お金と価値の交換比率が変わります。生み出される価値が少なくなってしまったのに、お金の方だけ増えてしまったから

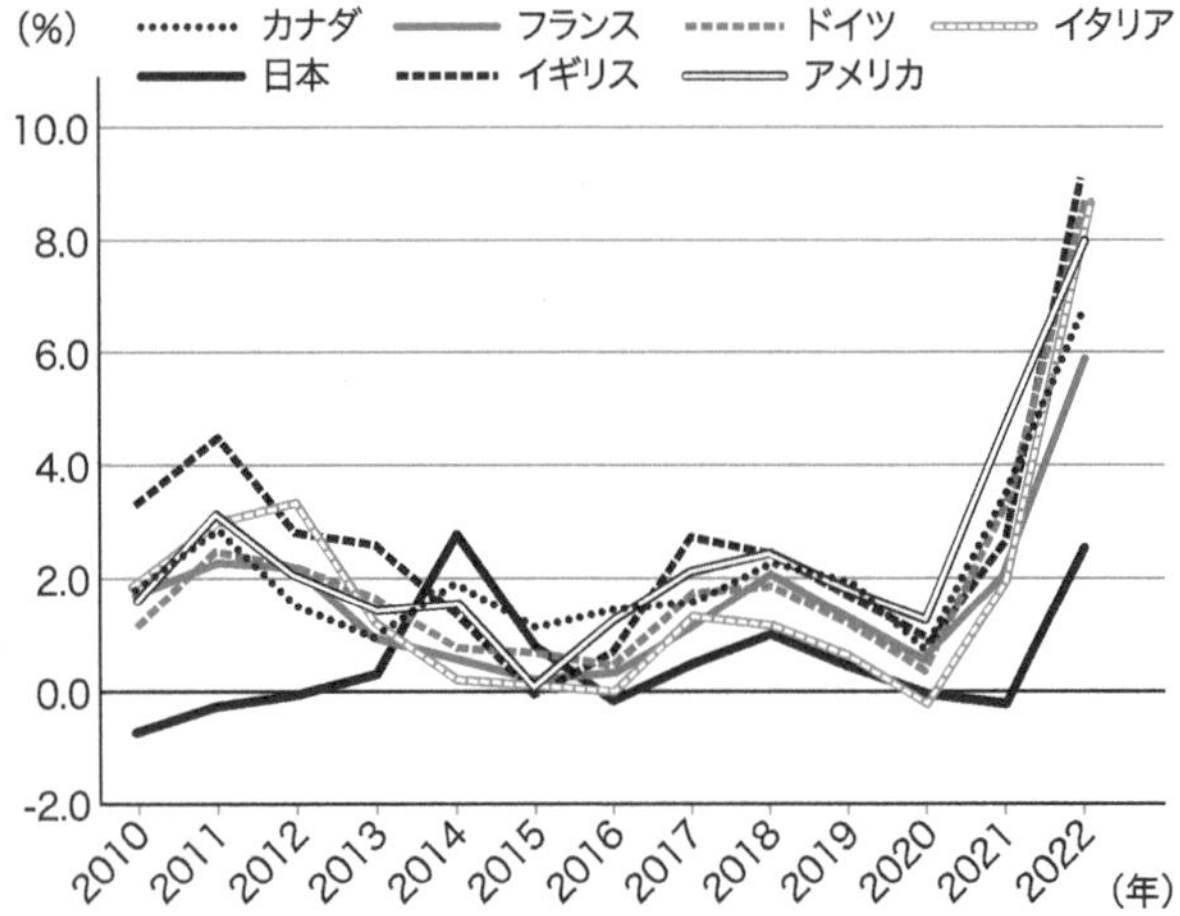

図6-45　G7各国のインフレ率の推移

です。これがインフレです。お金ばかり増やすと、お金1単位で交換できる価値の量が少なくなってしまうのです。

これが今、世界で起きていることです。コロナに対応するため、どの国も金融緩和と財政出動でたくさんお金を増やしました。他方でその間生み出された価値は、ウクライナ侵略の影響もあいまって、それ以前よりも少なくなりました。それで通貨と価値との交換比率が変わってしまい、インフレになったのです。

ここでG7各国のインフレ率の推移を見てみましょう（図6－45）。

これを見ると、コロナ禍が発生した2020年、全ての国のインフレ率が下がっていますが、21年になると、日本以外の全て

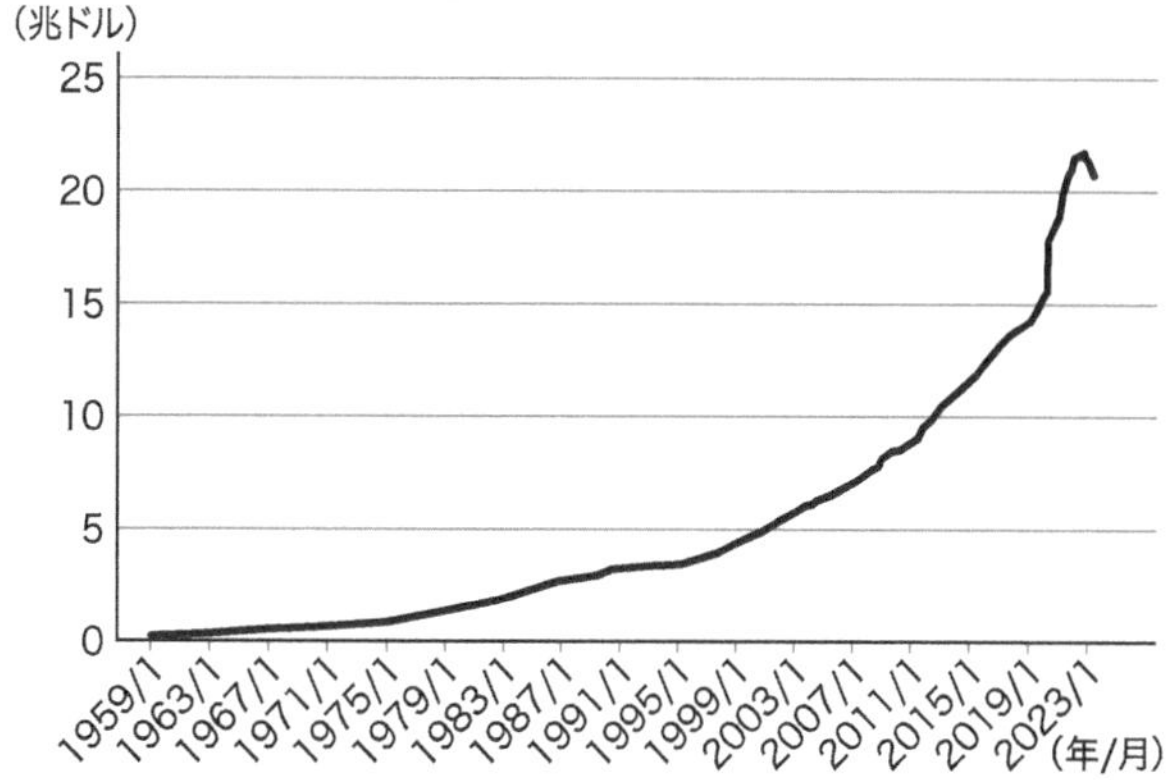

図6-46　アメリカのマネーサプライの推移

の国でインフレ率が上昇しています。ロシアがウクライナ侵略を開始したのは22年2月ですが、その前から既にインフレは始まっていたのです。

「需要に対して供給が過少だからインフレが進行した」と説明されることが多いですが、「需要」とはモノやサービスに対する欲求であり、その欲求を満たすにはお金が必要です。そしてお金がたくさんあれば欲求も増えるでしょう。したがって、お金が増え過ぎたら需要も当然増えるわけです。

他方、生み出される「価値」が減るというのは、価値の「供給」が減るということです。「需要に対して供給が過少」というのは、お金の増加量に対して価値の増加量が過少な状態と言い換えることができるでしょう。

このインフレを抑え込むために、各国の中央銀行が行っているのが、利上げです。金利を上げると借金がしづらくなります。つまり、信用創造の速度が落ちますから、お金が増えにくくなります。そうやってお金の価値が落ちるのを防ぐのです。

これはアメリカのマネーサプライの推移を見るとよく分かります（図6－46）。このマネーサプライというのは、マネーストックと同じものです（日本でも昔はマネーサプライと言っていました）。

緩やかに上昇していたものが、2020年になって突然壁のように上昇していることがよく分かるでしょう。これは金融緩和と財政支出を大規模に行ったからです。

この急激な上昇が始まる直前の20年2月は15兆9787億ドルでしたが、ピークは22年7月の21兆7032億ドルです。たった2年5カ月でマネーサプライが1・4倍に膨れ上がったということです。これだけ短期間かつ急激にお金が増えれば、その価値が落ちるのは当然です。それがインフレにつながっているのです。その後減少に転じていますが、これは利上げをして引き締めを行ったからです。

このようにお金が急激に増えてしまったのは他の国も同様ですので、世界の中央銀行が利上げに動きましたが、日銀だけが頑《かたく》なに金利を上げようとしませんでした。

今の日本において金利を上げるには、日銀が国債爆買いを止めるか、止めないまでもペースを落とせば足ります。日銀が国債爆買いで金利を抑えつけているだけだからです。しかし、それをやると国債が暴落し、円も暴落する危険性があります。だから踏み切れないのです。

金利を上げなければ通貨の価値は下がっていきますから、投資家達は当然円売りに走ります。だから、一時１ドル＝１５０円台にまで急激に円安が進行したのです。見かねた政府が為替介入を行ったことも影響し、ひとまず円安進行は止まりました。

そしてその後、日銀は奇策を講じました。ちょっとだけ金利を上げると同時に、国債の購入量を増やしたのです。

具体的には、それまで長期金利の上限が０・25％になるように国債を買い入れて抑え込んでいたのですが、それを０・５％まで引き上げました。これは「事実上の利上げ」と呼ばれていますが、なぜ「事実上の」がつくかと言えば、黒田《くろだ》東彦《はるひこ》総裁（当時）が「利上げではない」と言っているからです。しかし、実際に金利が上がったのですから、単に「利上げ」と言うべきです。

ここで注目すべきはもう一つの点で、国債買入額を月額月間7・3兆円⇓9兆円程度に大幅増額し、各年限で更なる買入増額や指値オペを機動的に実施すると言ったことです。なお、指値オペとは、日銀があらかじめ決まった利回りで金融機関から国債を無制限に買い入れることです。

簡単に言うと、今までよりもさらに国債買い支えを強化するが、買う際の値段はちょっと下げたということです。

金利と債券価格は逆に動くので、日銀が買入額を少し下げれば、金利は逆に少し上がります。単に買入額を縮小して金利上昇を容認するやり方だと、暴落する可能性がありますが、買い支えしつつ、自分が買う値段を少し下げるだけだったら、暴落を抑えつつ、金利を上げることができます。これに為替市場が反応し、大幅に円高になりました。これはうまく行きましたが、今後も同じ手が通じるかは分かりません。

「いずれにしても円安になるじゃないか」と思ったかもしれません。そのとおりです。利上げをすればいったん円高に振れるかもしれませんが、国債が消化できなければ円安に転換し、円安インフレが進むでしょう。かといって利上げせずに爆買いを続けてもやはり円安が進行します。

どちらを選んでも地獄です。ただ、日銀サイドの「保身」という面から見ると、今までの政策を継続して逃げられるところまで逃げるという判断になるのでしょう。だから総裁が変わっても路線が同じなのです。路線を急転換して国債と円が暴落したら、全て現総裁の責任にされかねませんからね。

（4）日銀の債務超過

日銀は日本国債を大量保有しているので、金利が上がる、つまり、国債の価格が下がると、莫大な評価損が生じて、負債が資産を上回り、債務超過になります。この債務超過の危険に対しては、「日銀では長期国債の評価方法について償却原価法(9)を採用しているから、債務超過にならない」という反論がされます。償却原価法というのは、取得原価と額面の差額を、償還期限までの間、毎期均等に償却する方法です。要するに長期国債について時価で評価しないから、市場における国債の時価の変動の影響は受けないと言いたいのです。これは日銀の側の理屈に過ぎませんので、市場がどう反応するのかは分かりません。そして、今の0・5%の金利が、ギリギリ債務超過にならないラインかもしれません。

国債を時価評価しない日銀の会計手法ですと、形式的には債務超過になりませんが、別の理由で債務超過になる可能性も指摘されています。それは、日銀当座預金の金利引き上げです。物価が急上昇している時に、日銀当座預金の金利を引き上げないと、お金が実質的にどんどん減っていくことを意味します。例えば、毎年3%物価が上昇し続けた場合、日銀当座預金のお金は毎年3%ずつ減るのと同じです。ここにお金を預けている民間金融機関としては、貸し出しを増やしてその目減りを防ごうとするでしょう。そうすると、信用創造が促進されてしまい、物価上昇が止まりません。ですから、そのうち日銀当座預金の金利を引き上げる必要性が出てきます。

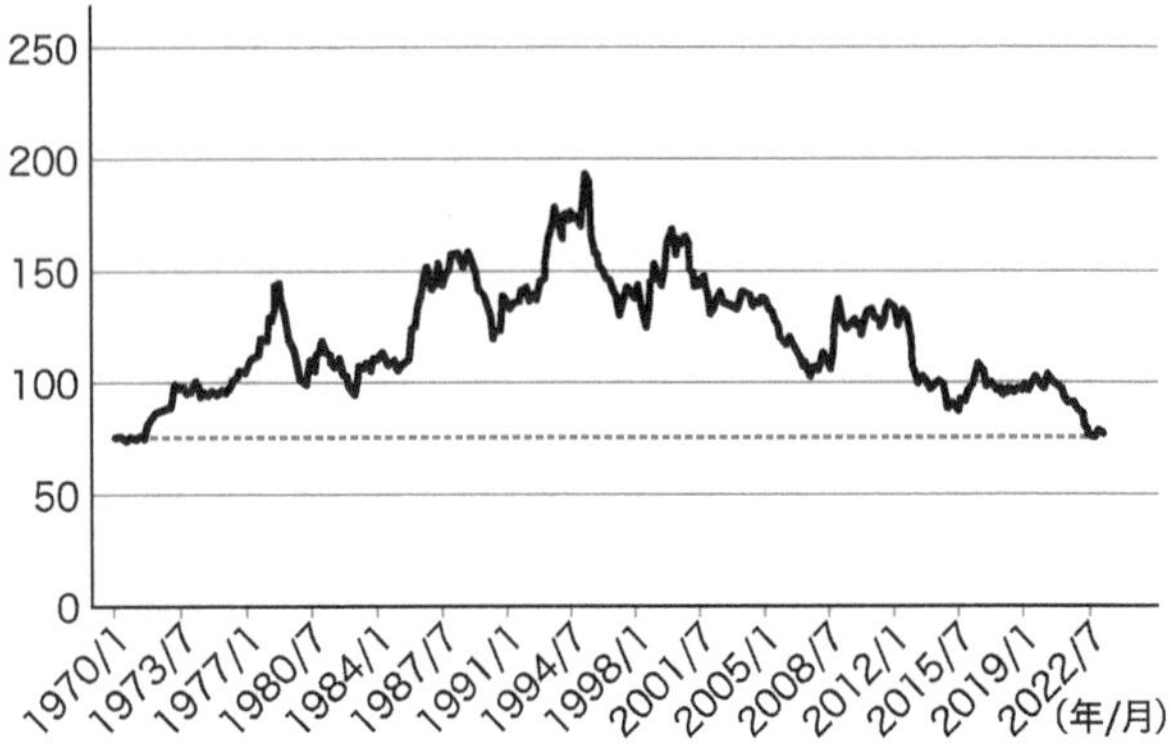

図6-47　実質実効為替レート指数

日銀が国債を爆買いする際に支払ったお金はこの日銀当座預金に入れられるのですが、２０２３年現在の残高は約５５３兆円です[10]。金利を１％上げるだけで、約５・５兆円も利息を支払う羽目になります。２％なら11兆円です。他方、日銀の経常収益は、公表されているもののうち直近の令和３（２０２１）年度でも、約３兆円に過ぎません[11]。つまり、日銀当座預金金利を引き上げれば、大赤字になり、すぐに債務超過に転落してしまうでしょう。このように、国債の時価評価の点を脇においても、別の理由で債務超過に陥る可能性があるのです。

債務超過が円の信用に直結すれば円は暴落してしまいますが、これはなってみないと分かりません。ただ、日銀がその事態を恐れていることは間違いないでしょう。

ここで、急激な円安によって、円の実力がどれくらい落ちたのか、通貨の真の実力を示す実質実効為替レート指数で確認してみましょう。なお、国際決済銀行（Bank for International Settlements　ＢＩＳ）により、２０１０年基準から２０２０年基準への改定およびウエイトの更新が実施されたため、２０２３年１月に、過去分まで遡って数字が改定されました[12]。したがって、私が今まで出してきた本で使っていた数字と異なっていますが、傾向は同じです（図６－47）。

このように、２０２２年以降の実質実効為替レート指数は、１９７０年とほぼ同レベルにまで落ちました。この指数は１９７０年１月分まで遡ることができますが、その中での最低値は１９７０年８月の73・45です。２０２２年10月には73・7まで落ちましたから、もう少しで最低値を更新するところでした。１９７０年はまだ１ドル３６０円の固定為替相場の時代です。その時代と同レベルにまで円の実力は落ちてしまったのです。海外の物価が高く感じるのも当然でしょう。

このような状況になった根本原因は結局借金をし過ぎたことです。それで国債の発行額が膨らみすぎ、日銀の買い支えが無くては維持できない状態になってしまいました。円の価値が落ちるのを防ぐには、買い支えを止めて利上げをする必要がありますが、それをすると国

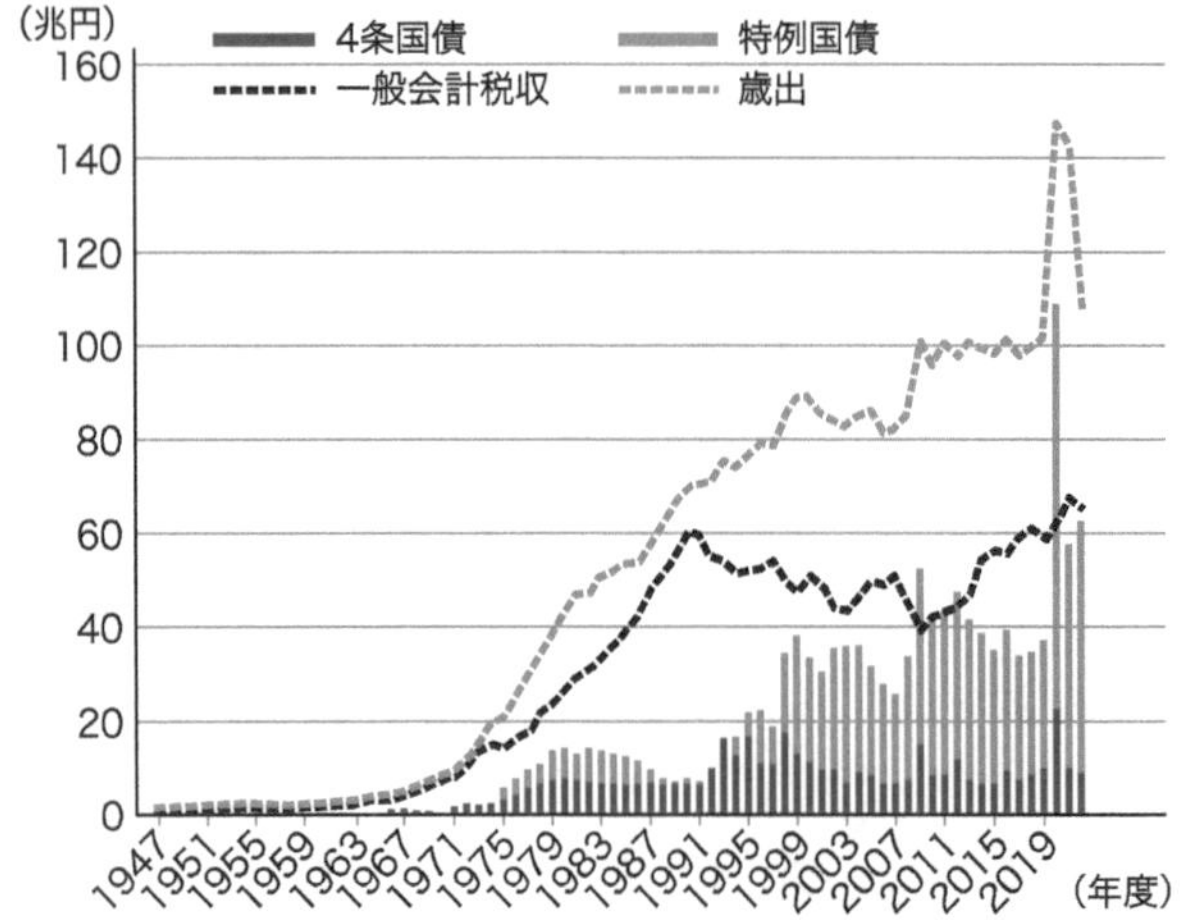

図6-48　一般会計歳出、税収、建設国債、特例国債の推移

債も円も暴落する恐れがあります。

(5) 根本原因は借金のし過ぎ

ここで、一般会計における歳出、税収、建設・特例国債の発行額の推移を見てみましょう(図6-48)。

戦後、1965年度に国債が発行されるまでの間、日本は無借金財政でしたが、一度借金が再開されると止まらなくなりました。そして、オイルショックの影響等もあって高度経済成長期が終了した1970年代前半から、税収と歳出の差が膨らみ始めました。本来は増税すべきでしたが、借金で負担を先送りする道を選んだということです。これが今に至るまで続いています。

その後、バブル期だけ歳出と税収の差が

縮まりましたが、バブル崩壊後は一気にその差が開き「ワニの口」と言われる状態となり、金融危機、リーマンショック、東日本大震災と次々と災厄が襲い掛かって差が広がる一方となり、コロナでその差が最大となりました。２０２０年度の歳出額が異次元の規模になっていることがグラフを見るとよく分かるでしょう。

（6）所得税収と消費税収が少ない日本

日本の税収の少なさは国際的に比較すると分かりやすいです。ＯＥＣＤ諸国の所得税、消費税、法人税の基幹３税の税収対ＧＤＰ比を見てみましょう（図６－49、図６－50、図６－51／２０２０年のデータ）。

所得税収が38か国中25位、消費税収はもっと低い29位、法人税収は7位です。所得税と消費税が低く、法人税が高いことが分かります。

この基幹３税を合計したものが次のグラフです（図６－52）。38か国中27位。日本は他の先進国と比べると租税負担が低いのです。実感とは異なるかもしれませんが。

法人税の減税はいろんな人が指摘しますが、所得税が減税されてきたことはなぜかあまり指摘されません。次の内閣府作成の資料を見ると、所得税減税の影響の方がはるかに大きい

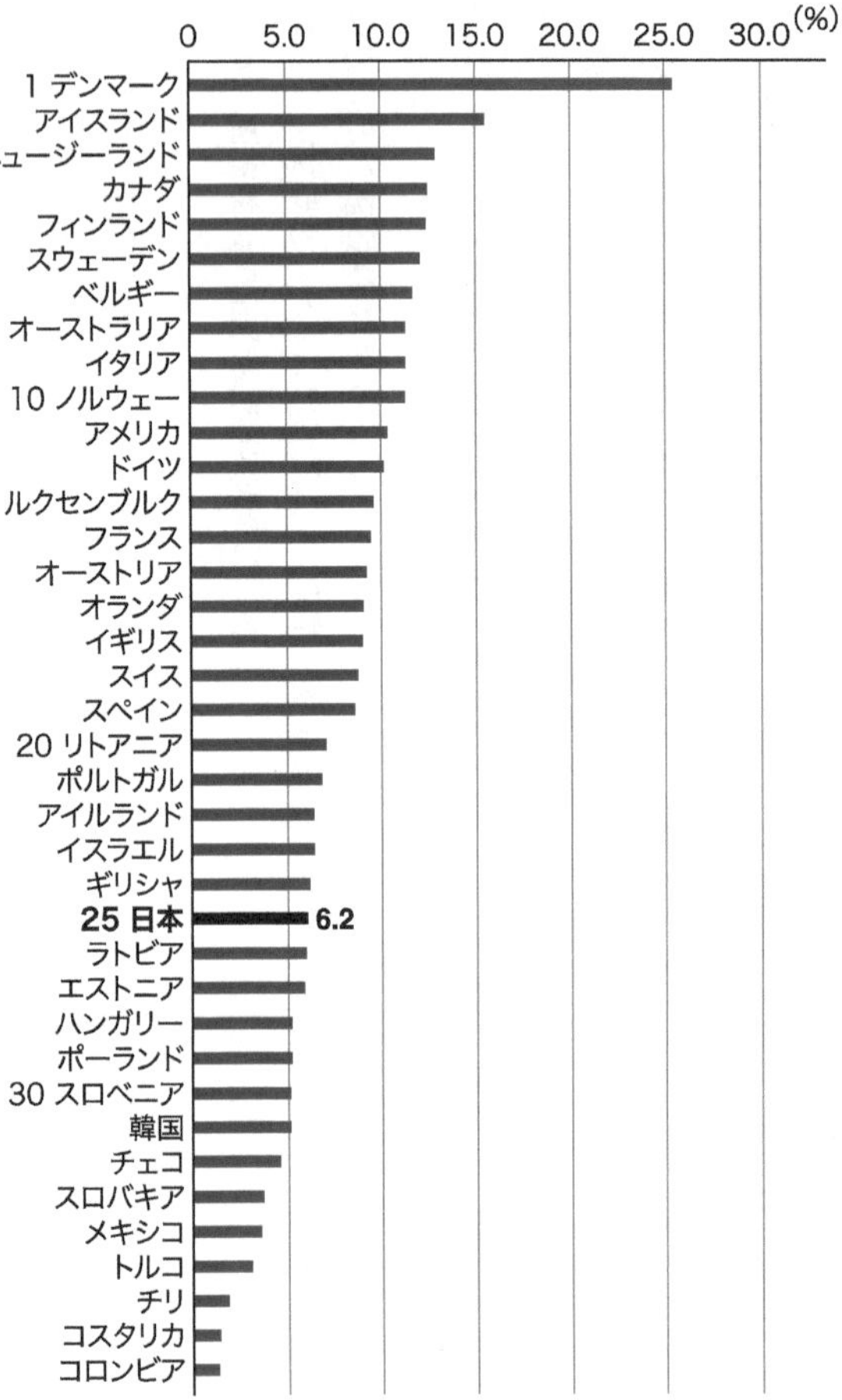

図6-49　所得税収対GDP比

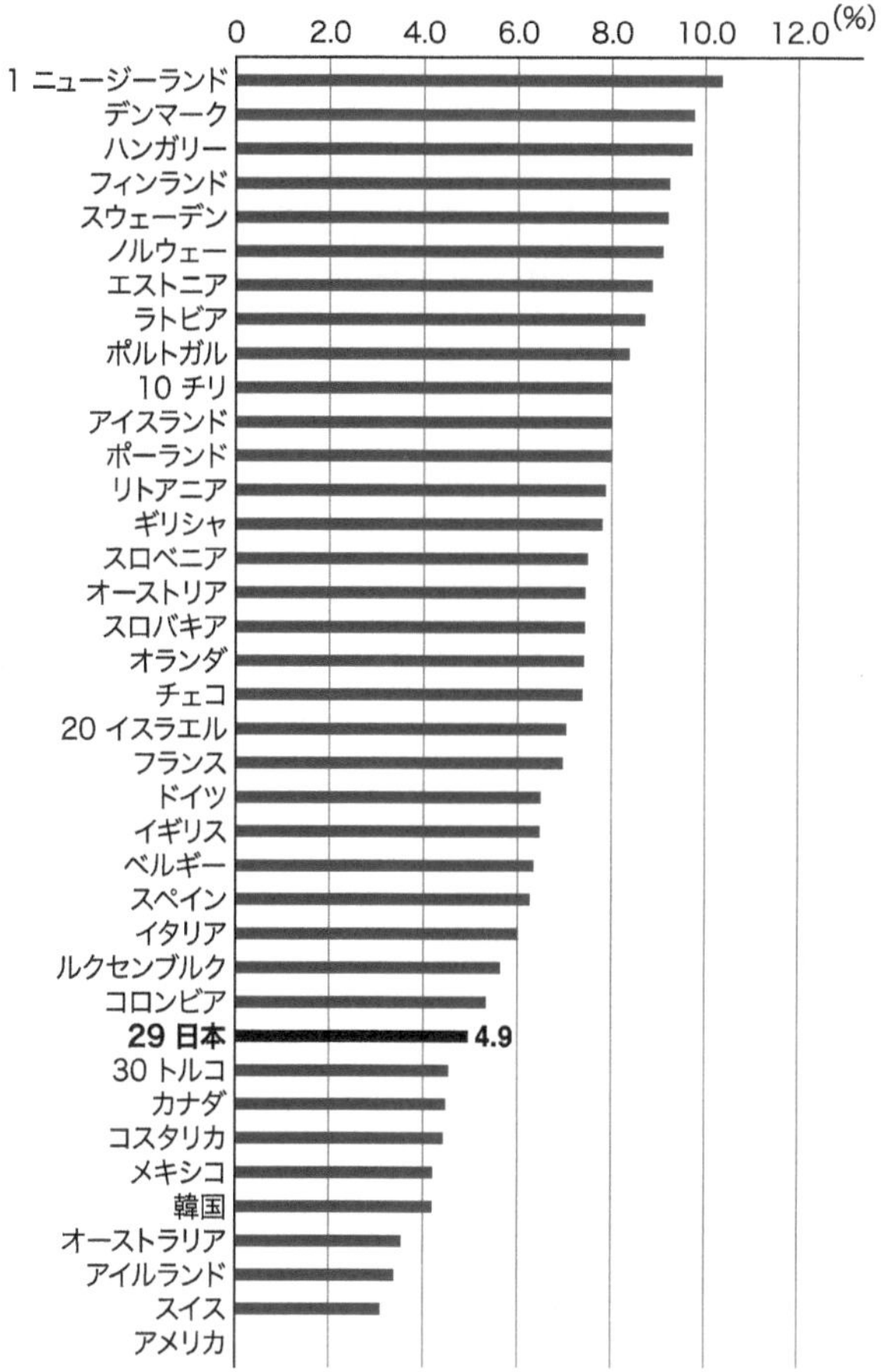
0
2.0
4.0
6.0
8.0
10.0
12.0
(%)
1 ニュージーランド
デンマーク
ハンガリー
フィンランド
スウェーデン
ノルウェー
エストニア
ラトビア
ポルトガル
10 チリ
アイスランド
ポーランド
リトアニア
ギリシャ
スロベニア
オーストリア
スロバキア
オランダ
チェコ
20 イスラエル
フランス
ドイツ
イギリス
ベルギー
スペイン
イタリア
ルクセンブルク
コロンビア
29 日本
4.9
30 トルコ
カナダ
コスタリカ
メキシコ
韓国
オーストラリア
アイルランド
スイス
アメリカ

図6-50　消費税収対GDP比

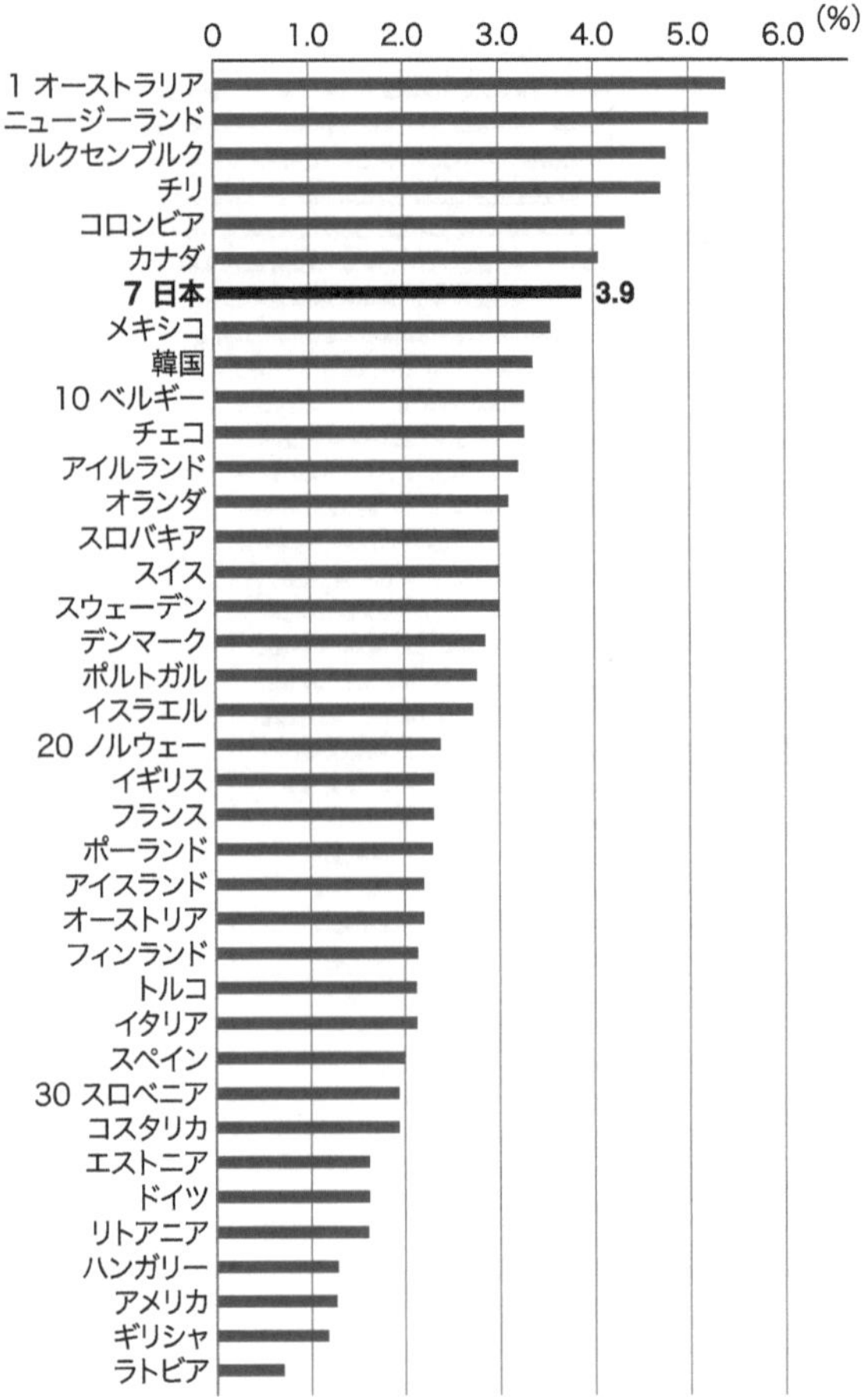

図6-51　法人税収対GDP比

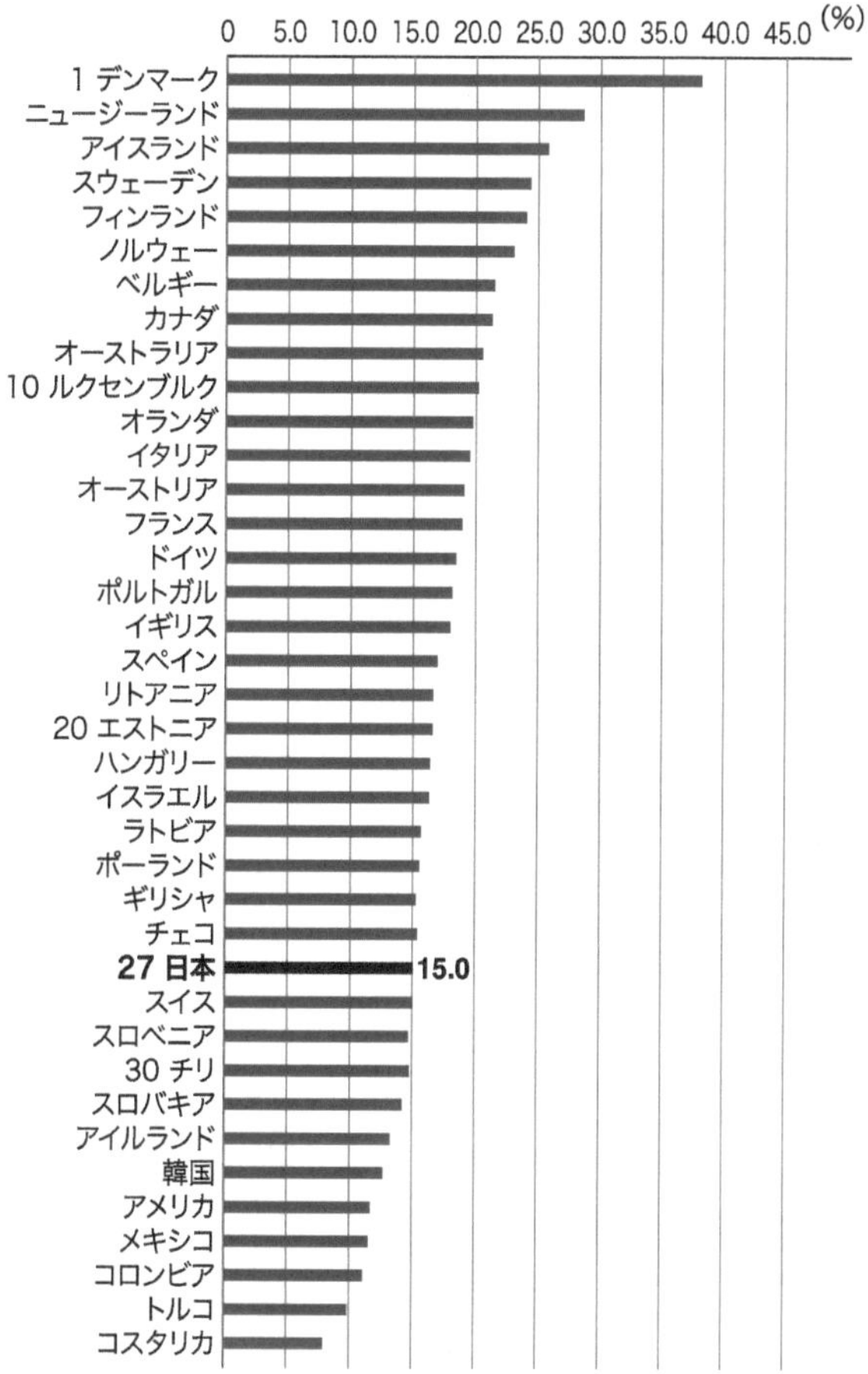

図6-52　基幹3税対GDP比

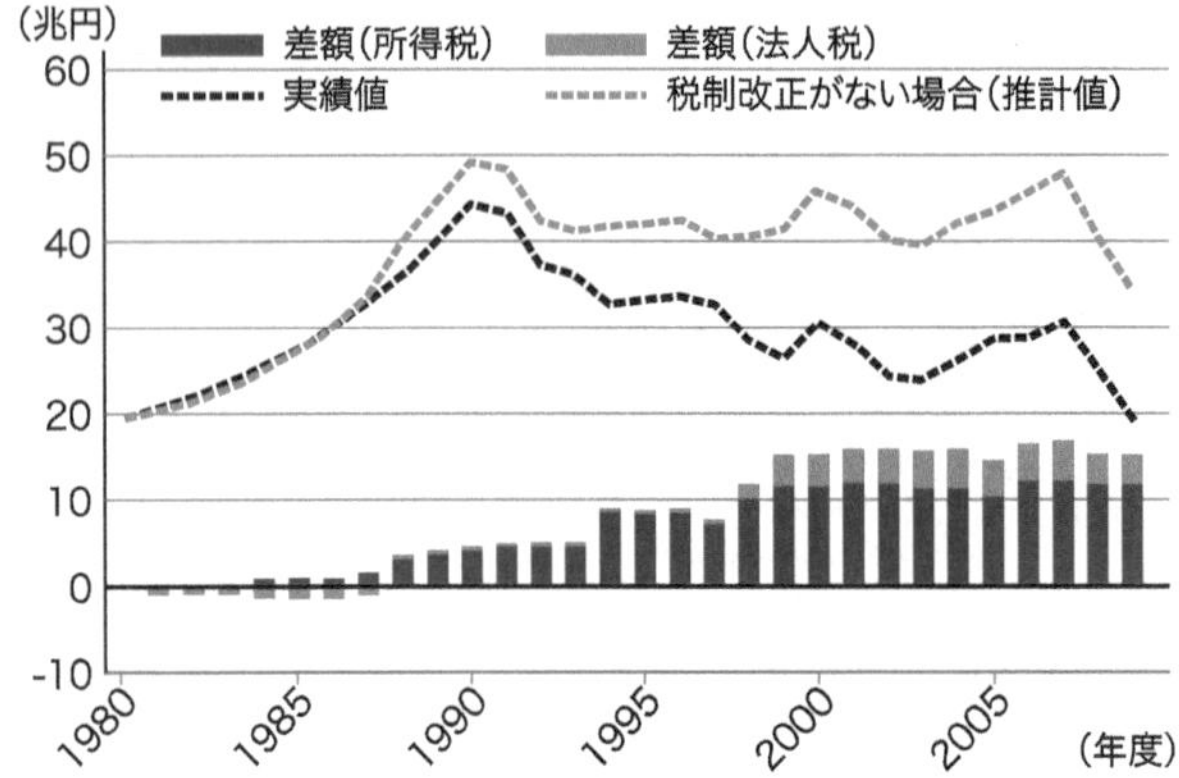

図6-53　税制改正の影響を除いた税収(所得税、法人税)

ことが分かります(図6-53)。

バブル崩壊前から所得税と法人税の減税が始まっていますが、崩壊後からだんだん差が大きくなって、こちらもワニの口のようになっています。所得税減税の影響が大きく、1999年度以降は改正しなかった場合との差額が10兆円以上になっています。

なお、社会保険料も加味した国民負担率の資料を財務省が作成しているのでそれも見てみましょう(図6-54)。

このように、36か国中25位です。社会保険料を加味してもやはり負担が低いのです。では支出の方はどうでしょうか。公的社会支出対GDPを見てみましょう(図6-55)。なお、データの欠落が少ないのが2017年ですので、17年のデータで見てみます。

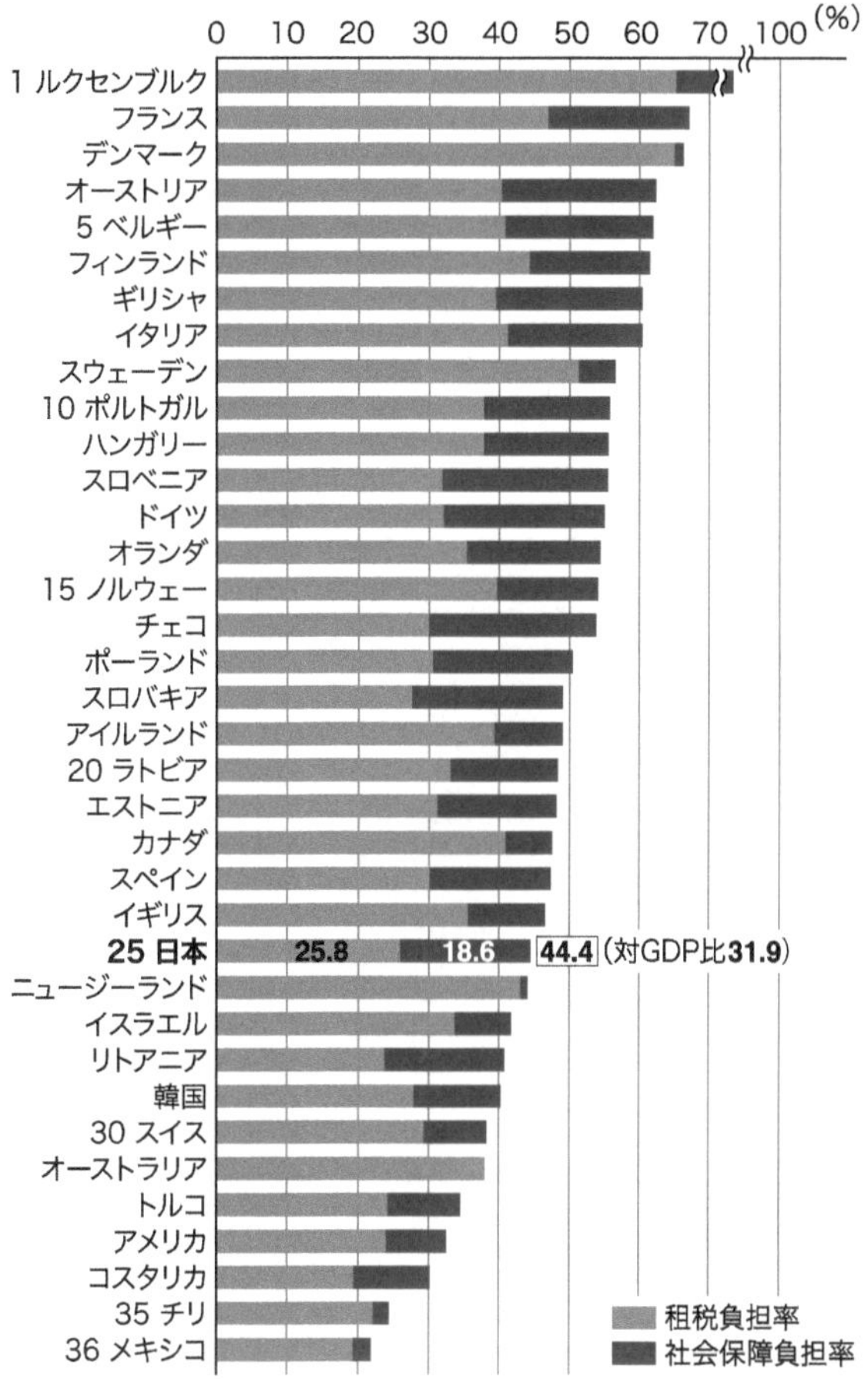

図6-54　OECD36か国における国民負担率の国際比較(2019年。リトアニア、トルコ、コスタリカは2017年、チリは2015年)

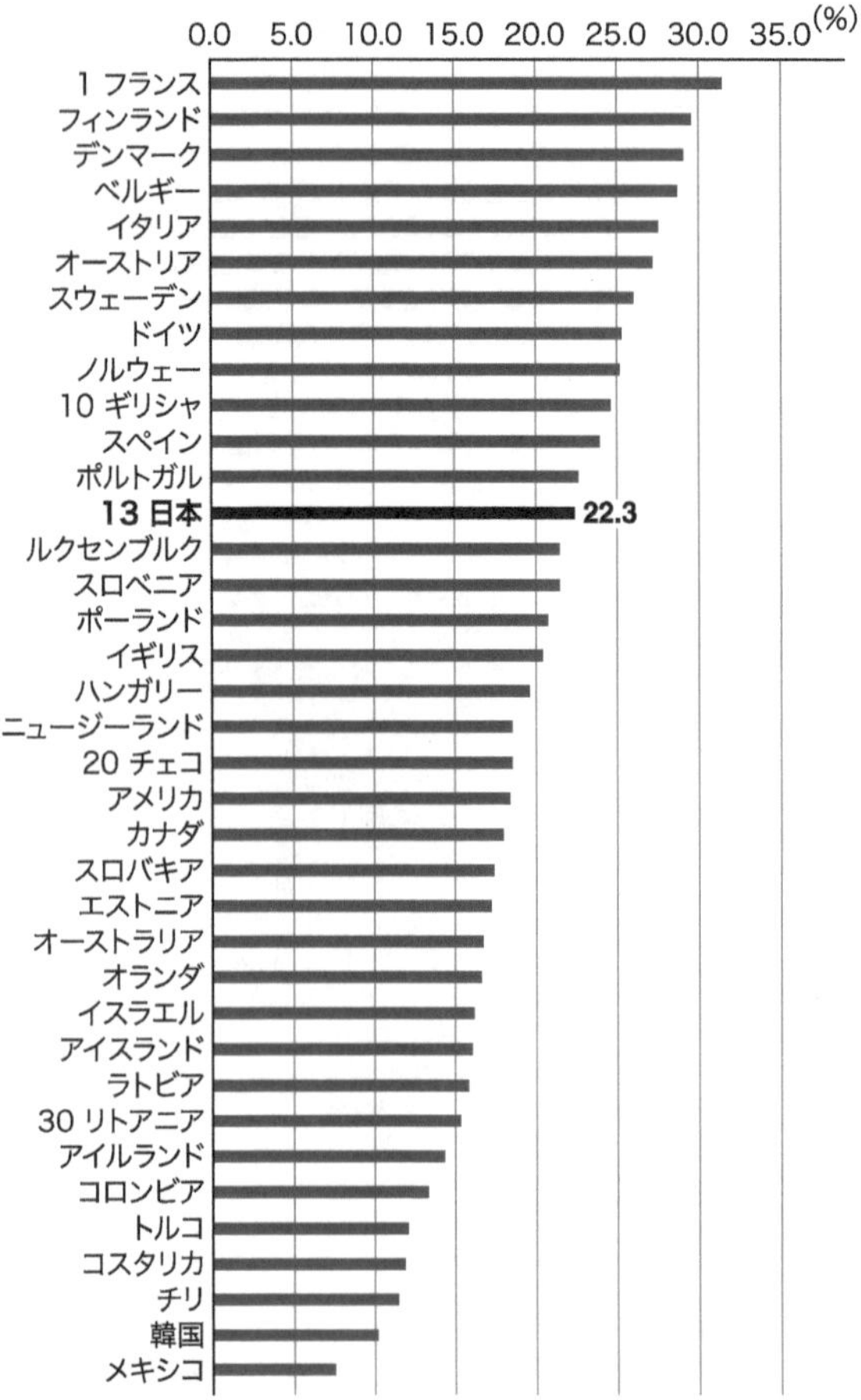

図6-55　公的社会支出対GDP比の各国比較(2017年)

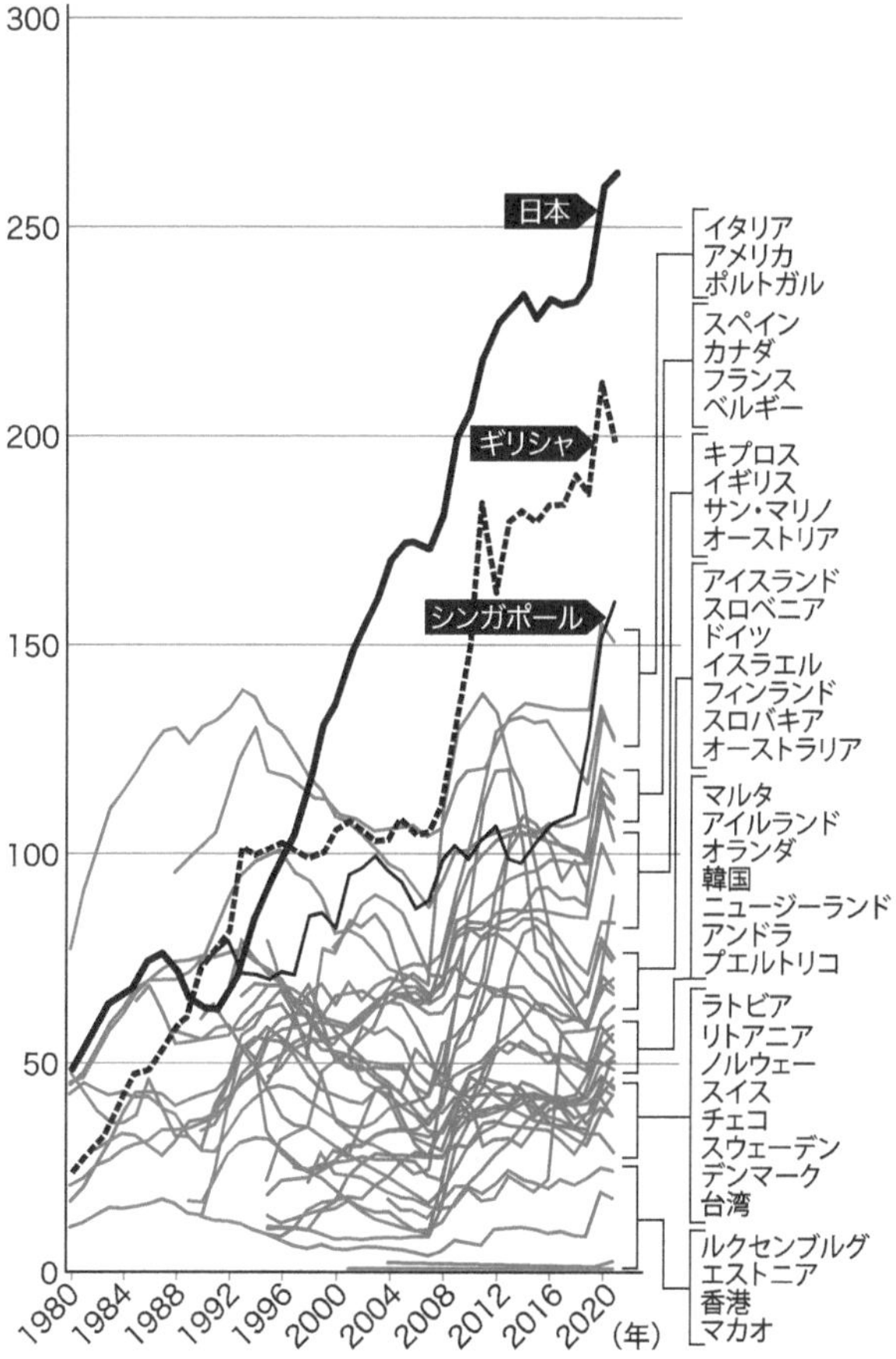

図6-56　政府総債務残高対GDP比の各国比較

こちらは37か国中13位で、上の方です。負担面では下位なのに、支出面では上位になっているのが日本です。そのギャップを借金で埋めているため、膨大な借金が積みあがってしまいました。政府総債務残高対GDPを見てみましょう（図6-56）。

このように、日本だけが、世界で唯一250％を超えています。

借金は現在価値と将来価値の交換です。あなたが100万円を借り、1年後に給料から100万円を返すとした場合、あなたは、「未来の100万円分の労働」と、「現在の100万円」を交換したことになるのです。

これは、見方を変えますと、現在のあなたが、貸し手を介して未来のあなたから100万円を奪ったのと同じです。未来のあなたが現在のあなたよりも豊かになっていれば、何の問題も無いでしょう。未来のあなたは借金返済をした残りのお金でやっていけるからです。

では、逆に未来のあなたが現在のあなたより貧しくなっていたらどうでしょう。お金を返せません。自分の手元にお金がなければ、新たな借金をして、古い借金の返済に充てるしかありません。これを繰り返すと、借金が膨らみ、やがて誰もお金を貸してくれなくなり、破産するしかなくなります。個人の場合は破産して免責を受ければ借金はチャラになりますが、国の場合はそうではありません。

国で言う「誰もお金を貸してくれなくなる状態」は、国債を買ってもらえなくなる状態を意味します。そうなると国債が暴落し、その国の通貨も暴落します。通貨の暴落は、具体的には、為替市場において通貨が売られ、価値が下がることを意味します。円も２０２２年に１ドル１５０円台にまで下がりましたが、それよりも激しく価値が下がる状態を指していると理解してください。

そうなると激しくインフレが進みます。インフレは「インフレ税」という別名を持っています。これは、極端な例で考えると分かりやすいです。

例えば、物価が１００倍になってしまったとしましょう。あなたの１００万円は、１万円の価値しかなくなってしまいます。これは、99万円を没収されたのと同じです。他方、借金の価値もまた暴落します。１００万円の借金なら、１万円まで減額されたのと同じです。

つまり、99万円が没収され、それが国の借金返済に充てられたのと同じ状況になります。だから「インフレ税」と呼ばれるのです。

国の借金が膨らみ過ぎれば、必ずどこかの段階で市場の信用が失われ、国債とその国の通貨が暴落し、激しい「インフレ税」が襲い掛かってきます。それによって、国の借金が事実上踏み倒されるのです。太平洋戦争後に日本で起きたのもこういう現象でした。

国民がお金を出さなければ、国が使うお金は増えません。したがって、国が使うお金を増やしたければ、増税するしかありません。

しかし、どの国の国民も程度の差はあれ、増税は嫌いでしょう。そこで国民から嫌われたくないがために増税を避け、借金でごまかし続けると、結局、最終的には「インフレ税」で帳尻合《ちょうじりあ》わせが行われてしまうのです。

つまり、長い目で見れば、税金から逃げることは絶対にできないようになっています。ただ、自分が生きている間に借金でごまかし続け、天寿を全うできれば、「逃げ切った」と言えるでしょう。既に亡くなった先人達はそれを成し遂げたと言えます。

「借金は将来世代への先送り」という言葉がよく使われますが、その認識は正確ではありません。正しくは「近未来の自分達への先送り」です。中央銀行を使って国債を消化し、借金を続けるのは末期症状です。いつ市場の信用を失ってもおかしくありません。市場の信用を失ったとき、「インフレ税」として、先送りした負担が襲ってくるのです。

現在、円安が最も大きく影響してインフレが進行していますが、これは先送りした負担が顕在化したものと言えるでしょう。インフレが進行する一番の要因は、日銀が利上げできないことであり、それは借金が膨らみ過ぎたことにあるからです。つまり、私達は、先人達が先送りした負担のツケを既に払わされ始めているということです。

日本の借金の増大は、コロナ禍以前からのものであり、何とか国債を消化する手段として、アベノミクスの「異次元の金融緩和」が貢献しました。これが無ければ、どうなっていたのか分かりません。アベノミクスは日本財政を延命させたと言えるでしょう。ただ、それはその場しのぎに過ぎず、いわば集中治療室の患者に強力な麻酔を打って放置していただけでした。

そこへコロナが襲ってきたので、ますます円の命は縮んだと言えるでしょう。よく２０２２年を乗り切れたと思います。私は１ドル１５０円台まで進行したドル円相場を見て、このまま破局的円暴落が起きるのではと思いましたが、その予想は外れました。しかし、危機が去ったわけではありません。時間が経過するほど債務は膨らみますから、国債と円の同時暴落の危険はそれに伴い、ますます増大していきます。

（７）コロナがもたらした債務の膨張

そしてこれは、程度の差はあれ、他国にも当てはまるものです。少子高齢化に伴う社会保障費の増大はどの先進国も抱える問題であり、債務が膨らんでいました。そこへコロナが来たので一気に債務が膨らみました。ＩＭＦの２０２２年12月12日付記事から、世界の債務残高対ＧＤＰ比のグラフを引用しましょう（図６－57）。

このように、世界の債務残高対ＧＤＰは、コロナ以前の２０１９年に２２８％だったのが、20年に一気に２５７％に上昇しました。その差は約30％です。リーマンショックの時ですら、

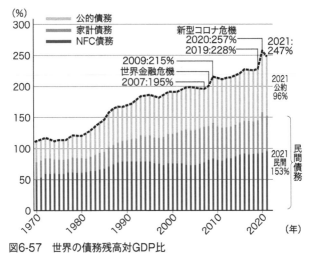

図6-57　世界の債務残高対GDP比

前後の差が20％であったことを考慮すると、いかに異常な現象であったかが分かるでしょう。

その後、21年は２４７％に下がりましたが、これは、前年からの景気回復に加え、物価が上昇したからです。物価が上昇すれば名目ＧＤＰが上がります。それは債務残高対ＧＤＰの分母が増えるということですから、数字は下がります。また、２４７％に減ったとは言っても、コロナ前は２２８％であり、約20％の差がありますから、依然高いままです。

お金は借金によって増えますから、債務が膨らみ過ぎているということは、お金が増え過ぎていることを意味します。それはインフレをもたらしますので、利上げによって抑え込む必要があります。しかし、金利と債券価格は逆に動きますから、金利を上げれば既存債券の評価額が落ち、莫大な評価損が生じます。アメリカの銀行でそういう現象が既に起きていますが、世界中で同じ現象が起きるでしょう。また、利上げをすればお金が借りづらくなりますから、景気は後退します。かといって、利上げをしなければ、インフレが止まらず、生活がどんどん苦しくなります。

端的に言うと、**利上げをすれば金融危機、利上げをしなければインフレ危機、**ということであり、痛い目に遭わない道はありません。

（8）未来小切手帳

借金は現在価値と将来価値の交換であり、言い換えれば、未来の価値を奪うのが借金です。奪う相手が豊かな未来であれば問題ありませんが、そうでなければ、価値を奪われた貧しい未来が待っているだけです。コロナが大きく影響して借金が膨らみ過ぎたこの世界に待っている未来は、どのような未来でしょうか。

ドラえもんの道具に「未来小切手帳」というものがあります。これは、金額を書くだけで本物のお金として使えるという道具です。のび太はこれを使って豪遊しますが、それを知ったドラえもんは仰天します。なぜなら、この未来小切手帳は、将来自分が得る金を前借りして使っているだけだったからです。のび太が使った小切手のお金を全部合わせると、のび太がサラリーマンになり、43歳の夏のボーナスが出るまで、一円も入らないという状態になってしまいました。

恐ろしい話だと思いましたか。でも、コロナ対策のために人類がやったことはこれと同じです。未来小切手帳で莫大な金を使ったのです。

私は世界恐慌が来るのではと思っています。そして、一番悲惨な目に遭うのは日本かもしれません。コロナ前から「脱法借金」でごまかす危機的状況だったからです。

これが、コロナが世界経済にもたらした「後遺症」です。債務が膨らみ過ぎてどうしようもない状態になりました。世界中がコロナに対して「もう終わったこと」にしている理由の一つがここにあるでしょう。もはやコロナと戦い続ける体力は人類に残されていないのです。

できることは何でしょうか。コロナについては今後も年に2〜3回のペースで感染の大きな波が来て、大量に感染者が出るでしょう。しかし、医療機関に対する国からの補助は大きく削られますので、診てくれる医療機関は減るのではと思います。感染しても家でじっとしているしかなくなるかもしれません。感染したくないのであれば、少なくとも感染拡大時期はマスクと手洗いを徹底し、飲み会等の感染の危険性の高いイベントには参加しないことでしょう。

自分の財産について、全額円資産で保有するのは危険ですから、外貨建て資産などに分散して保有しておくべきでしょう。ただ、ここで気をつけていただきたいのは、「ネット上の儲け話」です。私は消費者被害事件を数多く経験していますので、その経験から断言できますが、ネット上の儲け話は全部詐欺です。一つ残らず嘘だと思ってください。したがって、不安だからといって儲け話に飛びつくのは止めましょう。また、友人や知り合い経由で来る儲け話も全部嘘です。だいたいマルチ商法ですので、これも引っかからないようにしましょう。

あとは、「一発逆転の秘策」を吹聴する政治家や評論家に騙《だま》されないようにしましょう。日本経済を劇的に回復させる「一発逆転の秘策」は存在しません。

また、円の価値がまだ高いうちに、欲しい物は買っておくとよいでしょう。私はかなり趣味に散財し、もう結構満足しました。

破滅が来ることは避けられないので、それまでは今を楽しもう。私はそんな気分で今を過ごしています。

図6-20、6-21　内閣府「国民経済計算」
図6-22～6-28　平成28年12月22日付内閣府作成資料「平成27年度国民経済計算年次推計(平成23年基準改定値)(フロー編)ポイント」
図6-29　内閣府HP「平成27年度国民経済計算年次推計（支出側系列等）（平成23年基準改定値）の参考資料の補足」
図6-30　総務省HP「労働力調査」
図6-31　有効求人倍率は厚生労働省HP「一般職業紹介状況」、失業率は厚生労働省HP「労働力調査」
図6-32　総務省統計局HP
図6-33　総務省HP「労働力調査」、連合「春季生活闘争」
図6-34　賃上げ率は連合「春季生活闘争」、消費者物価指数は総務省統計局HP「消費者物価指数」
図6-35　日本取引所グループ「投資部門別売買状況」
図6-36　GPIF HP「運用状況」
図6-37　日本銀行HP「指数連動型上場投資信託受益権（ETF）および不動産投資法人投資口（J-REIT）の買入結果」
図6-38　国土交通省HP「地価公示」
図6-39、6-40　日本銀行HP「時系列統計データ検索サイト」
図6-41、6-42　財務省HP「国債金利情報」
図6-43　表面利率は財務省HP「国債等関係諸資料」、長期金利は財務省HP「国債金利情報」
図6-44　財務省HP
図6-45　IMF「World Economic Outlook Database2023」
図6-46　「BOARD OF GOVERNORS of the FEDERAL RESERVE SYSTEM」
図6-47　日本銀行HP
図6-48　一般会計歳出…財務省「財政統計」　税収…新版日本長期統計総覧第1巻「5-2-a 一般会計　－主要科目別歳入決算額（昭和21年度～平成15年度）」　税収…財務省「一般会計税収の推移」　建設国債・特例国債…財務省「国債発行額の推移」
図6-49～6-52　「OECD.stat」
図6-53　内閣府HP
図6-54　財務省HP
図6-55　図6-49と同
図6-56、6-57　図6-45と同

図5-7〜5-9　会計検査院HP「新型コロナウイルス感染症対策に関連する各種施策に係る予算の執行状況等について」
図5-10〜5-12　経済産業省HP
図5-13　一般社団法人サービスデザイン推進協議会の社員・会員HP
図5-14　日経新聞2022年4月22日
図5-15　東京商工リサーチHP
図5-16　総務省統計局HP「労働力調査」
図5-17、5-18　図5-3と同
図5-19　図5-1と同

第六章

図6-1、6-2　財務省HP
図6-3　財務省HP「社会保障について」
図6-4　財務省HP「戦後の国債管理政策の推移」
図6-5　歳出決算は財務省「財政統計」、税収は新版日本長期統計総覧第1巻「5-2-a　一般会計　－　主要科目別歳入決算額（昭和21年度〜平成15年度）」、税収は財務省「一般会計税収の推移」、建設国債・特例国債は財務省「戦後の国債管理政策の推移」
図6-6　財務省HP「令和4年度予算（国債整理基金特別会計）」
図6-7、6-8　日本銀行時系列データ検索サイト
図6-9　日本銀行時系列データ検索サイト、およびFederal Reserve Bank of St. Louis「St. Louis Adjusted Monetary Base」、内閣府「国民経済計算」、IMF「World Economic Outlook Database」をもとに算出
図6-10　図6-7と同
図6-11　内閣府HP「国民経済計算」
図6-12　総務省HP「消費動向指数」
図6-13　総務省統計局HP「消費者物価指数」
図6-14　図6-7と同
図6-15　「The U.S. Energy Information Administration」(EIA)
図6-16、6-17　賃金は厚生労働省HP「毎月勤労統計調査」、消費者物価指数は総務省統計局HP「消費者物価指数」
図6-18　製造業名目賃金は新版日本長期統計総覧第4巻「19-48-a産業別名目賃金指数（現金給与総額）（事業所規模30人以上）（昭和27年〜平成15年）」、消費者物価指数は総務省統計局「消費者物価指数」
図6-19　エンゲル係数は総務省統計局「家計調査」、食料価格指数は総務省統計局「消費者物価指数」

図3-23　理化学研究所/神戸大学　坪倉誠　富岳コロナ対策プロジェクト飛沫感染チーム作成動画「スーパーコンピュータ「富岳」記者勉強会　室内環境におけるウイルス飛沫感染の予測とその対策（7）」
図3-24、3-25　理化学研究所/神戸大学　坪倉誠　富岳コロナ対策プロジェクト飛沫感染チーム「室内環境におけるウイルス飛沫感染の予測とその対策」2022年2月2日記者勉強会動画資料修正版4
図3-26　国立感染症研究所HP「各シーズンのインフルエンザの発生動向まとめ」
図3-27　内閣官房HP
図3-28　図3-5と同
図3-29～3-40　図3-1と同
図3-41　厚生労働省HP「オープンデータ」

第四章

図4-1～4-4　総務省消防庁HP「新型コロナウイルス感染症に伴う救急搬送困難事案に係る状況調査について」
図4-5、4-6　総務省消防庁HP「令和4年版　救急・救助の現況」
図4-7～4-9　OECD　HP
図4-10　厚生労働省HP「令和元年　勤務実績調査」
図4-11、図4-12　図4-7と同（2019年のもの。日本、ベルギー、フィンランドは2018年）
図4-13　医労連HP「2017年看護職員の労働実態調査結果報告」
図4-14～4-16　図4-7と同
図4-17　厚生労働省HP「医療施設調査」
図4-18　厚生労働省HP「医師・歯科医師・薬剤師統計」
図4-19、4-20　図4-17と同
図4-21～4-23　全日本病院協会HP「2022年度病院経営定期調査」
図4-24、4-25　厚生労働省HP「医療機関の新型コロナウイルス感染症患者の受け入れ状況等について」
図4-26、4-27　「Our World in Date」をもとに著者作成

第五章

図5-1、5-2　財務省HP
図5-3～5-5　IMF HP「World Economic Outlook Database2023」
図5-6　会計検査院HP「新型コロナウイルス感染症対策に関連する各種施策に係る予算の執行状況等（特定）」

図版の出典一覧

第一章
図0-1 「our world in data」
図1-1 厚生労働省HP「データからわかる－新型コロナウイルス感染症情報－」
図1-2 厚生労働省HP「オープンデータ」
図1-3 国立感染症研究所HP「各シーズンのインフルエンザの発生動向まとめ」
図1-4～1-8 図1-1と同
図1-9 図1-3と同
図1-10～1-16 図1-1と同
図1-17 総務省統計局HP内、統計図書館ミニトピックスNo.30「統計報告書でみる我が国のスペイン風邪の被害状況」

第二章
第二章の図版はすべて、「Our World in Date」をもとに著者作成

第三章
図3-1～3-3 「Our World in Date」をもとに著者作成
図3-4 デジタル庁HP「新型コロナワクチンの接種状況」
図3-5、3-6 厚生労働省HP「データからわかる－新型コロナウイルス感染症情報－」
図3-7～3-13 神奈川県HP「コロナに感染した方のワクチン接種状況の分析」
図3-14 独立行政法人医薬品医療機器総合機構（PMDA）HP「副反応疑い報告制度における報告と評価の流れ」
図3-15 PMDA HP「新型コロナワクチン接種の副反応疑い報告基準について」
図3-16 厚生労働省HP「予防接種法に基づく医療機関からの副反応疑い報告状況について」
図3-17～3-21 厚生労働省「副反応疑い報告の状況について」
図3-22 理化学研究所/神戸大学 坪倉誠 富岳コロナ対策プロジェクト飛沫感染チーム「室内環境におけるウイルス飛沫感染の予測とその対策」2021年6月23日記者勉強会動画資料第2版(6/23)

eet/fy2020/national/fy2020gassan.pdf
（2） https://www.mof.go.jp/policy/budget/report/public_finance_fact_sheet/fy2020/point.renketu.pdf
（3） https://www.mof.go.jp/jgbs/publication/debt_management_report/2021/saimu2021-2-3.pdf
（4） https://www.mof.go.jp/tax_policy/summary/condition/a02.htm
（5） https://www.mof.go.jp/about_mof/mof_budget/special_account/kokusaiseiri/2022budget.html
（6） $532.2 \times 1.025 \times 1.025 \times 1.025 \times 1.025 \times 1.025 \fallingdotseq 602.2$兆円
（7） https://www.mof.go.jp/tax_policy/summary/condition/005.pdf
（8） https://www.mof.go.jp/jgbs/issuance_plan/fy2022/highlight211224.pdf
（9） https://www.boj.or.jp/research/brp/ron_2004/data/ron0406b.pdf
（10） https://www.boj.or.jp/statistics/boj/other/acmai/release/2023/ac230430.htm
（11） https://www.boj.or.jp/about/account/data/zai2205a.pdf
（12） https://www.boj.or.jp/statistics/outline/notice_2023/not230123a.htm

（12）https://www.mhlw.go.jp/content/10900000/000959359.pdf
（13）https://www3.nhk.or.jp/news/html/20230209/k10013976211000.html
（14）https://www.tokyo-np.co.jp/article/243742
（15）https://www3.nhk.or.jp/news/special/coronavirus/category5/detail/detail_03.html
（16）https://www.mhlw.go.jp/content/001088182.pdf

第五章

（1）一般政府総支出は、「中央政府」、「地方政府」及び「社会保障基金」の支出の合計であり、厳密に言うと国の決算と一対一で対応するものではありませんが、国の決算が拡大すれば増える数字ですから、使ったお金の多寡を他国と比較する上では適切です。
（2）https://imf.org/ja/Blogs/Articles/2021/12/15/blog-global-debt-reaches-a-record-226-trillion
（3）https://www.jbaudit.go.jp/report/new/tokutyou03.html#an01_01
（4）https://tansajp.org/investigativejournal/8697/
（5）https://digital.asahi.com/articles/ASR4763JCR45PTIL00J.html
（6）https://www.nikkei.com/article/DGXMZO66609800V21C20A1EAC001/
（7）https://www3.nhk.or.jp/news/html/20230330/k10014020751000.html
（8）https://www.mof.go.jp/jgbs/reference/appendix/hakkou01.pdf
（9）https://digital.asahi.com/articles/DA3S15432539.html
（10）https://www.tokyo-np.co.jp/article/32435
（11）https://servicedesign-engineering.jp/aboutus/
（12）https://www.mhlw.go.jp/stf/seisakunitsuite/bunya/koyou_roudou/koyou/kyufukin/pageL07.html
（13）https://digital.asahi.com/articles/ASR1S53TPR1QULFA009.html
（14）https://www.nikkei.com/article/DGXZQOUA143WV0U2A410C2000000/
（15）https://www.jbaudit.go.jp/report/new/summary02/pdf/fy02_tokutyou_01.pdf
（16）https://www.tdb.co.jp/report/watching/press/pdf/p220110.pdf

第六章

（1）https://www.mof.go.jp/policy/budget/report/public_finance_fact_sh

（14） https://www.mhlw.go.jp/content/000936655.pdf
（15） https://www.mhlw.go.jp/content/10601000/001054086.pdf
（16） https://www.mhlw.go.jp/stf/seisakunitsuite/bunya/kenkou_iryou/dengue_fever_qa_00001.html#Q2-2
（17） https://www.mhlw.go.jp/bunya/kenkou/kekkaku-kansenshou04/pdf/09-15.pdf
（18） https://www.r-ccs.riken.jp/wp/wp-content/uploads/2021/06/210623tsubokura.pdf
（19） https://www.youtube.com/watch?v=7K8fkK-dVC4
（20） https://www.r-ccs.riken.jp/wp/wp-content/uploads/2022/02/220202tsubokura.pdf
（21） https://www3.nhk.or.jp/news/html/20220125/k10013448111000.html
（22） https://www3.nhk.or.jp/news/html/20221111/k10013887481000.html
（23） https://www.mhlw.go.jp/content/000936655.pdf
（24） https://digital.asahi.com/articles/ASP5T5DBVP5GUTIL01M.html
（25） https://www.eijuhp.com/user/media/eiju/20200608saikainiatatte.pdf
（26） https://www.tokyo-np.co.jp/article/61139
（27） https://www.stat.go.jp/data/jinsui/new.html

第四章

（１） https://www.fdma.go.jp/disaster/coronavirus/items/coronavirus_kekka.pdf
（２）（１）と同
（３） https://www.tokyo-np.co.jp/article/193927
（４） https://www.soumu.go.jp/main_content/000856261.pdf
（５） https://www.fdma.go.jp/publication/rescue/items/kkkg_r03_01_kyukyu.pdf
（６） https://www.mhlw.go.jp/content/10800000/000652880.pdf
（７） https://www.mhlw.go.jp/content/12601000/001016977.pdf
（８） http://irouren.or.jp/research/078cf0cae1596c1abac17d5303ac95503599b3bd.pdf
（９） https://www.mhlw.go.jp/toukei/list/dl/kaisetu-2.pdf
（10） https://www.mhlw.go.jp/content/000936655.pdf
（11） www.mhlw.go.jp/content/10800000/000726034.pdf

出　　典

第一章

（1）https://www.mhlw.go.jp/content/10906000/001070846.pdf

（2）https://www.niid.go.jp/niid/ja/2019-ncov/2502-idsc/iasr-in/10606-498c02.html

https://www3.nhk.or.jp/news/special/coronavirus/newvariant/detail/qa_a03.html

（3）https://www.bousai.metro.tokyo.lg.jp/_res/projects/default_project/_page_/001/011/435/7kai/202008207.pdf

（4）https://www.sanin-chuo.co.jp/articles/-/268028

（5）https://www.mhlw.go.jp/content/000952747.pdf

（6）https://www.cnn.co.jp/business/35192375.html

（7）https://www.stat.go.jp/library/pdf/minitopics30.pdf

第三章

（1）https://www.kantei.go.jp/jp/headline/kansensho/vaccine.html

（2）https://www.mof.go.jp/about_mof/councils/fiscal_system_council/sub-of_fiscal_system/proceedings/material/zaiseia20221107/01.pdf

（3）https://kotobank.jp/word/%E6%84%9F%E6%9F%93-2533

（4）https://info.vrs.digital.go.jp/dashboard/

（5）https://www3.nhk.or.jp/news/html/20211130/k10013368041000.html

（6）https://www.pref.kanagawa.jp/docs/ga4/covid19/vaccines/vaccine_efficasy.html

（7）https://www.mhlw.go.jp/content/000952747.pdf

（8）https://www.pmda.go.jp/files/000249168.pdf

（9）厚生科学審議会予防接種・ワクチン分科会副反応検討部会、薬事・食品衛生審議会薬事分科会医薬品等安全対策部会安全対策調査会（合同開催）

（10）https://www.tokio-dr.jp/publication/report/riskmanagement/pdf/pdf-riskmanagement-101.pdf

（11）https://www.mhlw.go.jp/content/10601000/001069842.pdf

（12）https://www.mhlw.go.jp/content/10900000/001094617.pdf

（13）https://www3.nhk.or.jp/news/html/20230309/k10014003591000.html

明石順平（あかし・じゅんぺい）
1984年、和歌山県生まれ、栃木県育ち。弁護士。東京都立大学法学部、法政大学法科大学院を卒業。主に労働事件、消費者被害事件を担当。ブラック企業被害対策弁護団代表兼事務局長。著書に『財政爆発』『人間使い捨て国家』（ともに角川新書）、『データで見る日本経済の現在地』（大和書房）、『アベノミクスによろしく』（インターナショナル新書）など。ブログ「モノシリンの３分でまとめるモノシリ話」管理人。

全検証《ぜんけんしょう》　コロナ政策《せいさく》

明石順平《あかしじゅんぺい》

2023 年 8 月 10 日　初版発行
2024 年 10 月 30 日　再版発行

◆◇◇

発行者　山下直久
発　行　株式会社KADOKAWA
〒102-8177　東京都千代田区富士見 2-13-3
電話　0570-002-301（ナビダイヤル）

装 丁 者　緒方修一（ラーフイン・ワークショップ）
ロゴデザイン　good design company
オビデザイン　Zapp!　白金正之
印 刷 所　株式会社KADOKAWA
製 本 所　株式会社KADOKAWA

角川新書

ISBN978-4-04-082457-4 C0233